हृदयक्रांति

OrangeBooks Publication

1st Floor, Rajhans Arcade, Mall Road, Kohka, Bhilai, Chhattisgarh 490020

Website:**www.orangebooks.in**

© Copyright, 2025, Author

All rights reserved. No part of this book may be reproduced, stored in a retrieval system, or transmitted, in any form by any means, electronic, mechanical, magnetic, optical, chemical, manual, photocopying, recording or otherwise, without the prior written consent of its writer.

First Edition, 2025

ISBN: 978-93-6554-056-7

हृदयक्रांति
हृदय रोगांवर विजय

डॉ. अविनाश इनामदार   डॉ. संजीवनी इनामदार

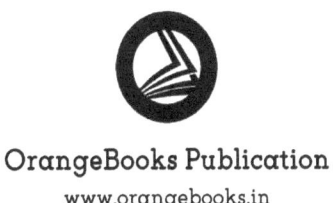

OrangeBooks Publication
www.orangebooks.in

अर्पण पत्रिका

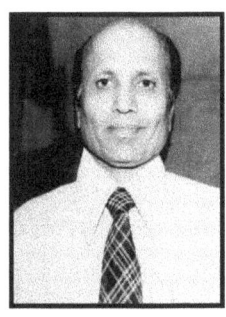

ा. पू. कै. कृष्णाजी हणमंत इनामदार

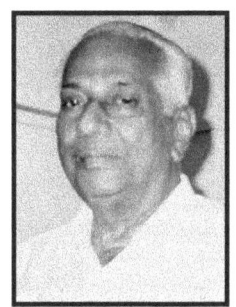

मा. पद्मश्री कै. डॉ. आप्पासाहेब पवार

माझे परमपूज्य वडील **कै. कृष्णाजी हणमंत इनामदार**
व
माननीय पद्मश्री कै. डॉ. आप्पासाहेब पवार
यांना विनम्रपणे
सादर .

लेखकांचा परिचय

- **डॉ. अविनाश इनामदार :**

  Regd. No. MMC/38566

  (MBBS , MS ,MCH ,FIACS, Fellow ,

  St . Thomas's Hospital, London .)

  हार्ट सर्जन , लेखक , यु-ट्यूबर , योगा थेरेपिस्ट .

१९७६	एमबीबीएस
१९८१	एम.एस. जनरल सर्जरी परीक्षेत उत्तीर्ण
१९८५	वैद्यक शास्त्रातील अत्युच्च परीक्षा 'एम.सी.एच. कार्डिओथोरॅसिक सर्जरी' उत्तीर्ण, बी. जे. मेडिकल कॉलेजमधून उत्तीर्ण झालेले पहिले विद्यार्थी.
१९८७ ते ८९	लंडन येथील सेंट थॉमस रुग्णालयात हृदय शस्त्रक्रियेचे विशेष प्रशिक्षण घेतले.
१९९२	औंध येथील उरो रुग्णालयात मानद हृदय शल्यक्रियात्सक (कार्डियोथोरॅसिक सर्जन) म्हणुन महाराष्ट्र शासनाकडून नेमणूक व कार्यभार स्वीकारला.
१९९२	**कृष्णाजी इनामदार मेमोरियल हार्ट फाउंडेशन ॲन्ड रिसर्च सोसायटीच्या व्यवस्थापनाखाली, (एका हृदयरोग शल्यचिकित्सकाने सुरू केलेले) पुण्यातील अशा प्रकारचे पहिले रुग्णालय स्थापन केले.**
१९९३	वजनाने केवळ चार किलो वजनाच्या मुलाच्या जन्मजात हृदयदोषावर यशस्वी ओपन हार्ट शस्त्रक्रिया.
१९९५	पुण्यातील प्रसिध्द वसंत व्याख्यान मालेत 'हृदय शस्त्रक्रिया- समज व गैरसमज' या विषयावर भाषण गाजले.
१९९६	इनामदार हार्ट हॉस्पिटलमध्ये ओपन हार्ट शस्त्रक्रियेची सुविधा उपलब्ध.

१९९७	केवळ १० महिन्याच्या पावणेसहा किलो वजनाच्या बालकाचे हृदय उघडून केलेली गुंतागुंतीची व जोखमीची असलेल्या शस्त्रक्रियेत यशस्वी.
२००१	आपल्या क्षेत्रात चमकदार कामगिरी करून पुण्याचे नाव उज्ज्वल करणाऱ्या तरुणांना आशा फाऊंडेशनतर्फे देण्यात येणारा 'पुणे की आशा' हा पुरस्कार.
२००१	सुमारे १००० गरीब रुग्णांवर कोणतेही शुल्क न घेता शस्त्रक्रिया तसेच सर्वसामान्य लोकात जागरुकता निर्माण करण्याच्या कार्याबद्दल हृदय मित्र प्रतिष्ठान तर्फे 'हृदय मित्र पुरस्कार'
२००२	औंध येथील उरो रुग्णालयाचे स्थलांतर करून ससून जनरल हॉस्पिटलमध्ये हृदय शस्त्रक्रिया विभागात सेवा सुरू.
२००३	महा रोहिणीचा फुगा कापून प्लॅस्टिकची कृत्रिम महा रोहिणी बसवण्याची धोक्याची शस्त्रक्रिया यशस्वी.
२००५	लायन्स क्लब आयोजित आरोग्यविषयक व्याख्यान मालेत व्याख्यान. याशिवाय बारामती, सातारा, सोलापूर, अहमदनगर व अन्य जिल्ह्याच्या व तालुक्याच्या जागी केलेल्या शस्त्रक्रिया. ससून हॉस्पिटलमध्ये २५० च्या वर बायपास सर्जरी शस्त्रक्रिया व २५० झडपांवरील शस्त्रक्रिया, ६०० हून अधिक शस्त्रक्रिया झाल्या.
२००२-२०१३	मानसेवी प्राध्यापक व विभाग प्रमुख हृदय शस्त्रक्रिया विभाग (CVTS) ससून हॉस्पिटल व बी. जे. मेडिकल कॉलेज येथे या पदावर राहून मानद सेवा. पुण्यातील अनेक खाजगी रुग्णालयात हृदय शस्त्रक्रिया करतात.
२००१-२०१३	माजी परीक्षक व शिक्षक , MCH (Heart Surgery) च्या सुपर स्पेशालिटी अभ्यासक्रमासाठी . (महाराष्ट्र युनिव्हर्सिटी ऑफ हेल्थ सायन्सेस)

१९८५-२०२४ एकूण अनुभव ४० वर्षे . आजपर्यंत १२,००० हुन अधिक शस्त्रक्रिया केल्या व त्यातील ४००० हृदय शस्त्रक्रिया शासकीय रुग्णालयामधे मानसेवी प्राध्यापक या नात्याने पूर्णपणे मोफत केल्या .

१९८५-२०२४ आजपर्यंत अनेक शोधनिबंध लिहिले . देशी- परदेशी कार्य शाळांमधे सहभाग घेतला .

२०२४ सध्या ' हृदयरोग प्रतिबंधक उपाय योजना ' व ' बायोलॉजिकल एज रिव्हर्सल ' या विषयांवर ऑनलाईन कार्य शाळा घेतात आणि

" द इनामदार हार्ट क्लिनिक" औंध, पुणे, येथे कन्सल्टेशन्स करतात.

(theinamdarheartclinic.com) +९१ ९८२२०३९८६३

- **डॉ. संजीवनी इनामदार :**

Regd. No. MMC/42808
Eco Cardiologist , Cardiac Intensivist & Cardiac Anesthesiologist
(MBBS, MD . FIAE . Fellow, J.R.OP.Institute of ECHO,
Member , American Society of Echo Cardiography ,
International faculty for ECHO (IACTA) .

२००१-२०१३ माजी मानसेवी असिस्टंट प्राध्यापक व विभाग प्रमुख, कार्डियाक ॲनेस्थेसिया, हृदय शस्त्रक्रिया विभाग, बी. जे. मेडीकल कॉलेज व ससून शासकीय रुग्णालय, पुणे

२००१-२०१३ माजी परीक्षक व शिक्षक, एमडी' अभ्यासक्रम (महाराष्ट्र युनीव्हर्सिटी ऑफ हेल्थ सायन्सेस)

१९८७-२०२४	एकूण अनुभव - ३८ वर्षे, आतापर्यंत १०,००० हून अधिक हृदय शस्त्रक्रियेसाठी भूल दिली व त्यातील ४००० शस्त्रक्रिया शासकीय रुग्णालयामध्ये मानसेवी प्राध्यापक या नात्याने पूर्णपणे मोफत केल्या.
१९९२	मॅनेजिंग ट्रस्टी, कृष्णाजी इनामदार मेमोरियल (KIM) हार्ट फाउंडेशन.
१९९२	KIM हार्ट फाउंडेशनच्या व्यवस्थापनाखाली १९९२ मध्ये 'द इनामदार हार्ट हॉस्पिटल' सुरू केले. २००५ मध्ये त्याचे रूपांतर 'द इनामदार हार्ट क्लिनिक' मधे झाले. (www.the inamdarheartclinic.com)
१९८५-२०२४	आजपर्यंत अनेक शोधनिबंध लिहिले व व्याख्याने दिली व देशी परदेशी कार्य शाळांमध्ये सहभाग घेतला.
२०२४	सध्या CIMT, Stress Echocardiography पारंगत असून हृदयाच्या वेगवेगळ्या तपासण्या करतात व त्यामधे राष्ट्रीय व आंतरराष्ट्रीय स्तरावर संशोधन सुरू आहे.

■ ■ ■

लेखकाचे मनोगत

माझं बालपण पिंपरीला हिंदुस्थान ॲन्टिबायोटिक्सच्या कॉलनीत गेलं ! विविध फुलांच्या मधाचा आस्वाद घेत, नाचत बागडत शालेय शिक्षण घेतलं ! एक गुणी अन् हुशार मुलगा म्हणून समाधान मिळवलं ! माझी आई त्याच शाळेत शिक्षिका होती आणि वडील एच.ए. लिमिटेड मध्ये इंजिनीअर होते. तिथल्या मोकळ्या वातावरणात मित्रांबरोबर आणि भावंडांबरोबर लहानपण भुर्रकन संपलं ! फर्ग्युसन कॉलेजमध्ये पदवी घेतल्यावर मेडिकलला जायची जिद्द मनात धरून होतो. आम्ही तिघे भाऊ असल्यामुळे स्वत:च्या हिंमतीवर एम.बी.बी.एस. होण्याचं स्वप्न उराशी बाळगलं ! आई बाबांच्या सुखाच्या सावलीच्या जोरावर माझी तपश्चर्या सुरू झाली. घरचं वातावरण तसं पोषक होतं ! अभ्यासाव्यतिरिक्त झालेल्या वाचनातुन चांगल्या विचारांनी, संस्कारांनी उभारी मिळत गेली. तारुण्य म्हणजे मृगाच्या ओलसर धारा मानल्या. सृजन ऋतुत जे पेरावं ते उगवतं हे माहीत होतं ! माझ्या प्रामाणिक प्रयत्नांना यश आलं ! मी एम.बी.बी.एस. झालो. "एम. डी." करावं की "एम.एस." हे प्रश्नचिन्ह होतं ! मनानं कौल दिला आणि सर्जरीकडे वळलो. जणू ईश्वराचा तो संकेत होता !! माझा निश्चय आणि घरातल्यांचं सहकार्य मिळाल्यावर "एम.एस." झालो. तोपर्यंत अभ्यास हाच ध्यास होता. डिटरमिनेशन, डेडिकेशन आणि डिसिप्लिनमुळे यशस्वी झालो. आता माझ्या जीवनात डेस्टिनीलाही थारा मिळाला आणि माझं जीवन वेगळ्या पध्दतीनं सुरू झालं !

आता नियतीची खेळी सुरू झाली होती. आमच्या राहत्या बंगल्यातल्या एका मजल्यावर छोटसं हॉस्पिटल काढायचं माझ्या वडिलांचं स्वप्न होतं ! त्याप्रमाणे प्रयत्नही सुरू होत होते. पण नियतीनं डाव साधला. माझ्या वडिलांची तब्येत अचानक बिघडली आणि त्यांचं १९८३ साली मद्रासला बायपासचं ऑपरेशन करावं लागलं ! मी एन. एम. वाडियात नोकरी पत्करली. हृदयशस्त्रक्रियेचं ज्ञान आकलन करत असताना वडिलांच्या नाजुक आजाराची जाणीवही मनात घर करून होती. आम्ही सारे जण तणावाखाली एकेक दिवस घालवत होतो. मध्येच नव संजीवन मिळाल्याचा भास निर्माण होई. त्याच काळात माझा डॉ. संजीवनीशी विवाहही झाला.

पहिल्या शस्त्रक्रियेनंतर माझ्या वडीलांनी मृत्यूवर विजय मिळवल्यावर, पुर्ववत कार्यरत होण्यात उणीव राहू नये म्हणून आठच महिन्यांनी त्यांना पुन्हा त्रास सुरू झाला व

दुसऱ्यांदा त्याच शस्त्रक्रियेसाठी तयार व्हावं लागलं ! भेकड मृत्युने त्यांच्यावर टेबलवरच बेशुद्ध अवस्थेतच झडप घातली आणि माझ्या आयुष्याला वेगळंच वळण लागलं ! किनारा मिळाल्यासारखं वाटत असतानाच लाटांच्या तांडवाशी झुंजण्यासाठी सज्ज व्हावं अशी परिस्थिती झाली. मनाशी खुप विचार केला. सर्वसामान्य कुटुंबातल्या लोकांना तीन मुलांची शिक्षणं, भविष्याची बेजमी या सोबत पाठोपाठ दोन ऑपरेशन्सच्या पैशाची सोय करणं इत्यादी संकटांवर मात करणं, धैर्यानं तोंड देणं किती कठीण होतं याचा अनुभव घेतला आणि मनात आलं की देव दुनियेतील दारुण दुःखितांचा दरवाजा आपल्याला दाखवत आहे. विचार आला की वादळे काय आपण काय आहोत आणि काय होऊ शकतो हे आजमावण्यासाठीच असतात का ? आणि मी नव्या निश्चयाचं निरंजन लावलं !

ज्या हातांनी शस्त्रक्रिया करायची त्याच हाताच्या बोटांनी स्वतःच्या रक्ताचा टिळा बाबांच्या फोटोला लावला आणि समाजातील सर्वसामान्य व समदुःखितांच्या संगतीत समर्पण भावनेनं संचिताला सामोरं जाण्याचा संकल्प केला.

आजपर्यंत या व्रताला मी जागलो आहे आणि यापुढेही जागणार आहे. माझी पत्नी डॉ. संजीवनही मला साथ देते आहे. ती प्रख्यात भूल तज्ञ आहे. मुलगीही सहप्रवासिनी बनू पहात आहे. सचोटीच्या समयी सज्ज असणाऱ्यांची मला सोबत आहे.

पैशांत मी खूप धनवान नसलो तरी माझ्या पेशंट्सनी दिलेला दुवा माझ्या तिजोरीत प्रचंड आहे. या कामात ईश्वर मला यश देवो. हीच प्रार्थना !

■ ■ ■

'हृदयक्रांति ' च्या वाचकांना काही शंका, सूचना, टीका किंवा जास्त माहितीसाठी संपर्काचा पत्ता : **डॉ. अविनाश इनामदार**, **द इनामदार हार्ट क्लिनिक** , ऋषिकेश धाम (बी) ,स्टेट बॅंक ऑफ इंडियाच्या समोर ,आयटीआय रोड ,परिहार चौक , औंध, पुणे-४११००७, दूरध्वनी-९८२२०-३९८६३ व ९८२२०-२२४३२

धन्यवाद

आमचे गुरु कै. डॉ. जी.बी. परुळेकर (के.ई.एम. हॉस्पिटल, मुंबईचे माजी डीन) यांचे आम्ही मनापासून आभारी आहोत. ते एक नामवंत आणि पायनियर कार्डियाक सर्जन होते. हृदय व रक्तवाहिन्यासंबंधी विज्ञानातील आमच्या करिअरच्या सर्व स्तरांवर त्यांनी आम्हाला मार्गदर्शन केले. त्यांनीच आम्हाला हे पुस्तक सर्वसामान्यांसाठी लिहिण्यास प्रवृत्त केले.

आमच्या हृदयविकाराच्या रुग्णांचे आम्ही मनापासून आभारी आहोत, जे सतत प्रेरणास्त्रोत राहिले आहेत. प्रतिकूल परिस्थितीत त्यांचे धैर्य आणि लवचिकता आम्हाला खोलवर स्पर्श करते आणि आमच्या कामासाठी आमची उत्कटता वाढवत आहे.

तसेच , स्वेच्छापुर्वक रक्तदान करून हृदयशस्त्रक्रिया यशस्वी करण्यात मोलाचं योगदान देणाऱ्या असंख्य रक्तदात्यांचेही मनस्वी धन्यवाद !

पुस्तकनिर्मितीच्या सर्व टप्प्यांवर मला सोबत व सहकार्य केल्याबद्दल आम्ही आमचे मित्र आणि शुभचिंतक, श्री प्रसाद प्रकाश तुपचे, स्वतः लेखक, यांचे मनःपूर्वक आभारी आहोत.

डॉ. अविनाश इनामदार
डॉ. संजीवनी इनामदार

प्रस्तावना

आजपर्यंत मी ज्या ज्ञानाची उपासना करीत माझं जीवन कारणी लावलं त्याच ज्ञानाची एका वेगळया स्वरूपात पूजा बांधायला मी आज सिद्ध झालो आहे.

लेखन कौशल्य दाखवण्याची मला हौस नाही आणि तो माझा खास प्रांतही मी समजत नाही तरीही डॉ. अविनाशच्या 'हृदयक्रांति ' या ग्रंथाला प्रस्तावना देऊन दाद देणं दोन वेगवेगळया अर्थानी मी माझं कर्तव्य समजतो. एक म्हणजे ज्या विषयावर लिहिलेल्या लेखांचा संग्रह पुस्तक रूपाने प्रकाशित होत आहे, तो विषय माझ्याशी जवळीक करणारा, जिव्हाळयाचा आणि आत्मियतेचा आहे, हे झालं माझ्यापुरतं !

आणि या पुस्तकाची प्रस्तावना मी करावी हा डॉ. अविनाशचा आग्रह, त्यातून प्रकट होणारी त्याची माझ्याविषयीची आपुलकीची भावना, आजपर्यंतचा त्याचा व माझा निकटचा संबंध, माझे व त्याचे गुरु शिष्याचे नाते आणि त्यामुळेच आपल्या शिष्याने आपल्या इच्छा शक्तीच्या जोरावर केलेल्या प्रगतीचं अशा मार्गाने कौतुक करायची आयती मिळालेली संधी, हे सारं आठवून त्याच्या हृदयातील स्पंदनाला प्रतिसाद देणं मला नक्कीच उचित वाटलं !

बी. जे. मेडिकल कॉलेज मध्ये विद्यार्थी दशेत शिकत असताना त्याला माझी ओळख होणं स्वाभाविकच होतं, पण मला त्याची जास्त ओळख झाली ती एन्.एम. वाडिया इन्स्टिट्यूटमध्ये आपल्या वडिलांना हार्ट पेशंट म्हणून घेऊन आल्यानंतरची ! त्यावेळच्या संकट ग्रस्त स्थितीत, भीतीच्या भोवऱ्यात आणि आशेच्या आश्वासनात हेलावणारी त्याची हिंमत मी जवळुन पाहिली आहे. हलगर्जी नको म्हणून हिय्या करून लंडनला उपचार करण्याची तयारी दाखवणारा अविनाश मला अजून आठवतो. असो.

लोकांमध्ये आपल्या आरोग्याबद्दलची आस्था असणं आवश्यक आहे, अशी जनसामान्यांना जाणीव होत आहे. भीती पोटी किंवा पैशा अभावी आजाराकडे कानाडोळा करणारे, कर्णोपकर्णी ऐकलेले अनुभव ऐकूनही कानावर हात ठेवणारे लोक काही कमी नाहीत. आरोग्यविषयक विचार कानावर पडूनही इतकेच नव्हे तर आजाराचा कानोसा लागल्यावर वा विशेष म्हणजे डॉक्टरांकडून कान उघडणी झाल्यावरही कुचराई करणारे लोक दिसतात.

अशा लोकांना सांगावेसे वाटते की आज परिस्थिती बदलत आहे. प्राणाचे यंत्रही बनवण्यापर्यंत वैज्ञानिकांच्या हाताचा विकास झाला आहे. बऱ्याच रोगांवर आपण मात करू शकलो आहोत. अशा युगात वावरणाऱ्यांना आजारांच्या बाबतीत नव्याने प्रगत होणाऱ्या उपायांचे ज्ञान मिळाल्याने कितीतरी दिलासा मिळतो.

डॉ. अविनाश इनामदार यांचे लेख आपल्यापुढे ग्रंथ रूपाने सादर केले जात आहेत. यात 'हृदयरोग व उपाय' या विषयासंबंधी स्पष्ट शब्दांत केलेली विषयाची उकल, खुल्या वातावरणात केलेला उलगडा, मन मोकळेपणाने केलेले उद्बोधन ही त्यांच्या लेखनाची वैशिष्ट्ये कोणालाही प्रकर्षाने जाणवतील. याशिवाय हृदयरोगासंबंधी मनात नकळत झालेला गोंधळ, बेचैनी, धास्ती, चिंता कमी होण्यास खात्रीने मदतच होईल. वाचकांचे अज्ञानही दूर होईल तसेच आजाराचे आकलन होईल व औषधाबद्दलची जागरुकता वाढेल व योग्य ती दक्षता घेणेही सोपे जाईल.

यात एका प्रमुख विषयावरील बरेच लेख एकत्र असल्याने त्यातील आशय विस्तृतपणे व व्यापक स्वरूपात समोर आल्यामुळे समजण्यास सुलभ होईल या दृष्टीने हे पुस्तक संग्राह्य आहे यात शंका नाही.

- डॉ. अशोक कानेटकर

प्रोफेसर एमेरेटस

ससून हॉस्पिटल व बी. जे. वैद्यकीय महाविद्यालय, पुणे

(डॉ.अविनाश आणि डॉ. संजीवनी इनामदार यांचे

हितचिंतक, मार्गदर्शक आणि गुरुजन)

अनुक्रमणिका

अनु.क्र.	प्रकरणाचे नाव	पान क्र.
१.	हृदयरचना व कार्य	१
२.	हृदयरोगाविषयी सल्ला	४
३.	हृदयविकार: कारणे व उपाय	८
४.	हृदयविकार आणि तपासण्या	१०
५.	एकोकार्डिओग्राफी : हृदयामधे डोकावण्याचा अद्भुत मार्ग	१४
६.	छातीत दुखू लागले! आता काय करायचे ?	१८
७.	'सी.पी.आर.' : बंद हृदय सुरू करण्याचे तंत्र	२२
८.	खाण्यासाठी जगू नका	२५
९.	हृदयविकार आणि व्यायाम	२९
१०.	मानसिक स्वास्थ्य व हृदयविकार	३३
११.	उच्च रक्तदाब व हृदयविकार	३६
१२.	मधुमेह व हृदयविकार	४०
१३.	स्थूलपणा आणि हृदयविकार	४४
१४.	तंबाखू, मद्यपान आणि हृदयविकार	४७
१५.	कॉर्पोरेट लाईफ व हृदयरोग	५१
१६.	गर्भधारणा आणि हृदयशस्त्रक्रिया	५५
१७.	भारतीयांमधील हृदयविकार	५८
१८.	भारतातील हृदयरोग उपचार	६३
१९.	हृदयशस्त्रक्रिया समज आणि गैरसमज	६६
२०.	हृदयशस्त्रक्रियेचे नेमके फायदे	६९
२१.	हृदयशस्त्रक्रियेची योग्य वेळ	७२
२२.	शस्त्रक्रियेतील धोके	७५
२३.	हृदयातील कृत्रिम झडपा - एक वरदान	७८
२४.	अँजियोप्लास्टी की बायपास सर्जरी- एक ज्वलंत प्रश्न	८१
२५.	बायपास सर्जरी - बदलते प्रकार	८६
२६.	बीटिंग हार्ट सर्जरीचा नवा काळ	८९

अनु.क्र.	प्रकरणाचे नाव	पान क्र.
२७.	वयस्कर रुग्णांवरील हृदयशस्त्रक्रिया	९२
२८.	छोट्या बालकांवरील हृदय शस्त्रक्रिया	९५
२९.	हृदयशस्त्रक्रिया : रक्तस्त्राव आणि रक्ताची गरज	९८
३०.	हृदयशस्त्रक्रिया आणि एड्स	१००
३१.	हृदयशस्त्रक्रियेनंतरची काळजी (भाग-१)	१०३
३२.	हृदयशस्त्रक्रियेनंतरची काळजी (भाग-२)	१०६
३३.	पेसमेकर: हृदयाचा जनरेटर	१०९
३४.	हृदयशस्त्रक्रियेसाठी लागणारे भूलतंत्र	११३
३५.	हृदयशस्त्रक्रियागृह	११६
३६.	हृदयशस्त्रक्रिया आणि यंत्रसामग्री	११९
३७.	भूलतंत्रज्ञ व परफ्युजनिस्ट	१२२
३८.	हृदयशस्त्रक्रिया : खर्च आणि उपाययोजना	१२५
३९.	शस्त्रक्रियेसाठी खर्चाची उपाययोजना	१२८
४०.	विमा योजना, कायदा व हृदयविकार	१३१
४१.	हृदयरोगी व नातेवाईकांची मानसिकता	१३५
४२.	हृदयरोगतज्ज्ञ होणे हे सतीचे वाण	१३९
४३.	कार्डियॅक ॲम्ब्युलन्स सेवा-काळाची गरज	१४२
४४.	अन्य उपचारपद्धती	१४५
४५.	हृदयरोपण शस्त्रक्रिया : एक जीवनदान	१४९
४६.	कृत्रिम हृदय	१५२
४७.	यंत्रमानवाकडून शस्त्रक्रिया	१५५
४८.	कृत्रिम बुद्धीमत्ता व हृदय!	१५८
४९.	कोविड व हृदय	१६१
५०.	हृदयरोगोपचार व व्यावसायीकरण	१६४
५१.	चमत्कारिक हृदय	१६७
५२.	'हृदय' : एक प्रेमाचे प्रतीक	१७०

१. हृदयरचना व कार्य

हृदय पूर्णपणे निर्दोष आहे असे प्राथमिक शारीरिक तपासणीमधून ठामपणे सांगणे हे काही सोपे काम नसते. एक वेळ दोषी हृदय ओळखणे सोपे असते. हृदयाची निर्दोष रचना व कार्य पद्धती सुरवातीला जाणून घेणे तितकेच महत्त्वाचे आहे.

निर्दोष हृदय हे त्या व्यक्तीच्या बंद केलेल्या मुठीच्या आकारा एवढे असते. सरासरी पुरुषांमध्ये तीनशे ग्रॅम तर महिलांमध्ये अडीचशे ग्रॅम एवढे त्याचे वजन असते. एखाद्या कपाटाच्या लॉकरप्रमाणे हे आत बंदिस्त असते. हृदयाच्या दोन्ही बाजूंना फुफ्फुसे असतात. पुढे फासळ्यांचे मध्यभागाचे हाड असते व मागे मणक्याचा कणा असतो. हृदयाभोवती एक नैसर्गिक आवरण असते. त्याला पेरिकार्डियम म्हणतात. हृदयाचा स्नायू म्हणजेच मायोकार्डियम हा एक अद्वितीय स्नायू मानला जातो. अविरत, न थकता आकुंचन पावणारा हा स्नायू असतो. हृदयाच्या उजव्या बाजूचे दोन कप्पे हे शरीराकडून आलेले अशुद्ध रक्त फुफ्फुसाकडे शुद्धिकरणासाठी ढकलण्याचे काम करत असतात, तर डाव्या बाजूचे दोन कप्पे फुफ्फुसाकडून शुद्धिकरण करून आलेले शुद्ध रक्त शरीर भर ढकलण्याचे काम करतात. थोडक्यात, हृदय हा एक खऱ्या अर्थाने रक्ताचा ओघ प्रवाहित करणारा पंप समजला जातो. रक्ताचा प्रवाह एकतर्फी व्हावा या उद्देशाने चारी कप्प्यांनंतर एकेक अशा झडपा असतात. या झडपा निर्दोष हृदयामध्ये थोड्यासुद्धा गळत नाहीत. त्यांचे पापुद्रे नाजुक असतात. दोन्ही कप्प्यांतील दोन्ही प्रकारचे पडदे सलग असतात. या पडद्यामध्ये भोके असल्यास किंवा झडपा गळत असल्यास हे हृदय रचनेचे दोष समजले जातात.

हृदयाभोवती असणाऱ्या कोरोनरी नावाच्या रक्तवाहिन्या या हृदयाच्या स्नायूला रक्त पुरवठा करत असतात. यामध्ये दोन प्रमुख रक्तवाहिन्या महा रोहिणीतून निघतात. उजवी

रक्तवाहिनी हृदयाच्या उजव्या बाजूच्या स्नायूला रक्त पुरवठा करते, तर डावी प्रमुख रक्तवाहिनी दोन भागांमध्ये विभागली जाते. एक रक्तवाहिनी हृदयाच्या समोर येते. जिला लेफ्ट अँटीरियर डिसेंडिंग सिस्टिम म्हटले जाते. ही हृदयाच्या प्रमुख डाव्या कप्प्याला व मोठ्या पडद्याला रक्त पुरवठा करते. दुसरी असते सर्कमफ्लेक्स सिस्टिम. ती हृदयाच्या मागील स्नायूस रक्त पुरवठा करते. हृदयाच्या उजव्या कप्प्याच्या वर असते, हृदयाचे वीज निर्मिती केंद्र ! येथे सूक्ष्म प्रमाणात ऊर्जा निर्मिती होऊन ती

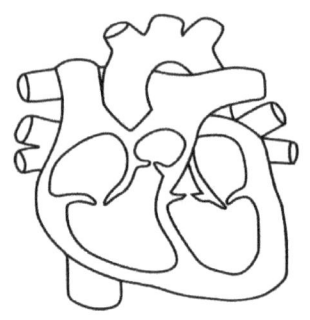

चित्र सौजन्य : ओपन क्लिप आर्ट, पिक्साबे

खालील बीज निर्मिती केंद्रात जाऊन पुढे स्नायूंकडे प्रसरण पावते. यामुळे हृदयाचे स्नायू आकुंचन पावतात. सरासरी मिनिटाला ७२ ठोके पडावेत या अंदाजाने ही वीज केंद्रे कार्यरत असतात. या केंद्रात काही जन्मजात दोष निर्माण झाल्यास हृदयाचा वेग कमी-अधिक होऊ शकतो. हृदयाचे स्नायू वेगवेगळ्या कप्प्याप्रमाणे कमी-जास्त जाडीचे असतात. स्नायू तीन थरांचे असतात. त्यास एपिकार्डियम व एंडोकार्डियम असे म्हटले जाते. हृदय छातीच्या डाव्या बाजूस असते; पण क्वचित हृदय उजव्या बाजूस असू शकते. त्याला डेस्ट्रोकार्डिया म्हणतात. थोडक्यात म्हणजे जिवंत राहण्यासाठी रक्ताभिसरणाचे काम हे जीवनावश्यक असल्यामुळेच कदाचित हृदयाला प्रेमाचे प्रतीक मानले जात असावे.

गर्भामध्ये हृदयाची निर्मिती ही गरोदरपणाच्या तिसऱ्या आठवड्यापासून ते आठव्या आठवड्यापर्यंत होत असते. गर्भाशयात असताना बालकाचे फुफ्फुस काम करत नसते. ते निष्क्रिय असते. गर्भाला शुद्ध रक्त पुरवठा मातेच्या रक्तातून होत असतो. मातेच्या गर्भाशयातून नाळेवाटे व अंब्लिकल व्हेनद्वारा शुद्ध रक्त गर्भाच्या हृदयात पोचते. नंतर डक्टस आर्टीरियोरस या रक्तवाहिनीतून पुढे ते शरीराकडे जाते. जन्मानंतर नाळ कापली जाते. नवजात अर्भक श्वास घेऊ लागते व रक्तशुद्धीकरणाचे काम आता अर्भकाचे फुफ्फुस करू लागते. फुफ्फुसाकडे जाणारा रक्त प्रवाह आता वाढतो. त्याच बरोबर या सुमारास डक्टस आर्टीरियोरास नावाची

नलिका जी शुद्ध रक्त पुरवठा फुप्फुसाकडून बायपास करण्याचे कार्य गर्भाशयात करत असते, ती आकुंचन पावते व बंद होते. त्यातील रक्त प्रवाह काही तासांमध्ये बंद होतो. ही नलिका काही कारणांनी बंद न झाल्यास पी.डी.ए. अर्थात पटंट डक्टस आर्टिरियोसस असे म्हटले जाते. असे झाल्यास ती शस्त्रक्रियेने बंद करावी लागते. हृदय रचनेचे दोष अनेक प्रकारचे असतात. काही दोषांचे निदान गर्भाशयात असताना फिटल एकोकार्डियोग्राफीच्या साहाय्याने करता येते. काही साधे दोष असतात. त्यात शस्त्रक्रियेचा धोका खूप कमी असतो; पण काही दोष गुंतागुंतीचे असतात. त्यासाठी अवघड शस्त्रक्रिया करावी लागते.

हृदयाचे कार्य जन्मापासून मरेपर्यंत अविरत सुरू असते. अत्यंत कार्यक्षम व कधीही संपावर न जाणारा हा अवयव आहे. त्याला दोन ठोक्यांमध्ये काही विश्रांती मिळत असते. त्याच्या झडपा, रक्तवाहिन्या किंवा स्नायू यांना इजा पोहोचविणाऱ्या कारणांपासून दूर ठेवावे. एवढेच नव्हे, तर या एकमेव अनन्यसाधारण अवयवास हानिकारक खाद्यपदार्थ व विषारी घटकांच्या सेवनापासून जपून ठेवावे. शास्त्र कितीही प्रगत झाले, जरी कृत्रिम हृदये आली किंवा यंत्रमानव शल्यचिकित्सक आले, तरी स्वत:च्या नैसर्गिक निर्दोष हृदयाला दुसरा चांगला पर्याय नाही हे लक्षात ठेवावे. शरीरात सर्व महत्त्वाचे अवयव दोन-दोन आहेत. उदा. डोळे, कान, फुप्फुसे, हात, पाय, मूत्रपिंडे एवढेच नव्हे तर यकृत व मेंदूचेही दोन-दोन भाग असतात. या सर्वांना अपवाद म्हणजे हृदय व जीभ. थोडक्यात म्हणजे निसर्गानेसुद्धा या अति महत्त्वाच्या अवयवांबाबत काळजी व संयम बाळगावा अशी जणू सूचनाच केली आहे.

■ ■ ■

२. हृदयरोगाविषयी सल्ला

मनुष्य हा सर्वांत निःस्वार्थी प्राणी आहे, असे मला वाटते. कारण तो स्वतःच्या सर्वात महत्त्वाच्या अवयवाकडे, अर्थात हृदयाकडे सर्वात जास्त दुर्लक्ष करत असतो. 'जास्त काही होईल तेव्हा बघू' असे म्हणून सामान्यत: बरेच लोक चालढकल करीत असतात. त्यात 'मला काय होणार आहे? माझे हृदय पोलादाचे आहे' असा काहींचा ठाम विश्वास असतो. खरे पाहता हृदयविकारतज्ज्ञ किंवा साधूसंतसुद्धा हृदयरोगापासून मुक्ती मिळवू शकले नाहीत. अशा हृदयाबाबतचे निदान व उपचाराचा सल्ला घेण्याच्या बाबतीत वेळेची व पैशाची प्रचंड काटकसर केली जाते. एखादी साडी, वाहन किंवा फ्लॅट विकत घ्यायचा असला, तर वाजवीपेक्षा जास्त चौकशी व सल्ले घेतले जातात; परंतु हृदयरोगाच्या बाबतीत मात्र एकाच सोईच्या डॉक्टरी सल्ल्याची एकनिष्ठता दिसून येते, हे कदाचित धोकादायक ठरू शकते.

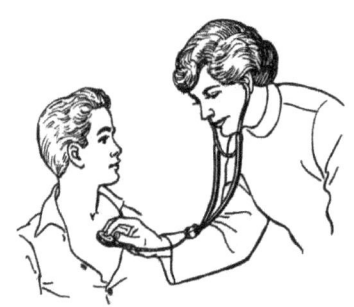

चित्र सौजन्य : पिक्साबे

बऱ्याच रुग्णांना कुठल्या डॉक्टरांचा सल्ला गंभीरपूर्वक पाळावा हेच समजत नाही . परिवारात घरगुती नात्यानं वावरणाऱ्या फॅमिली डॉक्टरचे ऐकावे, की वयस्कर व अनुभवी जनरल फिजिशियनच्या सल्ल्याचा मान ठेवावा; का एखाद्या तरुण हृदयविकारतज्ज्ञाच्या मताला प्राधान्य द्यावे हे कळेनासे होते . हृदयरोग निदान व रोगोपचाराच्या बाबतीत सर्वांची एकवाक्यता असली, तर काहीच पेच प्रसंग नसतो, पण मतभेद असल्यास विचित्र परिस्थिती निर्माण होते. कोणालाच दुखवू नये असे रूग्ण व नातेवाईकांना वाटत असते. मग सर्वांचे थोडे-थोडे सल्ला पाळले जातात किंवा कोणाचाच कुठलाही सल्ला पाळला जात नाही.

जन्मजात हृदय दोषांच्या निदानाविषयी व उपाय योजनांच्या बाबतीत तर अनेक वेळा त्रिफळा उडत असतो. हृदयाचे साधे दोष (उदा. ए.एस.डी., व्ही.एस.डी., पी.डी.ए. वगैरे) हे शस्त्रक्रियेने पूर्णपणे दुरूस्त होण्यासारखे असतात; पण योग्य वेळ ही महत्त्वाची असते. जन्मापासून हृदयाच्या पडद्याला भोक असल्यास शस्त्रक्रिया न करण्याचा व हे भोक आपोआप आठ ते दहा वर्षांनी बुजून जाण्याची शक्यता असल्याचे काही मोघम सल्ले काही डॉक्टरांकडून दिले जातात, हे काही अंशी खरे आहे. पण असे विधान करण्यापूर्वी काही महत्त्वाच्या तपासण्या करून त्याचे निश्चित पुरावे असणे गरजेचे असते. त्याचबरोबर भोकांचे आकार, त्याचा प्रकार, डावीकडून उजवीकडे वाहणाऱ्या रक्त प्रवाहाचे प्रमाण व हृदयाच्या कप्प्यांमधील रक्त दाब या साऱ्या बाबींचा विचार करून सल्ला द्यावा लागतो. शस्त्रक्रिया बिलकुल लागणार नाही. हा सल्ला जास्त जबाबदारीचा असतो. जो सल्ला शस्त्रक्रियेच्या विरोधातला असतो, तो नेहमीच पालकांना आकर्षक व सोईचा वाटतो, पण त्यातील तथ्य पडताळून घेतले पाहिजे. शस्त्रक्रियेची गरज असलेला रूग्ण जर आठ-दहा वर्षे भोक बुजेल या आशेने शस्त्रक्रियेपासून वंचित राहिला, तर त्याचा त्रास वाढू शकतो.

त्याच्या फुफ्फुसातील रक्त दाब खूप वाढल्याचे दिसून येते. मग शस्त्रक्रियेतील धोकाही वाढलेला असतो. क्वचित शस्त्रक्रियेची वेळ निघून गेलेली असते. यास 'रिव्हर्सल ऑफ शन्ट' किंवा 'आयसेनमेंगर कॉम्प्लेक्स' असे म्हटले जाते. अशा अंतिम स्थितीतील अनेक रूग्ण आम्हाला व्यवसायात आढळतात. मन खिन्न होते. उशीर झालेला असतो. जो हृदय दोष अतिशय कमी धोक्याच्या हृदय शस्त्रक्रियेने दुरूस्त करून रुग्णास बरे करता आले असते, तो रुग्ण आता इतक्या कमी वयात शेवटचे दिवस मोजत असतो. हे सर्व टाळण्यासाठी एकापेक्षा जास्त हृदयविकारतज्ज्ञांचा सल्ला घ्यावा, सल्ल्यानुसार योग्य त्या तपासण्या कराव्यात व पुढील उपचार पद्धतीचा निर्णय धीटपणे घ्यावा.

काही वर्षांपूर्वी वैद्यकीय महाविद्यालयात शिक्षण घेत असलेला एक विद्यार्थी माझ्याकडे रुग्ण म्हणून आला. त्याची मायट्रलची द्विदल झडप संधिवाताच्या रोगाने अरूंद

झाली होती. त्यामुळे रक्त प्रवाह पुढे सरकत नव्हता. पर्यायाने फुप्फुसातील रक्त दाब हा महारोहिणीतील रक्त दाबापेक्षा जास्त झाला होता. त्यामुळे उजव्या बाजूच्या दोन्ही झडपा (ट्रायकस्पीड व पल्मोनरी) गळू लागल्या होत्या. हा रुग्ण अनेक वर्षे शहरातील एका नामवंत डॉक्टरांकडून दर दोन महिन्यांनी शारीरिक तपासण्या करून घेत होता. दर खेपेला ई.सी.जी. काढला जात होता हृदयाबाबतच्या पुढच्या तपासण्या झाल्या नव्हत्या. औषधे बदलून दिली जात होती; पण रुग्ण सुधारत नव्हता. त्याचे वजन घटत होते. थोडेसेही चालता येत नव्हते. प्रचंड दम लागत होता. "शस्त्रक्रियेचे नावसुद्धा काढू नकोस, कारण तुझ्या तिन्ही झडपा निकामी आहेत. त्या बदलाव्या लागतील. धोका प्रचंड आहे, खर्च अफाट आहे." असे त्याला सांगण्यात आले होते.

तो रुग्ण माझ्याकडे आला. मी त्याला तपासले. त्याचा मुख्य दोष मायट्रलच्या झडपेचा होता. एका छोट्याशा शस्त्रक्रियेने त्याची डावी मायट्रलची झडप उघडली त्या वेळी फुग्याने झडप उघडण्याचे तंत्र नुकतेच सुरू झाले होते. शस्त्रक्रियेनंतर फुफ्फुसातील रक्त दाब लगेचच कमी झाला. आठवड्या भरात उजव्या बाजूच्या झडपांची गळती थांबली. त्याचा त्रास नाहीसा झाला. कमीत कमी खर्चात सर्व काही भागले. सहा महिन्यांनंतर त्याचे वजन पूर्वीपेक्षा दीड पट झाले. मी त्याला नंतर ओळखूच शकलो नाही. "अरे! इतक्या दिवसांत एखाद्या हृदयविकारतज्ज्ञाचा सल्ला का घेतला नाहीस ?" असे विचारल्यावर तो गोंधळला. त्याचे सतत ई.सी.जी. काढले जात असल्यामुळे हे नामवंत डॉक्टर हृदयविकारतज्ज्ञच आहेत अशा संभ्रमावस्थेत तो होता!

सत्तरीच्या आसपास असलेल्या, माझ्या मित्राच्या वडिलांना एकाएकी हार्ट अटॅक आला. त्यातून ते सुरळीतपणे बाहेर पडले. अँजियोग्राफी अवश्य करावी असा सल्ला तज्ज्ञांनी दिला होता. त्यांना तपासणी लगेच करून घ्यायची नव्हती. पंधरा दिवस विश्रांती व औषधे नियमितपणे घेतली रूग्णास गावाकडे जायचे होते, त्या दृष्टीने फॅमिली डॉक्टरचा सल्ला घेण्यात आला. "इतक्या वयस्कर रुग्णावर कशाला तपासण्या किंवा शस्त्रक्रिया ?" असा

विचार करून रुग्णास गावाकडे जाण्यास पूर्णपणे परवानगी देण्यात आली. रुग्ण गावाकडे गेला. गावात त्याला दुसरा अटॅक आला. ज्यामध्ये तो मरण पावला. रुग्णाचे नातेवाईक सधन होते. रुग्णाची तशी एकूण तब्येत सुदृढ होती. बाकी काही आजार नव्हते. कमीत कमी हृदयाचा एको व अँजियोग्राफी या तपासण्या आधी केल्या असत्या तर रोगाचे प्रमाण कळले असते. पुढील उपाय योजना, विश्रांती किंवा लांबचा प्रवास यासंबंधीचा ठोस सल्ला देता आला असता. बऱ्याच वेळा अटॅकनंतर छातीत दुखावयाचे थांबते. कारण तेथील हृदयाचा स्नायू निकामी होतो. रुग्णाला मग बरे झाल्याचे वाटते व पुढील तपासण्या व उपचारांना संमती दिली जात नाही. हे जीवावर बेतू शकते. सध्या सरासरी आयुष्यमान वाढल्यामुळे सत्तरीचे वय हे कुठल्याही हृदयरोग तपासणी किंवा शस्त्रक्रियेला अपवादात्मक ठरू नये.

थोडक्यात सांगायचे म्हणजे हृदयरोग निदान, हृदयरोगोपचार व त्याबद्दलचे पथ्यपाणी करण्याविषयी एकापेक्षा जास्त मते घेणे केव्हाही हिताचे ठरते. कमीत कमी तपासण्यांच्या बाबतीत निर्णय घेण्यास जास्त अवधी लावू नये. नाही तर वेळ निघून जाऊ शकते. मग काही अनिष्ट घडल्यास आयुष्यभर मनाला लागून राहते. अशा या स्वाभिमानी हृदयाला दुर्लक्ष केलेले आवडत नाही. नाही तर ते अचानकपणे कायमचे रुसून बसते !

■■■

३. हृदय विकार : कारणे व उपाय

एखाद्या व्यक्तीला हृदयरोग झाला आहे असे समजले, की तो रुग्ण व सर्व नातेवाईक हतबुद्ध होतात. सर्वांना भीती वाटते व आता सर्व काही संपले, अशी समजूत होते; परंतु ही अनाठायी भीती बऱ्याचशा प्रमाणात गैरसमज व अज्ञान यामुळे वाटत असते. या ठिकाणी आपण ज्या विषयावर चर्चा करणार आहोत, ती ही भीती कमी करण्यासाठीच !

हृदयरोग हे मुख्यत: दोन गटांमध्ये विभागता येतील. १) जन्मत: असलेला हृदय विकार, २) जन्मानंतर निर्माण होणारे रोग. या गटातील रोग तीन प्रकाराचे आढळून येतात.

अ) संधिवातामुळे झालेले हृदयातील झडपांचे दोष.

ब) हृदयाच्या स्नायूंना रक्त पुरवठा करणाऱ्या रक्तवाहिनीत अडथळा निर्माण झाल्याने होणारे रोग. ज्यास कोरोनरी आर्टरी डिसिज असे म्हणतात .

क) क्षयरोगाने किंवा इतर कारणांनी हृदयाच्या आवरणाला येणारी सूज.

जन्मत: होणाऱ्या हृदय विकाराची कारणे अजून तरी शास्त्रज्ञांना पूर्णतः उमजलेली नाहीत. या विकारामध्ये मुलांना वारंवार सर्दी, खोकला होतो आणि छातीत धडधड होते. मुलांची भूक कमी होते व वाढ खुंटते. थोड्याशा शारीरिक श्रमाने ही मुले दमतात व श्वास कोंडू लागतो. क्वचित प्रसंगी अति श्रमाने निळी सुद्धा पडू शकतात.

आता आपण जन्मल्यानंतर होणाऱ्या रोगांकडे वळु या. यामध्ये आपल्या देशात प्रामुख्याने दिसणारा रोग म्हणजे संधिवाताने हृदयातील झडपांवर होणारे परिणाम हा होय. लहानपणी घशातील गाठी सुजल्याने किंवा वारंवार घशाचा संसर्ग झाल्याने जंतू शरीरात शिरतात आणि त्यामुळे संधिवात होतो. यावर वेळीच पूर्णपणे उपचार न केल्यास, ते जंतू हृदयातील झडपांपर्यंत जाऊन त्यांच्यावर हल्ला करतात, त्यामुळे हृदयातील झडपांना सूज येते व झडपा निकामी होऊ शकतात. झडप अरुंद होते किंवा गळू लागते. एक किंवा अनेक झडपा खराब होऊ शकतात. संधिवात वयाच्या साधारण १२ ते १५ वर्षांपासून सुरू होतो. रुग्ण हा थोडेसे चालल्यानंतर दमतो, छातीत वारंवार धडधड होते, खोकला येतो, जेवण जात नाही, अंधारी

येते व खोकल्यातून रक्तही पडू शकते. नाडी अनियमित होऊ शकते. रक्त डाव्या जवनिकेत साठून रक्ताची गुठळी होऊन ती मेंदूकडे किंवा पायाकडे जाते. त्यामुळे अर्धांगवायू होऊ शकतो.

झडप ही नुसतीच अरुंद असेल तर डावीकडून छाती उघडून हृदय क्रिया चालू असतानाच शस्त्रक्रिया करून ती रुंद करता येते. याचा फायदा रुग्णास फक्त ५ ते १५ वर्षे मिळतो. काही रुग्णांची परत झडप अरुंद झाल्यास त्यानंतर मात्र ती बदलावी लागते. अलीकडेच मोठ्या प्रमाणात दिसणारा हृदयरोग म्हणजे हृदयाच्या स्नायूंना कमी रक्त मिळाल्याने होणारा हृदयाचा झटका. ज्याला 'हार्ट अॅटॅक' असे म्हणतात. हल्लीचे हवेतील वाढते प्रदूषण, व्यायामाची कमतरता, धकाधकीचे जीवन, स्थूलपणा, धुम्रपानाचे वाढते प्रमाण यामुळे या रोगाचे प्रमाण एकदम वाढलेले आहे. यामध्ये रक्तातील स्निग्ध पदार्थांची गुठळी ही हृदयाच्या रक्तवाहिनीत साठते व त्यामुळे रक्त पुरवठा कमी अथवा बंद पडतो. रक्त पुरवठा कमी असेल तर रुग्णाला थोडेसे श्रम केल्यावर छातीत कळा येतात.

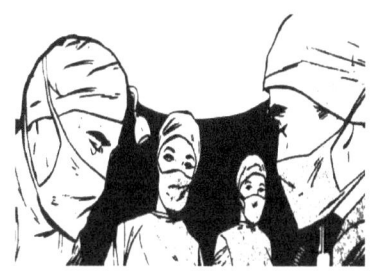

चित्र सौजन्य : ओपन क्लिप आर्ट , पिक्साबे

अशा रुग्णांसाठीसुद्धा हल्ली शस्त्रक्रिया केली जाते. ज्यामुळे त्यांचे आयुष्य तर वाढतेच, शिवाय त्यांची कार्यक्षमता पूर्ववत होते. त्या आधी हृदयातील रक्तवाहिनीत एक नळी घालून तपास करणे आवश्यक असते. गुठळी किती प्रमाणात आहे व किती रक्तवाहिन्यांत आहे हे कळते व त्याप्रमाणे शस्त्रक्रिया ठरविण्यात येते. आजकाल ही शस्त्रक्रिया आपल्याकडे मोठ्या प्रमाणात यशस्वीपणे होऊ लागली आहे.

क्षयरोग व विषाणूंच्या जंतूमुळेसुद्धा हृदयावरणाला सूज येऊ शकते. त्यामुळे हृदयाभोवती पाणी साठते व त्याचे काम कमी होऊ लागते. पुढे पुढे हृदयावरण हे दगडासारखे कठीण होऊ लागते. यासाठी सुद्धा शस्त्रक्रिया करून ते आवरण काढावे लागते. थोडक्यात म्हणजे, आत्ताच सांगितलेली लक्षणे जर आढळली तर ताबडतोब हृदय तज्ज्ञाकडे जाऊन योग्य ती तपासणी करणे आवश्यक आहे. त्यावरच शस्त्रक्रियेचे यश अवलंबून आहे.

■ ■ ■

४. हृदयविकार आणि तपासण्या

'माझे वय पन्नास वर्षांचे असून, मी आजपर्यंत डॉक्टरांकडे गेलो नाही,' अशी फुशारकी मारणारा माणूस काही दिवसांतच हृदय विकाराच्या झटक्याने रुग्णालयात दाखल होऊ शकतो. आम्हाला हे नवीन नाही. हृदयाच्या तपासण्यापासून दूर जाऊन 'अज्ञानातच सुख आहे' असे मानणारी मंडळी अनेक आहेत. हृदय विकार जडल्याशिवाय त्याचे ज्ञान हस्तगत करणे, पथ्ये पाळणे आणि तपासण्या करून घेणे, हे आम्हा भारतीयांना गरजेचे वाटतच नाही, ही स्थिती दयनीय आहे व ती बदलणे आवश्यक आहे. अज्ञान हे त्याचे मूळ कारण आहे.

सुप्त किंवा प्रथम स्थितीमध्ये असलेला हृदयरोग हा योग्य वेळी केलेल्या तपासण्यांमुळे शोधता येतो. लवकर निदान झाल्यास त्याची उपचार पद्धती सुलभ होते. हृदयरोग तज्ज्ञांकडून करून घेतलेली प्राथमिक शारीरिक तपासणी ही सर्वांत महत्त्वाची. यामध्ये रुग्णाच्या तक्रारी ऐकल्यावर, रक्तदाब, नाडीपरीक्षा, यकृताची वाढ, पायांवरील सूज, हृदयस्पंदने किंवा छातीतील विशिष्ट आवाज ऐकून 'हृदयरोगाची शक्यता आहे' किंवा 'शक्यता नाही' इतपत निदान करता येते. त्यानंतर येतात सहा महत्त्वाच्या चाचण्या.

१) ई.सी.जी. :

ई.सी.जी. मध्ये हृदयाचा वेग, त्याची नियमितता, हृदयातील कप्प्यांचे आकार किंवा रक्त पुरवठ्याचे प्रमाण दिसते. ई.सी.जी. पूर्णपणे नॉर्मल असल्यास त्या व्यक्तीस त्या क्षणी हार्ट अटॅक नाही, एवढेच म्हणता येते. त्याचा अर्थ, त्या व्यक्तीस रक्त पुरवठा करणाऱ्या रक्तवाहिन्यांचा हृदयरोग नाही, असे ठामपणे कधीच म्हणता येत नाही, तर त्यासाठी स्ट्रेस टेस्ट ही तपासणी आवश्यक असते.

२) स्ट्रेस टेस्ट (ट्रेडमिल टेस्ट) :

जर एखाद्या मोटारीच्या इंजिनाची कार्यक्षमता बघायची असेल, तर ती मोटार एका चढावर नेली जाते. त्याचप्रमाणे, वैद्यकीय निरीक्षणाखाली एका सरकत्या पट्ट्यावर रुग्णाला

चालायला लावून, हृदयाला ताण दिला जातो. दर तीन मिनिटांनी पट्ट्याचा वेग व उंची वाढविली जाते. ई.सी.जी. दर मिनिटाला काढला जातो. जर रुग्णाच्या छातीत दुखू लागले किंवा हृदयाच्या ठोक्यांनी अपेक्षित वेग गाठला किंवा ई.सी.जी. मध्ये विशिष्ट बदल आढळले, तर ही चाचणी थांबवली जाते. चाचणी होत असताना हृदय एकाएकी बंद पडण्याचा किंवा हार्ट अटॅक येण्याचा धोका हा असतोच. ही चाचणी अनुभवी व तज्ज्ञ डॉक्टरांकडून करून घेणे कमी धोक्याचे असते. त्याचबरोबर तपासणी पूर्वी हृदयाची आकुंचन क्रिया बघण्याकरिता एकोकार्डिओग्राफीची तपासणी करणे अत्यावश्यक आहे. स्ट्रेस टेस्टमध्ये हृदयाला रक्त पुरवठा कमी होत असल्याचे निदान झाल्यास ती 'पॉझिटिव्ह' समजली जाते; पण ही तपासणी दोषविरहित किंवा निगेटिव्ह असल्यास हृदयरोग असण्याची शक्यता खूप कमी आहे, असा निष्कर्ष काढला जातो व सावधगिरीचा सल्ला दिला जातो. कारण क्वचित ही तपासणी 'फॉल्स निगेटिव्ह' असू शकते.

चित्र सौजन्य :जी.डी.जी. , पिक्साबे

३) एकोकार्डिओग्राफी (कलर डॉप्लर एको) :

ही तपासणी म्हणजे हृदयाची रंगीत सोनोग्राफी ! यामध्ये हृदयाची आकुंचन क्रिया, पडदे व झडपांची ठेवण किंवा जन्मजात हृदय दोष समजतात. झडपांच्या रोगांचे अचूक निदान कलर डॉप्लरच्या साहाय्याने करता येते. हृदयात बसविलेल्या कृत्रिम झडपांचे कार्यसुद्धा समजते. त्याचबरोबर हृदयातील सर्व कप्प्यांचे आकारमान समजते तसेच रक्तदाब मोजता येतो. हृदयाच्या काही भागांमध्ये रक्ताच्या किंवा ट्यूमरच्या गाठी असल्यास एक नळी अन्ननलिकेत घालून निदान सिद्ध करता येते. एको व कलर डॉप्लर तपासणीला सरासरी पंधरा ते वीस मिनिटे लागतात व धोका अजिबात नसतो. एका दिवसाच्या बालकावरसुद्धा ही तपासणी करून जन्मजात हृदय दोषाचे निदान करता येते. थोडक्यात म्हणजे ही एक अत्यंत महत्त्वाची,

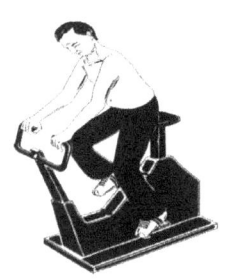

आवश्यक व भरपूर माहिती देणारी तपासणी आहे. विशेषतः हृदय शस्त्रक्रियेच्या अगोदर तसेच शस्त्रक्रियेनंतर लगेचच ही तपासणी करण्याला प्राधान्य दिले जाते.

४) होल्टर मॉनिटरिंग :

ही तपासणी हृदयस्पंदने अनियमित असणाऱ्या व्यक्तींसाठी उपयुक्त असते. अचानकपणे छातीत धडधड होत असलेल्या रुग्णांवर किंवा हृदय विकाराचा झटक्यानंतर ही तपासणी सुचविली जाते. यामध्ये चोवीस तासांच्या हृदय स्पंदनाचे आलेख एका कॅसेटवर उमटवले जातात व नंतर त्याचे विश्लेषण केले जाते.

५) कार्डिॲक कॅथेटर व अँजिओग्राफी :

बरीच वर्षे ही चाचणी 'एक धोकादायक. महागडी व लगेचच बायपास सर्जरीकडे ओढणारी' अशी कलंकित होती. एक बारीक रबराची नळी जांघेमधील शुद्ध व अशुद्ध रक्तवाहिनीमधून हृदयाकडे सरकवून हृदयाच्या कप्प्यातील रक्तदाब बघता येतो. त्याचबरोबर हृदयाभोवती रक्तवाहिन्यांमध्ये औषध घालून कॅमे-याने त्याचे चित्रीकरण करता येते. त्यावरून रक्तवाहिन्यांमध्ये अडथळे कुठे आहेत, किती प्रमाणात आहेत , रक्तवाहिन्यांची स्थिती काय आहे, त्यांची रचना कशी आहे, या सर्व बाबी स्पष्टपणे तज्ज्ञांना समजतात. त्याचबरोबर हृदयदोषांचे निदान, रक्तप्रवाहाचे मार्ग आणि हृदयाची आकुंचनक्रिया मोजता येते. ही सर्व माहिती पुढील उपाययोजनांच्या दृष्टिकोनातून अत्यंत महत्त्वाची असते. फुगा किंवा स्प्रिंगच्या मदतीने रक्तपुरवठा वाढवायचा किंवा बायपास सर्जरीचा सल्ला द्यायचा, हे या तपासणीनंतर निश्चित करता येते. रक्तवाहिन्या या पूर्णपणे अडथळाविरहित असल्यास 'कोरोनरी हार्ट डिसीझ' नाही, असे ठामपणे सांगता येते. ही तपासणी 'स्ट्रेस टेस्ट' पॉझिटिव्ह असलेल्या व्यक्तींनी, हार्ट अटॅकनंतर किंवा हृदयरोगाचे निदान अनिश्चित होत असल्यास करणे अत्यंत गरजेचे असते. ही तपासणी 'कॅथ-लॅब' मध्ये - म्हणजेच एका मोठ्या एक्स-रे सारख्या मशिनवर केली जाते. ही तपासणी होत असताना रुग्ण आपल्या रक्तवाहिन्या टीव्हीसारख्या पडद्यावर बघू शकतो. रुग्णाला काही दुखत नसते व धोकाही खूप कमी असतो. वर नमूद केलेल्या पाचही तपासण्या

या हृदयरोग चिकित्सक ऊर्फ 'कार्डिऑलॉजिस्ट' करतात व हृदय शल्यचिकित्सक ऊर्फ 'हार्ट सर्जन' हे या तपासण्यांच्या आधारावर शस्त्रक्रिया करतात.

६) रक्ततपासणी :

रक्तातील स्निग्ध पदार्थांचे प्रमाण हे वर्षातून कमीत कमी तीन वेळा तपासून पाहणे हितकारक असते. चौदा तास उपाशी पोटी राहून केलेल्या या तपासणीस 'लिपिड प्रोफाईल' असे म्हणतात. हृदयरोग शास्त्रातील प्रगत मताप्रमाणे कोलेस्टेरॉल व ट्रायग्लिसराईड्स दीडशेच्या वर जाऊ देऊ नये. एल.डी.एल. शंभरच्या आसपास व एच.डी.एल. पन्नासच्या वर असावे. धातूंच्या कृत्रिम झडपा बसविलेल्या रुग्णांचे रक्त किती पातळ आहे, हे पाहण्यासाठी 'प्रोथेंबिन-टाईम' हा तपास दर दीड ते दोन महिन्यांनी करणे आवश्यक असते. या तपासणीच्या निष्कर्षाप्रमाणे रक्त पातळ करणाऱ्या गोळीचा डोस बदलावा लागतो.

वास्तवतेला धीटपणे सामोरे जाऊन सुदृढ व्यक्तीने चाळिशीनंतर किंवा मधुमेह, रक्तदाब, स्थूलपणा, अनुवंशिकता, व्यसनाधीनता यांपैकी काही असल्यास वय न पाहता या तपासण्या करणे मृत्यू टाळणारे ठरते. 'डॉक्टर त्याच्या कमाईचे साधन म्हणून आपल्याला चाचण्या करायला सांगतात.' असा एकतर्फी ग्रह मनात न ठेवता या तपासण्या या एकविसाव्या शतकातील आधुनिक जीवन पद्धतीचा अविभाज्य भाग आहे, असे समजावे. तरच अचानक होणारा मृत्यू टाळता येईल !

■■■

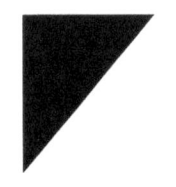

५. एकोकार्डिओगाफी:हृदयामधे डोकावणयाचा अद्भुत मार्ग

- **आधुनिक स्टेथोस्कोप**

वैद्यकीय क्षेत्रातील अतिशय महत्त्वाचा टप्पा ज्याला आपण म्हणू शकतो तो म्हणजे हृदयाची सोनोग्राफी, म्हणजेच अल्ट्रा साउंड तपासणी ! पूर्वी ही टेस्ट नव्हती, तेव्हा हृदय हे शस्त्रक्रियेसाठी अनुकूल आहे की नाही याचा अंदाज हा केवळ बाह्य तपासणी - जी स्टेथोस्कोप, इसीजी व एक्सरे यांच्या द्वारे केली जायची, त्यावरच अवलंबुन होता . अर्थातच ही मोठी जिकीरीची बाब असायची. शस्त्रक्रिया तज्ञाचे कौशल्यच पणाला लागायचे. कितीतरी वेळा हृदय उघडल्यावर आश्चर्य जनक गोष्टी दिसायच्या - म्हणजे हृदयाच्या दोन कप्प्यांमधील भोक, एखादी झडप खूप अरूंद असणे, झडपांवरील संसर्गाच्या गाठी ! कधी कधी हे हृदयरोग आधी न कळल्यामुळे शस्त्रक्रियेदरम्यान गुंता गुंत व्हायची व परिणामी यशस्वी शस्त्रक्रिया होण्यास प्रतिबंध व्हायचा! तसेच आता एको हा आधीच केल्यामुळे हृदयातील २०-२५ Parameters आधीच कळतात. ते कोणते ते आपण आता पाहू .

- एको मध्ये हृदयातील ४ कप्पे व्यवस्थित आहेत की नाही याचा अतिशय accurate अंदाज येतो .त्यांची जाडी मोजता येते व त्यामुळे हृदयावरील होणारे दुष्परिणाम देखील जाणून घेता येतात. यालाच Diastolic dysfunction म्हणतात. Diastolic dysfunction म्हणजे हृदयाच्या प्रसरणामधील दोष ! हा अतिशय वारंवार व मोठ्या प्रमाणात दिसणारा रोग आहे. हृदय-शस्त्रक्रियेदरम्यान अशा रुग्णांना वेगळ्या प्रकारची औषधे , वेगळ्या प्रकारची उपाय योजना करावी लागते व तेव्हाच रुग्ण सुखरूप पणे त्यातून वाचतो.

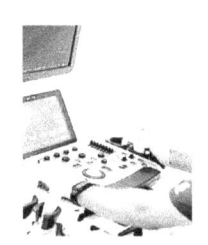

चित्र सौजन्य : एलेन शेर , अनस्प्लॅश

तसेच हृदयाच्या कप्प्यांतील पडद्यांमध्ये छिद्र आहे का ? त्याची व्याप्ती किती आहे, त्यावर पण ते छिद्र बुजवण्याची शस्त्रक्रिया करावी लागणार आहे का ? याचा एक सुंदर road-map शस्त्रक्रिया करण्यार्या डॉक्टरांना दिला जातो.

- हृदयाच्या स्नायूंना व्यवस्थित रक्त पुरवठा होत आहे की नाही यांचा सुद्धा अंदाज आधीच कळतो . थोडक्यात हृदयांच्या धमनीतील अडथळा समजतो व पुढील अनर्थ टळतो .

- हृदयामध्ये जन्मजात दोष आहेत का? म्हणजे धमन्यांची रचना , कप्प्यांची रचना, हृदय डावीकडेच आहे ना ? अशा अनेक बाबींचा आधीच उलगडा होतो , ज्यायोगे surgical team ही जागरूक होते.

- हृदयाची आकुंचन क्रिया व्यवस्थित आहे की नाही , हे अतिशय महत्त्वाचे आहे . कारण तो रुग्ण ही अवघड शस्त्रक्रिया सहन करणार का नाही हे सर्वस्वी या आकुंचन क्रियेवर (Ejection Fraction) अवलंबून असते .

- हृदयाच्या डाव्या व उजव्या कप्प्यामधील दाब (Pressure) सुद्धा एको कार्डीओग्राफीतून समजतो !! त्यामुळे होणारे दुष्परिणाम व फुप्फुसावरील दाब (pulmonary hypertension) हे सुद्धा अतिशय चांगले लक्षात येतात .

- तसेच तुमच्या शरीरातील पाण्याचे प्रमाण हे कमी आहे, बरोबर आहे का जास्त आहे ही अद्भुत गोष्ट सुद्धा तुम्हाला एको द्वारे समजली जाते. यावर सुद्धा तुमच्या शस्त्रक्रियेची यशस्वीता अवलंबून असते ! हे वाचल्यावर तुम्हाला आश्चर्य वाटेल, यात मला काही शंका वाटत नाही !!

- हृदयाचा उजवा कप्पा योग्य रित्या काम करत आहे का? तसेच डावा कप्पा काम करत आहे का? व हे दोन्ही कप्पे एकमेकांशी न भांडता एकमेकांना मदत करीत , सहकार्य करीत आहे आहेत

ना ? याचा अतिशय महत्त्वाचा निर्णय एकोमुळे समजतो . यालाच शास्त्रीय भाषेत inter-ventricular interdependence म्हणतात .

- असे खूप रोग आहेत ज्यामुळे हृदयाचा स्नायू जाड होतो . Amyloidosis, Sarcoidosis, किडनीचे आजार ! या सर्वांचा शस्त्रक्रियेच्या आधीच उलगडा होतो.

- हृदयावरील आवरण हे हृदयाला बाहेरील धक्क्यापासून वाचवत असते . तसेच हृदय व आवरण यामध्ये थोडेसे पाणी असते जे जरूरी असते. यामध्ये काही बिघाड आहे का ? ज्याला आधीच काही योग्य उपचार आवश्यक आहेत का ? याचा अगदी तंतोतंत अंदाज येतो.

- पूर्वी जन्मजात दोष असलेल्या बालकांची cardiac cath ही टेस्ट केल्याशिवाय अचूक निदान होत नसे. ही टेस्ट मोठ्या दवाखान्यात, मोठ्या मशीनवर करावी लागत असे. यामधे invasive टेस्ट रेडीएशनचा धोका सुद्धा असतो व ही टेस्ट करण्यास क्लिष्ट आणि अवघड असते. आता एको मधील प्रगत तंत्रज्ञानामुळे इंजेक्शन न देता ही तपासणी बाह्यरुग्ण विभागात सुद्धा करता येते, हे एक मानवतेला व आपल्या अजाण बालकांना मिळालेले वरदानचं म्हणावे लागेल .

- एको टेस्ट मध्ये हृदयाच्या ४ झडपांचा अतिशय सुंदरपणे अभ्यास करता येतो. आपल्या देशात Rheumatic fever हो रोग अतिशय जास्त प्रमाणात अस्तित्वात आहे. त्यामुळे हृदयाच्या झडपा अतिशय तरूणपणीच निकामी होतात. त्यांचे वेळीच निदान झाले तर लवकर उपचार करता येतात, ज्यायोगे हृदयावर होणारा विपरीत परिणाम टाळता येतो .

- हा तपास कुणी करावा? याला योग्य उत्तर आहे- ज्यांना ज्यांना हृदय आहे त्या सर्वांनी ! याचे कारण म्हणजे, एकतर जन्मजात दोष लवकर समजतात. तसेच बर्याच रोगांमध्ये रुग्णाला त्रास खूप उशीरा सुरू होतो . जेव्हा उपचार करायला खूप उशीर झालेला असतो म्हणून एकोद्वारे आपल्याला खूप आधी धोक्याची घंटा ऐकू येते. हिमालयात जाण्याआधी किंवा कुठलीही activity ज्यात हृदयाचे ठोके व B. P. वाढण्याची शक्यता असते अशा activity च्या आधी तुमचे हृदय योग्य काम करीत आहे ना हे बघणे आवश्यक असते. तसेच हृदयाला व्यायाम देऊन "Stress test" ही टेस्ट करून हृदयाला रक्त पुरवठा आहे की नाही हे बघितले जाते. यासाठी

"Stress Echo" ही टेस्ट केली जाते. आपली कार किंवा इतर कुठलेही वाहन विक्री करण्याआधी साध्या रस्त्यावर व नंतर घाटात चालवून तिची वा त्याची कार्य क्षमता, कार्य कुशलता आणि सुरक्षितता तपासली जाते. ही मशीन काही २४ x ७ चालत नाही, जे आपले हृदय हे 'इंजिन' चालत असते. अगदी झोपेत सुद्धा ते थांबत नाही अशा अव्याहतपणे चालणाऱ्या मशीनची टेस्ट आधीच करणे योग्य नाही का?

- हृदय हा असा अवयव आपल्या शरीरात आहे की ज्याची तपासणी ही काहीही त्रास नसताना करणे आवश्यक आहे. कारण त्याला जर काही त्रास झाला म्हणजे attack आला (ज्याचे कारण धमन्यांमधील रक्त प्रवाहाचा अडथळा किंवा एखाद्या झडपांमधील अरूंदपणा) - तर हृदय तुम्हाला फार कमी वेळ देते, ज्या वेळात तुम्हाला उपचार होतीलच याची खात्री नाही, म्हणून Prevention is better which can be achieved with echocardiography.

बरे ही टेस्ट खर्चिक आहे का? निश्चितच नाही - २५०० ते ३५०० रू. इतका याचा खर्च येतो. फक्त एक महत्त्वाची बाब लक्षात घेणे आवश्यक आहे, ती म्हणजे ही टेस्ट एका अनुभवी डॉक्टर कडूनच करून घेणे. ही टेस्ट अवघड असते . यामध्ये physics, mathematics, anatomy, physiology आणि मग Cardiology, एवढ्या विषयांमध्ये' पारंगत असणे जरूरी आहे.

या टेस्टचा शरीरावर काही अपाय होतो का? नाही, अजिबातच नाही. ना याच्यात रेडीएशन आहे ना कुठले औषध दिले जाते अथवा इंजेक्शन दिले जाते. म्हणूनच याला non invasive, no drug , no injection, no radiation , safe test" असे म्हणतात. ही टेस्ट म्हणजे मनुष्याला मिळालेले एक वरदानच म्हणावे लागेल !!!

■ ■ ■

६ .छातीत दुखू लागले!आता काय करायचे?

खाली नमूद केलेले धोके असलेल्या व्यक्तींमध्ये, छातीतील कुठलेही दुखणे हे हार्ट अटॅकचे प्रथम लक्षण आहे, असे नेहमीच समजावे.

१. तंबाखूच्या व्यसनाधीन असलेला कुठलाही तरुण.
२. मधुमेह, उच्च रक्तदाब, अनुवंशिकता किंवा स्थूलपणा असलेली ३५ वर्षांवरील व्यक्ती.
३. मासिक पाळी बंद झालेली स्त्री.
४. हृदयरोग तपासणीमध्ये ताणचाचणी (स्ट्रेस टेस्ट) प्रतिकूल असलेला रुग्ण.

छातीत दुखण्याचे प्रकार :

चित्र सौजन्य : फीडसर , पिक्साबे

काहींना छाती भरून येते किंवा छातीवर वजन ठेवल्यासारखे वाटते. डाव्या हातात दुखू लागते. श्वास अडकल्यासारखा वाटतो. दरदरून घाम सुटतो. छातीतील कळ अचानक येते. काही परिश्रमानंतर, जेवणानंतर किंवा मानसिक संतुलन बिघडल्यानंतर कळ जास्त काळ टिकते. काही व्यक्तींना, आत्मविश्वास पूर्णपणे नाहीसा होऊन 'मी काही आता जगणार नाही' असे वाटते. रक्तदाब किंवा हृदयाचा वेग कमी झाल्यास चक्कर येऊ शकते किंवा अंधारी येते. काही रुग्णांना प्रचंड उलट्या सुरू होतात आणि पोटात व छातीत असह्य वेदना सुरू होतात. क्वचित दातदुखीसुद्धा होऊ शकते. या लक्षणांपैकी काहीही होत असल्यास हार्ट अटॅकच आहे असे समजावे.

बऱ्याच वेळा लोक सोयीस्कररीत्या आपले निदान स्वत:च करतात. ॲसिडिटी असेल, जेवण मसालेदार होते म्हणून, काल पार्टी झाली होती त्यामुळे हा प्रकार असावा, व्यायाम

हृदयक्रांति : हृदयरोगांवर विजय 18

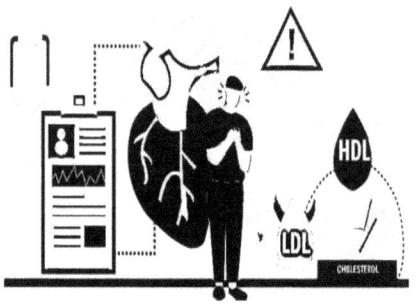

जास्त झाला त्यामुळे स्नायू लचकला असेल, वगैरे निदाने केली जातात. हे छातीत दुखणे रात्री होत असल्यास, 'उगीच कशाला सर्वांना त्रास ? सकाळी बघू या !' असे म्हणून दुखणे अंगावर काढण्याचे प्रकार सर्रास बघायला मिळतात. त्यात डॉक्टर मंडळीं वरील खालावलेली श्रद्धा, उगीचच ॲडमिट करतील, ईसीजी आणि तपासण्या करतील वगैरे, त्यामुळे हे दुखणे दुर्लक्षित केले जाते.

हार्ट अटॅक येतो म्हणजे नेमके काय होते ? :

आपल्या हृदयाभोवती तीन महत्त्वाच्या रक्तवाहिन्या आहेत. त्या हृदयाच्या स्नायूंना गरजेप्रमाणे शुद्ध रक्ताचा पुरवठा करतात. या रक्तवाहिन्यांमध्ये स्निग्ध पदार्थ जमा होऊन अडथळे निर्माण होतात, त्याला आम्ही 'कोरोनरी आर्टरी डिसीज' असे म्हणतो. या अडथळयांमुळे हृदयाच्या स्नायूला होणाऱ्या रक्त पुरवठ्याचे प्रमाण बिघडते व त्यामुळे हृदयाच्या स्नायूंची रक्ताची गरज वाढल्यास तेवढे रक्त पुरविता येत नसल्यामुळे छातीत दुखते. जेव्हा हे अडथळे ५० टक्क्यांपेक्षा जास्त होतात, तेव्हा हृदयाच्या स्नायूंचा रक्त पुरवठा कमी होतो आणि स्नायू निकामी होऊ लागतो, यालाच आम्ही हार्ट अटॅक असे म्हणतो. निकामी होत असलेल्या हृदयाच्या स्नायूंच्या भागाप्रमाणे रुग्णांची लक्षणे वेगवेगळी असतात. हा निकामी होत असलेला हृदयाच्या स्नायूंचा भाग मोठा असल्यास तीव्र अटॅक समजला जातो व त्याउलट कमी स्नायू निकामी होत असल्यास सौम्य अटॅक होतो. हे सर्व 'ईसीजी' आणि 'इको' या तपासणीनंतर लगेच लक्षात येते.

छातीत दुखू लागल्यानंतर....

सर्वांत प्रथम म्हणजे रुग्णाने आणि नातेवाईकांनी मन शांत ठेवावे. रुग्णास पूर्णपणे विश्रांती द्यावी. त्यास झोपवून ठेवावे. त्याचा आत्मविश्वास वाढवावा. हालचाल करण्यास पूर्णपणे मनाई करावी. एखादी ॲस्पिरीनची गोळी कपभर पाण्यामध्ये विरघळून ते पाणी रुग्णास द्यावे. 'सोरबिट्रेट' नावाची गोळी जिभेखाली ठेवावी. रुग्णास तत्काळ जवळच्या हॉस्पिटलमध्ये

नेण्याच्या तयारीस लागावे. स्वत:ची गाडी असल्यास रुग्णाला न चालविता उचलून मागच्या सीटवर झोपवावे व हॉस्पिटलमध्ये न्यावे. रुग्णवाहिका मागविणे हे सर्वांत उत्कृष्ट. त्यामध्ये एक डॉक्टरसुद्धा सोबतीला आणि प्रथमोपचार द्यायला असतो. अतिदक्षता विभाग असलेले जवळचे हॉस्पिटल तत्काळ सेवेसाठी निवडावे. हॉस्पिटलला फोन करून आधी कळवावे.

कुठल्याही हार्ट अटॅकनंतर रुग्णास ४८ ते ७२ तास धोका संभवतो. हृदयाचे ठोके अनियमित होणे किंवा कमी होणे, हृदय बंद होणे किंवा अटॅक वाढणे या गोष्टी घडू शकतात. काही वेळा हृदयाचा वेग ६० पेक्षा कमी होत असल्यास 'तात्पुरता पेसमेकर' नावाचे यंत्र बसवावे लागते. साधारण ७२ तास सुरळीत गेल्यावर हृदयाची सूज ओसरते आणि रुग्ण बरा होण्याच्या मार्गावर येतो. ईसीजी अनेक वेळा काढला जातो. कलर डॉप्लर, इको ही तपासणी अत्यंत महत्त्वाची असते. यामध्ये हृदयाचा स्नायू निकामी झाला आहे का नाही हे समजते. असल्यास किती टक्के इजा झाली आहे ते दिसते. त्याच बरोबर अटॅकमुळे हृदयातील कुठली झडप निकामी झाली आहे का किंवा हृदयाच्या पडद्याला भोक पडले आहे का या गोष्टींचे निदान सुद्धा करता येते.

घरी गेल्यावर वेळच्या वेळी औषधे घेणे, आहाराची पथ्ये पाळणे, व्यसनांपासून अलिप्त जीवन जगणे आणि सल्ल्याप्रमाणे हालचाली आणि व्यायाम करणे अत्यंत गरजेचे असते. मधुमेह असल्यास साखरेचे प्रमाण योग्य ठेवण्याची औषधे, रक्तदाब स्थिर ठेवणारी औषधे आणि चरबी व स्निग्ध पदार्थांचे रक्तातील प्रमाण कमी करणारी औषधे न चुकता घेतली पाहिजेत.

ईसीजीमध्ये हार्ट अटॅक असल्याचे सिद्ध झाल्यास लगेचच उपचार सुरू होतात. सर्व ठिकाणी ही उपचार पद्धत जवळपास सारखीच असते. खालील प्रमाणे उपचार- योजना अपेक्षित करावी.

१. प्रथम कार्डिॲक मॉनिटर आणि पल्स ऑक्झिमीटर जोडला जातो.

२. हातावरील एका अशुद्ध रक्तवाहिनीस सलाईनची बाटली जोडली जाते. ह्यामधून औषधे देता येतात.

३. ब्लड प्रेशर कमी असल्यास किंवा हृदयाचा वेग कमी-जास्त असल्यास त्यावरील औषधे सुरू केली जातात.

४. त्यानंतर, ॲस्पिरीन, अँटासिड, हेपारिन औषधे दिली जातात.

५. सर्वांत महत्त्वाचे औषध म्हणजे स्ट्रेप्टोकायनेज, युरोकायनेज, ज्याला आम्ही 'थ्रोम्बोलायटिक थेरपी' असे म्हणतो. रक्ताच्या गाठी विरघळविणारे आणि अडथळा काही प्रमाणात दूर करणारे हे औषध आहे. ते महाग असते; पण जीव वाचवणारे आहे. अटॅक आल्यापासून सहा तासांच्या आत हे औषध दिल्यास त्याचा उत्कृष्ट परिणाम होतो. या औषधामुळे रक्त पातळ होते, रक्त पुरवठा वाढतो, गाठ विरघळते आणि हृदयाचा निकामी होत असलेला भाग आपण वाचवू शकतो किंवा होत असलेली इजा कमी करू शकतो.

या सर्व उपचार पद्धती आता खूपच अवगत झाल्या आहेत आणि दिवसेंदिवस त्यामधील धोक्याचे प्रमाण झपाट्याने कमी होत आहे. या तपासण्या आणि उपचार पद्धतीचा फायदा रुग्णाने न घेतल्यास मानेवर टांगती तलवार ठेवून वावरल्या सारखे जीवन होते.

■■■

७.'सी.पी.आर.':बंद हृदय सुरू करण्याचे तंत्र

बंद हृदय सुरू करण्याचे एक तंत्र असते. त्याला आम्ही सी.पी.आर. (कार्डियो-पल्मोनरी-रीससीटेशन) असे म्हणतो. म्हणजेच हृदय व फुफ्फुसाचे कार्य सुरू करण्याची शास्त्रोक्त पद्धती. याबद्दलचे जे काही थोडे -फार ज्ञान सर्वसामान्यांना आहे, त्याचे श्रेय हिंदी चित्रपटसृष्टीलाच द्यावे लागेल. अलीकडे म्हणायचे झाले तर दूरचित्रवाणीवरील 'बे वॉच' नावाच्या इंग्रजी मालिकेत व 'डिस्कव्हरी चॅनेल' वर 'सी.पी.आर.' पद्धतीचे प्रयोजन केलेले उत्कृष्टपणे दाखविले जाते.

हृदय अचानक बंद पडण्याचे दोन प्रकार असतात. पहिला म्हणजे 'डायस्टॉलिक अ‍ॅरेस्ट'. यामध्ये हृदयाची विद्युत कार्य शक्ती (इलेक्ट्रिकल अ‍ॅक्टिव्हिटी) व आकुंचन क्रिया पूर्णपणे थांबलेली असते. दुसऱ्या प्रकाराला 'फीब्रिलेटरी अ‍ॅरेस्ट' म्हटले जाते. यामध्ये हृदयाचा स्नायू जोरात फडफडतो; परंतु आकुंचन क्रिया मात्र शून्य असते. कुठल्याही प्रकाराने हृदय बंद पडले तरी त्याचे दुष्परिणाम सारखेच असतात व प्रथमोपचार पद्धतीही सारखी असते. हृदय एकाएकी बंद पडण्याची अनेक कारणे आहेत. जोराचा रक्तस्राव, पाण्यात बुडणे, विद्युत झटका वगैरे. ही अपघाती कारणे झाली. हृदयाचा तीव्र झटका आल्यास हृदयाच्या स्नायूला कमी झालेला रक्त पुरवठा, हृदयाचे अनियमित ठोके किंवा मूत्रपिंडाच्या रोगात शरीरातील वाढलेल्या पोटॅशियम नावाच्या क्षाराचा परिणाम, काही औषधांचा दुष्परिणाम किंवा शरीरात जंतूंचा प्रचंड प्रादुर्भाव झाल्यास हृदय बंद पडू शकते. ही प्रमुख कारणे आहेत. तसे पाहता कुठल्याही रोगाचा अंतिम परिणाम म्हणजे हृदय बंद होणे.

हृदय अचानकपणे बंद झाल्यावर मेंदूकडे जाणारा रक्त पुरवठा एकाएकी खंडित होतो. त्यामुळे रुग्ण भान गमावतो. बेशुद्ध होतो. रुग्ण खाली पडतो. दम लागल्यासारखा श्वास जोरात होतो. नंतर श्वास मंदावतो व बंद पडतो. नाडी लागत नाही. ओठ व नखे निळी दिसू लागतात. साधारण चार ते पाच मिनिटांत काही प्रथमोपचार न मिळाल्यास मेंदू निकामी होतो. हे

डोळ्यांतील बाहुली बघून सांगता येते. रुग्णाला तातडीचे प्रथमोपचार मिळाल्यास त्याची जगण्याची शक्यता जास्त असते. सी. पी. आर.चे तीन महत्त्वाचे भाग असतात. १) **प्रथमोपचार** : कृत्रिम रक्त प्रवाह व प्राणवायू प्रवाह प्रस्थापित करणे, २) **निदान** : औषधोपचार योजना व यंत्र सामग्रीचा समावेश, ३) हृदय बंद पडण्याच्या कारणांचे व बंद हृदयामुळे झालेल्या दुष्परिणामांचे उपचार. हृदय जर एखाद्या रुग्णालयात अचानकपणे बंद पडले तर या पद्धतीने लगेच उपचार मिळू शकतात; परंतु ही दुर्घटना रुग्णालयाच्या आवाराबाहेर घडल्यास प्रथमोपचाराचे ज्ञान जवळपासच्या व्यक्तीला असल्यास ते रुग्णाच्या दृष्टीने भाग्याचे ठरू शकते.

रुग्णालयाबाहेर प्रथमोपचार पद्धतीमध्ये पहिल्यांदा मदतीची हाक द्यावी. रुग्णवाहिका मागवावी. रुग्णाला बसवू नये. खाली जमिनीवर झोपवावे. पाय थोडेसे वर करावेत. हातातील किंवा मेंदूकडे जाणाऱ्या मानेतील नाडीचे ठोके नक्की बंद आहेत किंवा नाहीत, याची पूर्णपणे खात्री करावी. नाडी लागत नसल्यास लगेचच दोन्ही हातांच्या

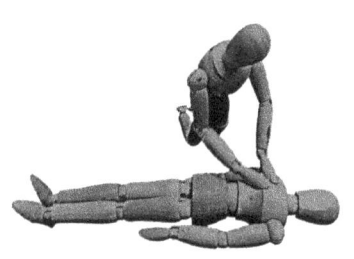

चित्र सौजन्य : सुक्को, पिक्साबे

साहाय्याने हात सरळ ठेवून रुग्णाच्या छातीच्या मध्य हाडावर जोर द्यावा व सोडावा. साधारण पंचवीस ते तीस किलो वजनाचा दाब द्यावा. छातीचे हाड दर दाबाला दीड ते दोन इंच आत जायला पाहिजे. दर मिनिटाला पन्नास ते साठ वेळा या पद्धतीने मसाज करावा. हे करत असताना हाताला किंवा मानेत नाडी हृदयस्पंदने होत असल्याप्रमाणे लागली पाहिजे. या प्रकारच्या मसाजाने कृत्रिम रक्त प्रवाह प्रस्थापित होऊन मेंदू व हृदयाच्या स्नायूकडे रक्त वाहते. त्याच बरोबर कृत्रिम प्राणवायूचा प्रवाह निर्माण करण्यासाठी रुग्णाचे नाक बोटाने घट्ट दाबून तोंडाच्या वाटे, तोंडाला तोंड घट्ट लावून हवा फुंकावी. छाती हवेने फुलली पाहिजे. दुसरी व्यक्ती हे करायला उपलब्ध असल्यास फार सोईचे होते. साधारण पाच वेळा हृदयाचा मसाज केल्यावर एक वेळा तोंडा वाटे हवा फुंकावी. असे चार ते पाच मिनिटे मन लावून केल्यास

हृदयस्पंदने सुरू होण्याची दाट शक्यता असते. हृदय सुरू झाल्यास हाताला नाडी सहजपणे लागते. मग मसाज बंद करावा. रुग्ण स्वत:हून दीर्घ श्वास घेऊ लागतो. रुग्णाला आत न बसविता झोपूनच रुग्णवाहिकेमधून रुग्णालयात न्यावे. प्रथमोपचार करुन सुद्धा हृदय सुरू होत नसल्यास तसे मसाज करतच रुग्णाला इस्पितळात न्यावे व डॉक्टरांच्या स्वाधीन करावे. 'एअर वे' व 'अम्बू बॅग' असलेले एक 'सी.पी.आर. कीट' बाजारात मिळते. ते जवळपास मिळाल्यास किंवा असल्यास कृत्रिम प्राणवायूचा प्रवाह देणे सोपे होते. कधी रुग्णाची दात खीळ बसू शकते. तेथे 'एअर वे'चा फायदा होतो. नाही तर जीभ चावु शकते. त्यातून रक्त येऊ शकते. मेंदूला प्राणवायू कमी पडल्यास अपस्माराप्रमाणे शरीर भर झटके येऊ शकतात. उलटी होऊ शकते. प्रचंड घाम येतो व अस्वस्थता असते. या सर्व अपेक्षित घटना माहीत असणे आवश्यक आहे. म्हणजे प्रथमोपचार करणाऱ्याचे मन स्थिर राहते व भीती वाटत नाही.

रुग्णालयात नेल्यावर हृदय स्पंदनाचा आलेख मॉनिटरवर बघून गरज असल्यास विजेचा शॉक दिला जातो. क्वचित हृदय एकाच शॉकने सुरू होते. औषधोपचारासाठी एका रक्तवाहिनीत सुई लावली जाते. कृत्रिम श्वासासाठी श्वासनलिकेत एक प्लॅस्टिक नळी घालून ती कृत्रिम श्वासाच्या यंत्राला जोडली जाते. शरीरातील प्राणवायूचे प्रमाण व रक्तातील पोटॅशियमच्या क्षाराचे प्रमाण तातडीने तपासले जाते. हृदयाचे ठोके अनियमित असल्यास नियमित करण्याची औषधे दिली जातात. रक्तदाब कमी असल्यास तो वाढविण्यासाठी काही औषधांचे प्रयोजन लगेच केले जाते. हृदय जास्त काळ बंद पडलेले असल्यास त्याचे मेंदू व मूत्रपिंडावरील दुष्परिणाम आजमावले जातात व त्याची उपचार पद्धती सुरू होते.

या लेखात 'सी.पी.आर.' पद्धतीच्या फक्त मूळ तत्त्वांचे विवेचन केले आहे. पाश्चात्य देशांत या विषयावर प्रचंड जागरूकता दिसून येते. सर्वसामान्य व्यक्तींना याचे ज्ञान असणे व हे तंत्र शिकणे अत्यंत आवश्यक आहे. यासाठी आपल्या शालेय अभ्यासक्रमातील थोडेसे पुस्तकी ज्ञान कमी करून या विषयाचा समावेश केल्यास ते अनेकांना जीवनदायी ठरेल. कारण, आपले हृदय सुद्धा कधी कधी अचानकपणे बेजबाबदारीने संपावर जाते.

∎∎∎

८. खाण्यासाठी जगू नका

चित्र सौजन्य : क्लकर फ्री वेक्टर , पिक्साबे

'अन्न हे पूर्ण ब्रह्म' हे सर्वांना माहीतच आहे. मनुष्य जे खातो, तसा तो बनतो. माणसाचा स्वभाव, शरीरयष्टी, कार्यक्षमता आणि रोग स्थिती ही त्याच्या अन्न ग्रहणावर अवलंबून असते, म्हणूनच 'आधी विचार करून मगच जीभ चालवावी' हे येथेही सत्य आहे. प्रत्येक व्यक्तीचे आहार मार्गदर्शन म्हणजेच 'न्यूट्रिशनल प्रिस्क्रिप्शन' हे हृदय विकार, रक्तदाब, मधुमेह, स्थूलपणा, वय, हालचाली, जीवन पद्धती यावर अवलंबून असते. त्यासाठी निष्णात, अनुभवी आहार तज्ज्ञांचा सल्ला घेणे, हे सर्वोत्कृष्ट ! या प्रकरणात हृदयविकार असलेल्या किंवा हृदयविकार होण्याची शक्यता असलेल्या व्यक्तींसाठी आहाराच्या मूळ तत्त्वांचे विवेचन केले आहे.

रोजच्या अन्नातील एकूण उष्मांकामध्ये (कॅलरीज) सरासरी सत्तर टक्के कर्बोदके, वीस टक्के प्रथिने व दहा टक्के स्निग्ध पदार्थ असावेत. त्याच बरोबर जीवनसत्वे, तंतुमय पदार्थ, काही खनिजे व काही रोग प्रतिबंधक औषधी युक्त नैसर्गिक पदार्थांचा समावेश असावा. आहाराचा विचार पुढील पाच पद्धतींनी करू या.

काय खाऊ नये ?:

शाकाहाराला तोड नाही. मांसाहारी असल्यास 'रेड मीट' (डुक्कर, बोकड, गाय यांचे मांस) कदापि खाऊ नये. अंडे उकडून पिवळा बलक काढून खावे. पिवळ्या बलकात कोलेस्टेरॉल नावाचा स्निग्ध पदार्थ प्रचंड प्रमाणामध्ये असतो. खोबरे किंवा खोबरेल तेल हे

पूर्णपणे वर्ज्य असावे. त्यामध्ये असंपृक्त स्निग्ध पदार्थांचे प्रमाण खूप असल्याने, ते हृदयाला हानिकारक आहे. खोबऱ्याच्या सेवनाचे प्रमाण जास्त असलेल्या केरळ राज्यात हृदय विकाराचे प्रमाणही खूप आहे. त्याच प्रमाणे तूप, लोणी, साईचे दूध, बदाम, काजू, अक्रोड, बासुंदी, गुलाबजाम खाऊ नयेत. चहा-कॉफी हे हृदयाला अपायकारकच. चहा हा कोरा प्यावा. चहात दूध मिसळण्याने त्यातील 'फ्लॉविनॉईड' नावाचा हृदयाला उपयोगी पदार्थ नष्ट होतो. ॲलर्जीचा त्रास उद्भवणारी फळे, भाज्या किंवा मांसाहार टाळावा. तंबाखू, जर्दा, गुटखा, मिश्री हे हृदयाला शंभर टक्के घातक असल्यामुळे यापासून अलिप्त राहावे.

काय खावे ? :

रोजच्या जेवणात मुळा, कोबी, फ्लॉवर, कांदा, कोथिंबीर, काकडी, वांगी, भेंडी, टोमॅटो असावेत. विशेषतः कच्चे सॅलड, गाजर, पालक, लसुण आणि सफरचंद यांनी रक्तातील कोलेस्टेरॉल कमी होते, म्हणून शक्य असल्यास जेवणात रोज असावे. 'ॲपल अ डे, कीप्स अ डॉक्टर अवे' ही म्हण सार्थ आहे. अंड्याचा पांढरा बलक, अंकुरित कडधान्य, भिजलेल्या डाळी यांमधून प्रथिने व हृदयाचे संरक्षण करणारी 'नॅचरल ॲन्टिऑक्सिडंट्स' मिळतात. त्याचबरोबर 'ई' जीवनसत्त्व हे हृदयाच्या दृष्टिकोनातून खूप महत्त्वाचे आहे. मासे हे 'ई' जीवनसत्त्व व ओमेगा ३ या तेलाने परिपूर्ण असल्याने, हृदयाला खूप चांगले; पण आठवड्यातून तीन वेळांपेक्षा जास्त मासळी खाऊ नये. कारण संपृक्त स्निग्ध पदार्थांचे प्रमाण वाढू शकते. मांसाहारी लोकांनी माशाव्यतिरिक्त चिकन खाण्यास हरकत नाही; पण त्यात तेल कमी असावे. रोजचे अन्न शिजवण्यासाठी 'पॉली अनसॅच्युरेटेड फॅटी ॲसिड्स' (पुफा) जास्त असलेली वनस्पती तेले वापरावीत. उदा. करडई किंवा सूर्यफूल तेल. रोज थोडेसे शेंगदाणे खावेत. त्यातून ई जीवनसत्त्व व त्याचबरोबर थोड्या प्रमाणात शरीराला आवश्यक ते संपृक्त स्निग्ध तेलही मिळते. लिंबू, पेरू, मोसंबी, संत्रे, आवळा, केळी ही नेहमी खाण्यात असावीत. त्यातील 'क' जीवनसत्वे, कॅल्शियम, मॅग्नेशियम, सिलिनियम वगैरे हृदयाच्या दृष्टीने हितकारक आहेत. कोठा साफ राहावा व अन्नामधून जास्त कोलेस्टेरॉल रक्तात जाऊ नये म्हणून तंतुमय पदार्थांचे महत्त्व खूप आहे त्यासाठी फळांचा ज्यूस न काढता, फळे व पाले भाज्या या कच्च्या

खाव्यात त्यातील चोथा हा गरजेचा आहे. स्कीम्ड दुधाचे दही किंवा ताक रोजच्या जेवणात असावेच. त्यातून दुधातील स्निग्ध पदार्थ वगळून इतर सर्व घटकांचे फायदे मिळतात . वेळोवेळी आहारात तुळशीची व कडुलिंबाची चार पाने आणि काळी द्राक्षे असावीत.

किती खावे ? :

साधारण पोटाचे चार भाग केल्यास त्यातील फक्त पन्नास टक्के भाग हा अन्नाने भरावा. पंचवीस टक्के भाग पाण्याने व उरलेला रिकामा असावा. दिवसातून दोन वेळा गच्च पोट भरून जेवण्यापेक्षा चार वेळा म्हणजेच सकाळी, दुपारी, सायंकाळी आणि रात्री खावे. सकाळच्या न्याहारीचा अंश जास्त असावा व रात्रीच्या जेवणाचे प्रमाण सर्वांत कमी असावे. हृदयविकार, शरीरयष्टी, वय आणि हालचाली यांवर पदार्थांची निवड, विभागणी व प्रमाण अवलंबून असते. ते आहार तज्ज्ञांकडून निश्चित करून घ्यावे.

केव्हा खावे ? :

एक महत्त्वाची बाब म्हणजे, भूक नसताना व खूप उशिरा रात्री खाऊ नये. सकाळचा नाश्ता हा व्यायाम आंघोळ झाल्यावर घ्यावा. हा आपल्या आहाराचा महत्त्वाचा घटक समजावा. त्यामध्ये प्रथिने, जीवनसत्वे व फळे यांचा समावेश आवश्यक आहे. दोन वेळेच्या खाण्यामध्ये कमीत कमी चार तासांचे अंतर असावे. खाल्ल्यानंतर लगेचच चहा, कॉफी, पाणी पिऊ नये. त्याने पोटातील पाचक रस पातळ होऊन अपचन होऊ शकते. एकविसाव्या शतकातील आधुनिक जीवन- पद्धतीचे कारण देऊन खाताना वाचणे, टी व्ही बघणे, टीकात्मक चर्चा करणे, हे हृदयाला हानिकारक ठरते. अन्न ग्रहण करताना प्रसन्न वातावरण असावे. 'वदनी कवळ घेता नाम घ्या श्री हरीचे' ही आपली परंपरागत शिकवण लक्षात ठेवावी.

ताजे खावे :

खूप दिवस डीप फ्रीजमध्ये ठेवलेले अन्न पदार्थ खाऊ नयेत. ही पंचतारांकित हॉटेल संस्कृती हितकारक नाही. अन्न जितके ताजे असेल, तितकेच हे लाभदायक ठरते. त्यात जीवनावश्यक मूल्ये व ' ची एनर्जी 'चे प्रमाण अधिक असते. जास्त पिकलेली फळे, भाज्या किंवा आदल्या दिवशीचे परत गरम केलेले अन्न हे शरीराला हानिकारक ठरू शकते.

'आहार' या विषयावर रोज बदलते विचार व निष्कर्ष पुढे येत आहेत. आहारामुळे सूक्ष्म पेशींमध्ये कुठल्या प्रकारचे रासायनिक बदल घडत असतात, यावर रोज संशोधन सुरू आहे. आजचा सिद्धांत उद्या चुकीचा ठरू शकतो. त्यामुळे आहार विषयाचे बदलते ज्ञान वेळोवेळी हस्तगत करणे आवश्यक आहे. एक गोष्ट मात्र सिद्ध होत आहे, की 'शाकाहार' हा मनुष्याला बदलू शकतो. त्यात रोग प्रतिबंधक शक्ती आहे. शाकाहार हाच मनुष्याचा मूळ आहार आहे. त्याचे फायदे अनेक आहेत. चमत्कार घडवणारे आहेत. सहा महिने तरी शुद्ध शाकाहारी बनून प्रत्येकाने स्वानुभव जरूर घ्यावा. पश्चात्ताप होणार नाही.

जगण्यासाठी खावे. खाण्यासाठी जगू नये. जो खाण्यासाठी जगतो तो अल्पायुषी होतो; पण जो जगण्यासाठी खातो, तो दीर्घायुषी होतो. तुम्हीच ठरवायचे, तुम्हाला काय व्हायचे ते !

■■■

९. हृदयविकार आणि व्यायाम

व्यायाम हा आपल्या भारतीयांच्या जीवनाचा नित्य नियमांचा भाग अजून झालेला नाही. आपण पाश्चात्यांकडून व्यायाम सोडून बाकी सर्व बाबतीत संस्कृतीचे अनुकरण करत आहोत. आजकाल तिशीच्या आसपासच पोट सुटणे, बांधा बेडौल होणे आणि थोडेसे चालल्यावर दम लागून छाती भरून येणे हे रोजच बघण्यास मिळते. या सर्वांचे मूळ कारण आहे, 'व्यायामाचा अभाव' !

व्यायाम का करावा ? :

व्यायामाने शरीरातील सर्व पेशीत प्राणवायूचे प्रमाण वाढते, रक्तात 'एंडोरफीन' नावाचा द्रव वाहतो. त्यामुळे उत्साह व ताजेतवाने वाटते. वजन नियंत्रित राहते. चेहरा स्वच्छ व उल्हासित दिसतो. शारीरिक बांधा प्रमाणबद्ध राहतो. अन्नपचन सुरळीत होते. दुपारची झोप येत नाही. निद्रा दोष नाहीसे होतात आणि कमी तासांची झोपसुद्धा पुरते. मानसिक स्वास्थ्य सुधारते व चिडचिडेपणा नाहीसा होतो. सर्व सांधे, स्नायू व महत्त्वाच्या सर्व अवयवांची, विशेषतः हृदयाची कार्यक्षमता सुधारते. व्यायामाने 'एच.डी.एल.' नावाच्या कोलेस्टेरॉलचे प्रमाण वाढते, जे हृदय विकाराला प्रतिबंधक असते. त्याच बरोबर कोलेस्टेरॉलचे प्रमाणसुद्धा कमी होते. ज्यामुळे उच्च रक्तदाब व हृदय विकाराला आळा बसतो. नियमित व्यायामाने दीर्घायुष्य लाभते.

व्यायाम का टाळला जातो ? :

'वेळेचा अभाव' हे व्यायाम टाळण्याचे प्रमुख कारण दिले जाते. रोजच्या चोवीस तासांतला फक्त अर्धा तास व्यायामासाठी बाजूला ठेवणे आवश्यक असते. ही रोजची तीस मिनिटे तुमची कार्यक्षमता, निर्णय शक्ती, आत्मविश्वास व आशावाद वृद्धिंगत करून, व्यायामासाठी घालवलेल्या वेळेची भरपाई केव्हाच करून देतात. हे साधे गणित अनेकांना सांगून समजत नाही. त्याच बरोबर संगणकावर अनंत काळ बसणे, टी.व्ही. चा गुलाम होणे

आणि एअर कंडीशन्ड जीवन पद्धती ही तरुणांना व्यायामापासून दूर नेत आहे. या तिन्ही यंत्रांच्या अति आहारी गेल्याने मेंदूमधील सूक्ष्म पेशींवर अनिष्ट परिणाम होऊन एकप्रकारची मानसिक शिथिलता निर्माण होते, आळस येतो आणि व्यायाम नकोसा वाटतो. सध्याची दयनीय अवस्था अशी आहे, की हार्ट अटॅक आल्याशिवाय व्यायामाचे महत्त्व कोणाला पटतच नाही.

व्यायाम करण्या अगोदर काय करावे ? :

प्रथम व्यायाम करण्याचा निश्चय करावा. दिवसाची दिनचर्या आखून व्यायामाची वेळ ठरवावी. आठवड्यातून कमीत कमी पाच दिवस तरी व्यायाम करावा. त्यासाठी नियमितपणा हा महत्त्वाचा आहे. व्यायाम सुरू करण्या अगोदर १) एकोकार्डियोग्राफी कलर डॉप्लर, २) स्ट्रेस टेस्ट व ३) लिपिड प्रोफाईल या प्राथमिक तपासण्या करणे आवश्यक आहे. या सर्व तपासण्या खरे म्हणजे दर वर्षी करणे गरजेचे आहे. या चाचण्यांच्या निकालावर व्यायामाचे प्रमाण व प्रकार अवलंबून असतात, हे लक्षात असावे.

व्यायाम काय करावा ? :

बायपासची हृदय शस्त्रक्रिया झालेल्या रुग्णांनी प्रामुख्याने चालण्याचा व्यायाम करावा. हृदय शस्त्रक्रिया झाली असल्यास पहिल्या महिन्यात रोज एक किलोमीटर एवढे चालावे. दुसऱ्या महिन्यात दोन,तर तिसऱ्या महिन्यापासून पुढे आयुष्यभर कमीत कमी तीन किलोमीटर चालण्याचा व्यायाम करावा. त्याचबरोबर मानेचा व्यायाम, खांद्यांचे व्यायाम व दीर्घ श्वसन करावे. शस्त्रक्रियेनंतरच्या पहिल्या तीन महिन्यांत वजन उचलू नये व बाजूला वळून हाताचा आधार घेऊनच उठावे. शस्त्रक्रियेच्या एक वर्षानंतर जलद चालणे, पोहणे, टेकडी

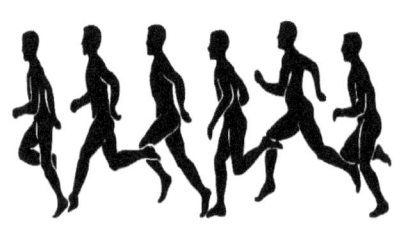

चित्र सौजन्य : क्लकर फ्री वेक्टर, पिक्साबे

चढणे किंवा योगासने करावीत. जोर, बैठका, उंच उड्या किंवा वजने उचलणे या प्रकारचे व्यायाम करू नयेत.

हृदयरोग असलेल्या पण बायपास सर्जरी किंवा अँजियोप्लास्टी न झालेल्या रुग्णांनी काय व्यायाम करावा हे पूर्णपणे डॉक्टरी सल्ल्यानुसार व देखरेखीखाली निश्चित करावे. कदाचित व्यायाम करताना हार्ट अटॅक येण्याची शक्यता असते, हे लक्षात ठेवावे. अशा रुग्णांचे व्यायामाचे प्रकार व प्रमाण त्यांच्या हृदयाच्या आकुंचन-क्रियेवर, स्ट्रेस टेस्टच्या निष्कर्षावर व औषधोपचारावर अवलंबून असते.

हृदयरोग टाळण्यासाठी करावयाचा व्यायाम हा त्या व्यक्तीची अंगयष्टी, वय, इतर रोग आणि त्याच्या जीवन पद्धतीवर अवलंबून असतो. येथे 'स्पोर्टस मेडिसिन स्पेशालिस्ट' व हृदयरोग तज्ज्ञ यांचे मार्गदर्शन घेणे लाभदायक ठरते. बाह्य दिसणाऱ्या पीळदार स्नायूंपेक्षा आंतरिक स्वास्थ्याला जास्त महत्त्व द्यावे. व्यायामाचे खालील चार प्रकार समजून घ्यावेत.

अ) स्नायूंचे व्यायाम : हे दोन प्रकारचे असतात. आयसोमेट्रिक व आयसोटॉनिक. यामध्ये स्नायूंचे आकुंचन वजनाच्या विरोधात करणे किंवा वजनाशिवाय स्नायू ताणणे व शिथिल करणे. हे व्यायाम झेपतील एवढेच करावेत आणि व्यायाम शिक्षकाच्या देखरेखीखाली करावेत.

ब) एरोबिक व्यायाम : यामध्ये शरीराची जलद हालचाल करून हृदयाचा व श्वसनाचा वेग वाढवायचा असतो. या व्यायामामुळे रक्ताभिसरण व प्राणवायूचे प्रमाण वाढते. हृदयाचा वेग जास्तीत जास्त किती वाढवावा हे वय, वजन व उंची यावरून ठरविले जाते. पळणे, जॉगिंग करणे, ट्रेडमिलवर चालणे किंवा पोहणे हे एरोबिक प्रकारचे व्यायाम आहेत.

क) योगासने : हठयोगविद्या ही आपली परंपरा आहे, तिचा सर्वांना अभिमान आहे. सर्व जगाला भारताने दिलेली ही एक महान देणगी आहे. योगासनांमुळे शरीर लवचिक होते. सर्व अवयवांची कार्यक्षमता वाढते व रक्तदाब आणि हृदयाचा वेग स्थिर होतो. काही विशिष्ट योगासने ही हृदयरोग टाळण्यास अत्यंत उपयोगी असतात. उत्कृष्ट मार्गदर्शनाखाली योगासने रोज करावीत व त्याचा लाभ घ्यावा.

ड) पोहणे : पोहणे हा एक अत्यंत लाभदायक व्यायामाचा प्रकार आहे. त्यामध्ये वरील तिन्ही प्रकारच्या व्यायामाचे फायदे मिळतात. थंड पाणी, डोळयांचा त्रास, घसा बसणे, सर्दी होणे किंवा कानाला दडे बसणे या कारणांमुळे लोक पोहण्याचे टाळत असतात; परंतु पोहण्याने हृदयाची कार्यक्षमता खूपच वाढते.

प्राणायाम व दीर्घ श्वसनाने नाडी शुद्धी होते. प्राणवायू वाढतो. फुप्फुसे फुलतात. मनःशांती होते. काही ऋषीमुनी प्राणायामाच्या साहाय्याने हृदयाचा वेग नियंत्रित करू शकतात. प्रत्येकाने कमीत कमी दहा मिनिटे तरी प्राणायाम रोज करावा. त्याचे अनेक प्रकार आहेत व प्रकृतिमानाप्रमाणे योग्य प्रकार तज्ज्ञांच्या सल्ल्यानुसार निवडावेत.

हृदयरोग टाळण्यासाठी करण्याचा व्यायाम हा आपल्या तब्येतीप्रमाणे व जीवन पद्धतीनुसार ठरवावा. वरील प्रकारांमधील यथायोग्य व्यायाम पद्धती निश्चित करावी. नियमितता ही सर्वांत महत्त्वाची आहे. वर्ष भर जीव तोडून व्यायाम करणे व नंतर सहा महिने बिलकुल व्यायाम न करणे हे जास्त हानिकारक होते. अति व्यायाम हा पण धोकादायक ठरू शकतो. किती तरी पैलवानांना हार्ट अटॅक आलेला आपण ऐकतो. आठवड्यातून कमीत कमी चार दिवस तरी व्यायाम करावा व बाकीचे तीन दिवस झीज भरून काढण्यास व नव्या पेशींची वाढ होण्यास वेळ द्यावा. त्याचबरोबर 'येता जाता - व्यायाम' करावा. म्हणजे बसल्याबसल्या पाय पसरावेत, हात ताणावेत, डोळयांच्या बुबुळाचे व्यायाम करावेत. ताठ बसावे. मानेची हालचाल करावी. पहिला - दुसरा मजला चढायचा असेल, तर लिफ्टचा उपयोग करू नये. जवळपास जायचे असेल तर दुचाकी किंवा चार चाकीचा उपयोग न करता चालत जावे किंवा सायकल वरून जावे. जेवणानंतर शतपावली न चुकता करावी.

नियमित व्यायामाने शारीरिक, मानसिक व भावनिक थकवा नाहीसा होतो व हृदय विकारापासून दूर राहता येते. ' गीतेच्या अध्ययनापेक्षा फुटबॉलच्या खेळाने तुम्ही परमेश्वराच्या जास्त जवळ जाल ' असे स्वामी विवेकानंदांनी म्हटले आहे. जोपर्यंत व्यायाम शाळा आणि खेळांची मैदाने ओसाड असतील, तोपर्यंत हृदयरोगाचे प्रमाण वाढतच जाणार आहे.

१० . मानसिक स्वास्थ्य व हृदयविकार

मनाचा संबंध थेट हृदयाशी आहे. मन जर नाराज, खिन्न, उदास झाले, तर त्याचा दुष्परिणाम हृदयावर निश्चितच होतो. वाईट बातमी ऐकल्यावर कित्येकदा हार्टफेल झाल्याचे आपण ऐकतोच की! त्याउलट एखादे शांत, अध्यात्मिक अध्ययन ऐकल्यावर हृदयाचा वेग स्थिर होतो, समाधान वाटते व मन प्रसन्न होते. उल्हासित मन हृदयाला तरुण ठेवते. म्हणूनच रामदास स्वामींच्या मनाच्या श्लोकांना प्रचंड महत्त्व आहे.

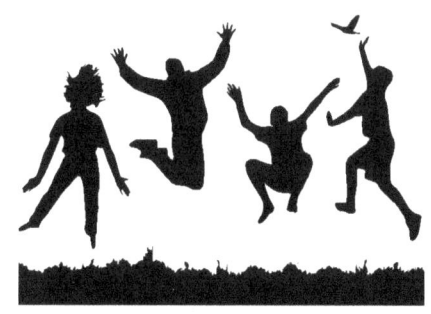

चित्र सौजन्य : क्लकर फ्री वेक्टर, पिक्साबे

सध्याचा काळ हा ताण तणाव वाढविणारा आहे, हे मला पटत नाही. ताण पूर्वीही होता आणि आताही आहे. उलट, बऱ्याच बाबतीत सुख सुविधा वाढल्या आहेत. घसरण झाली आहे ती ताण घेण्याच्या मनोवृत्तीवर व मानसिक स्वास्थ्यावर. पूर्वीच्या लोकांच्या तुलनेत सध्याची पिढी हळवी व कमकुवत झाली आहे. कुठल्याही ताणावर एकत्रितपणे येऊन पर्याय शोधणे कमी झाले आहे. काही अंशी ताण हा यशस्वी होण्यासाठी नितांत गरजेचा असतो. या ताणाला 'युस्ट्रेस' असे म्हटले जाते. ताणाशिवाय एखादी गोष्ट उत्कृष्टपणे व योग्य वेळेत होतच नाही. त्याउलट असतो निस्सीम ताण, ज्याला आम्ही 'डिस्ट्रेस्' म्हणतो. हा अति ताण हानिकारक असतो. एखाद्या व्यक्तीला तो ताण दुबळे बनवू शकतो. मानसिक ताणांची प्रमुख कारणे आहेत- व्यावसायिक असफलता, आर्थिक ओढाताण आणि घरातील एकमेकांविषयीचे कटू संबंध. कुठल्याही प्रकारचा आणि कितीही ताण असला तरी आपले मानसिक संतुलन बिघडता कामा नये. नाही तर पुढे हृदय विकार, उच्च रक्तदाब व मधुमेह यांनी आपल्या जीवनात प्रवेश केलाच, असे समजावे.

स्वभाव :

स्वभावाला औषध नाही. असे म्हणतात ते काही अंशी खरे आहे. “सुंभ जळतो , पण पीळ जळत नाही." काही लोक अवास्तव महत्वाकांक्षा ठेवतात. त्यांना नेहमीच सर्वप्रथम यायचे असते. ते एका ठिकाणी स्वस्थ बसणारे नसतात. लहानसहान बाबींनी मनाचा तोल जात असतो. वेळेच्या बाबतीत सेकंदाचा उशीर चालत नाही. ही मंडळी कधी चालत नसतात पण सतत पळत असतात. बरोबर काम करणारी सहकारी मंडळी अपात्र ठरली, तर आरडाओरडा करतात. अशा प्रकारच्या अस्थिर व्यक्तींना 'टाईप-ए-पर्सनॅलिटी' असे म्हटले जाते. या स्वभावाच्या लोकांमध्ये हृदयरोगाचे प्रमाण सर्वाधिक आहे. तेव्हा स्वभावातील हानिकारक सवयी, दोष व खोडी ओळखुन त्या टाळल्या , तर हृदयविकारापासुन दूर राहता येईल .

मानसिक ताण तणावामुळे होणारे हृदयावरचे दुष्परिणाम :

'शरीरात 'कॉर्टिसॉल' व 'कॅटेकोल अमाइन्स' नावाच्या पदार्थांचा स्राव वाढतो . काही प्रमाणात या द्रव्यांचा प्रवाह सतत चालूच असतो; पण जेव्हा हा स्राव प्रमाण बाह्य होतो तेव्हा शरीरात चरबी साठू लागते. शरीरातील स्निग्ध पदार्थांची प्रमाणबद्धता बिघडते व ती हृदयाला हानिकारक ठरते. मानसिक तणावामुळे वजन वाढते. शरीरात पाण्याचे प्रमाण वाढते. हृदया भोवतालच्या रक्तवाहिन्या अचानकपणे आकुंचन पावतात. छातीत दुखू लागते, छाती भरून येते, हृदयाचे ठोके जलद किंवा अनियमित होतात. कदाचित हार्ट अटॅकसुद्धा येऊ शकतो. शरीरातील रक्तदाब वाढून चक्कर येणे, थकवा येणे, डोके दुखणे ही लक्षणे दिसतात. मानसिक तणावामुळे मेंदूतील विविध संप्रेरके वाढतात, ज्यामुळे रक्तातील साखर व चरबीचे प्रमाण वाढते. याच बरोबर अति ताणाची इतर लक्षणे म्हणजे वारंवार लघवी व शौचास जाणे, घाम येणे, भूक न लागणे किंवा अति खाणे ही आहेत. तणाव मुक्तीसाठी व्यसनाधीन होणे, आहार असंतुलित करणे व व्यायाम न करणे हे अप्रत्यक्षरीत्या हृदयावरील दुष्परिणामाला कारणीभूत ठरतात. जेव्हा ताण असीमित होतो तेव्हा हृदय अचानक बंद पडून मृत्यूसुद्धा येऊ शकतो, हे लक्षात ठेवावे.

उपाय योजना :

जीवनातील बराचसा ताण तणाव हा अंहकार व स्वाभिमानावर अवलंबून असतो. काही प्रमाणात स्वाभिमान हा यशासाठी आवश्यक असतो; पण अहंकार नसावा . रोज रात्री झोपण्यापूर्वी काही मिनिटे आकाशाकडे टक लावून बसावे. आपल्या अस्तित्वाचा विचार करावा. असीमित तारे, त्यात एक पृथ्वी व त्यात एक भारत देश. त्यातील शंभर कोटी जनतेमधील एक मी! लाखो वर्षांपासूनची ही सृष्टी तर जेमतेम सत्तर ते ऐंशी वर्षे टिकणारा मी एक मानव, अशा विचारांनी अहंकार निर्मूलन होते. ज्यामुळे परस्परां मधील भेदभाव, व्यावसायिक वैमनस्य व स्पर्धेतील ताण तणाव बऱ्याच प्रमाणात कमी होतो. हे उदार विचार हृदयाला पोषक ठरतात. व्यायाम न चुकता करावा. सुदृढ मन हे सुदृढ शरीरातच असते. योगासने, दीर्घ श्वसन व प्राणायाम यांनी मानसिक ताण खूपच कमी होतो. आहार हा संतुलित व शाकाहारी असावा, ज्यामुळे मन शांत राहते. रोज रात्री कमीत कमी सात तास तरी झोपावे. लवकर झोपून लवकर उठावे. ताण मुक्तीसाठी मद्यपान व तंबाखू सेवन करू नये. एखादा छंद बाळगावा. त्यामुळे तणावापासून अलिप्त राहता येते. घरात पाळीव प्राणी असल्यास प्रेम भावना वृद्धिंगत होते. महत्वाकांक्षा काबूत ठेवावी. अवास्तव ध्येये नसावीत. ओसरी बघून पाय पसरावेत. शारीरिक व आर्थिक स्वास्थ्याकडे विशेषतः ध्यान द्यावे. ते चांगले असल्यास मानसिक ताण बऱ्याच प्रमाणात कमी होतो. रोज शवासन व ध्यानधारणा करणे खूप फायद्याचे आहे. दिवसातून कमीत कमी वीस मिनिटे तरी यासाठी द्यावीत. तज्ज्ञांकडून शिकून घ्यावे. मनःशांती व तणाव मुक्तीसाठी ते अत्यंत उपयोगी आहेत.

जे मनात आहे, तेच हृदयात असावे व जे हृदयात आहे, तेच मनात असावे; जे मनात व हृदयात आहे, तेच जिभेवर असावे. एवढे पथ्य पाळलेत, तरी हृदय विकारापासून बऱ्याच अंशी मुक्तता मिळू शकेल.

■■■

११ . उच्च रक्तदाब व हृदयविकार

उच्च रक्तदाब हा रोग नाही. ते एक लक्षण आहे. उच्च रक्तदाब असलेल्या व्यक्तींची संख्या दिवसेंदिवस वाढतच आहे. भारतात अंदाजे चार टक्के लोकांना हा त्रास आहे. बरेच लोक उच्च रक्तदाब ही एक गर्वाची बाब समजतात; परंतु त्याचे दुष्परिणाम जीवावर बेतू शकतात. उच्च रक्तदाब हा अचानकपणे न होता हळूहळू सुरू होतो व शरीराला त्या वाढत्या रक्तदाबाची सवय होऊ लागते. त्यामुळे त्या व्यक्तींना बऱ्याचदा तसा काहीच त्रास होत नसतो. अशा व्यक्ती जेव्हा डॉक्टरकडे जातात व डॉक्टर उच्च रक्तदाब असल्याचे सांगतो तेव्हा विश्वासच बसत नाही. कदाचित रक्तदाब घेण्यात चूक झाली असेल, रक्तदाबाचे यंत्र खराब असेल किंवा डॉक्टर अनुभवी नसेल, अशा अनेक शंका घेतल्या जातात.

रक्तदाब किती असावा ?

हृदयाचे आकुंचन झाल्यावर जो दाब असतो तो 'सिस्टॉलिक' व हृदय प्रसरण पावल्यावर जो दाब असतो तो 'डायस्टॉलिक' प्रत्येक व्यक्तीचा रक्तदाब हा सतत बदलत असतो. सकाळी, रात्री, बसल्यावर, उठल्यावर, झोपल्यावर व मानसिक स्थितीप्रमाणे रक्तदाबाचे प्रमाण कमी-अधिक होत असते. रक्तदाबाचे प्रमाण हे वयोमानानुसार सुद्धा वाढत असते, हे लक्षात ठेवावे; पण हे नैसर्गिक आहे. तथापि ते एका मर्यादेपलीकडे वाढता कामा नये. 'सिस्टॉलिक रक्तदाब' हा अंदाजे 'शंभर अधिक वय' या बेरजेपेक्षा जास्त असता कामा नये; पण हा ठोकताळा सत्तर वर्षांपर्यंतच वापरावा. 'डायस्टॉलिक रक्तदाब' हा सरासरी विसाव्या वर्षी ऐंशी, चाळीसाव्या वर्षी पंच्याऐंशी, साठाव्या वर्षी नव्वद व ऐंशी, नंतर पंचाण्णवच्या वरती नसावा.

चित्र सौजन्य : टेजचोज ,पिक्साबे

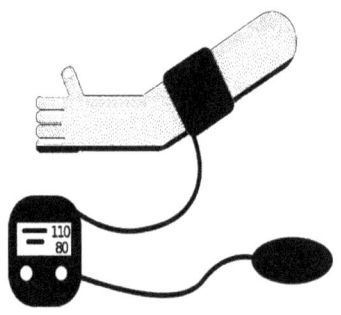

सरासरी वीस ते सत्तर वर्षांपर्यंतच्या व्यक्तींमध्ये शारीरिक व मानसिक स्वास्थ्याच्या तीन वेगवेगळ्या दिवशी रक्तदाब मोजून तो जर १४०-९० किंवा वर असला तर उच्च रक्तदाब आहे असे निश्चित निदान करता येते. उच्च रक्तदाबाची तीव्रता व त्याची आकडेवारी अशी आहे. **सौम्य उच्च रक्तदाब :** १४०-१५९/ ९०-१०४, **मध्यम**: १६०-१७९/१००-१०९, **तीव्र:** १८०-२०९/११०- ११९, **अतितीव्र**: २१० व पुढे १२० व पुढे. रक्तदाब बघण्यासाठी पाऱ्याचे यंत्र, घड्याळा सारखे आकड्यांचे यंत्र किंवा इलेक्ट्रॉनिक यंत्र वापरले जाते. इलेक्ट्रॉनिक यंत्राला स्टेथोस्कोपची आवश्यकता नसते. त्यामुळे रुग्ण स्वत: रक्तदाब बघू शकतो. सिस्टॉलिक व डायस्टॉलिक रक्तदाब एका पडद्यावर दिसतो. रक्तदाब हा एकाच प्रकारच्या यंत्राने, ठराविक वेळी व ठराविक व्यक्ती किंवा डॉक्टर कडून तपासून घेतला तरच त्याला तुलनात्मक महत्त्व येते.

कारणे व लक्षणे :

उच्च रक्तदाबाची कारणे अनेक आहेत. ती दोन गटांमध्ये विभागली जातात. पहिला गट प्राथमिक किंवा प्रायमरी व दुसरा गट आहे सेकंडरी. प्रायमरी किंवा 'इसेन्शियल' उच्च रक्तदाबाच्या गटात शरीरातील सर्व प्रमुख शुद्ध रक्तवाहिन्यांमध्ये चरबी किंवा स्निग्ध पदार्थांचे प्रमाण वाढून रक्त प्रवाहाला अडथळा निर्माण होतो. अनुवंशिकता, स्थूलपणा, ताणतणावयुक्त बेशिस्त जीवन पद्धती, असंतुलित आहार, मधुमेह, तंबाखू सेवन, मद्यपान ही कारणे प्रामुख्याने येतात. नव्वद टक्के लोक या गटांतले असतात. उच्च रक्तदाबाच्या सेकंडरी गटाची बरीच कारणे आहेत. हे रुग्ण दहा टक्क्यांपेक्षा कमी असतात. मूत्रपिंडाचे आजार, ॲड्रीनल ग्रंथींचा ट्यूमर, काही जन्मजात हृदय दोष, औषधांचे दुष्परिणाम व काही वेळा गरोदरपणा ही कारणे असतात.

बरेचदा नोकरी, विमा यांसाठीच्या तपासण्या किंवा मोफत आरोग्य शिबिरांमधील तपासण्यांमध्ये उच्च रक्तदाबाचे निदान केले जाते. डोके दुखणे, चिडचिडेपणा येणे, चक्कर येणे, थोडे चालल्यावर दम लागणे किंवा छाती भरून येणे, पायावर सूज येणे, नाका वाटे रक्त पडणे वगैरे लक्षणे दिसल्यास ताबडतोब रक्तदाब तपासून घेणे अत्यावश्यक आहे. उच्च

रक्तदाब आहे असे सिद्ध झाल्यास डॉक्टरी सल्ल्यानुसार वेळेवर तपास करावेत व एक तक्ता किंवा वही करावी. काहीही त्रास होत नसला किंवा रक्तदाब सीमित असला, तरीही सहा महिन्यांतून एकदा तरी रक्तदाबाची तपासणी केली पाहिजे.

दुष्परिणाम :

उच्च रक्तदाब हा कुठल्याही कारणांनी असला, तरी शंभर टक्के हानिकारकच . हृदयावर त्याचा प्रचंड ताण पडतो. हृदयाला त्या दाबाविरूद्ध काम करावे लागते. सिस्टॉलिकपेक्षा डायस्टॉलिक उच्च रक्तदाब हा हृदयाच्या स्नायूंना जास्त हानिकारक असतो. हृदयावरील ताणामुळे हृदयाच्या स्नायूंचा रक्त पुरवठा कमी होऊ शकतो किंवा हृदयाची कार्यक्षमता कमी होऊन रुग्णास प्रचंड दम लागू शकतो. क्वचित हृदय बंदही पडू शकते. उच्च रक्त दाबाने मूत्रपिंड खराब होऊन त्याचे कार्य स्थगित होऊ शकते. मेंदूमध्ये रक्तस्राव होऊ शकतो. चरबीचे तुकडे महा रोहिणीमधून निसटून , मेंदूच्या रक्तवाहिनीमध्ये अडकू शकतात. त्याचा गंभीर परिणाम म्हणजे बेशुद्धावस्था , अर्धांगवायूचा झटका किंवा आंधळेपणा.

तपासण्या व उपचार :

रक्तातील स्निग्ध पदार्थांचे प्रमाण, रक्तातील साखर, लघवीपरीक्षा, कलर डॉप्लर एकोकॉर्डियोग्राफी व स्ट्रेस टेस्ट तपासणी ही उच्च रक्तदाबाच्या व्यक्तींनी करणे आवश्यक आहे. उच्च रक्तदाब 'सेकंडरी' असल्यास मूत्रपिंड, अॅड्रीनल व थायरॉईड ग्रंथीची तपासणी करणे मोलाचे ठरते. त्याच बरोबर 'रीनल, एऑरटिक व कोरोनरी अँजीयोग्राफी' केल्याने रक्तवाहिन्यांची स्थिती कशी आहे, हे लक्षात येते. उच्च रक्तदाब कुठल्याही कारणाने असो, तो प्रमाणात ठेवणे आवश्यक आहे. सध्या अनेक प्रकारच्या अत्याधुनिक व काही त्रास न उद्भवणाऱ्या औषधी गोळ्या उपलब्ध आहेत. त्यासाठी हृदयविकारतज्ज्ञांच्या सल्ल्यानुसार व देखरेखेखाली या गोळ्या घेणे महत्त्वाचे आहे. गोळ्या ठराविक वेळीच घ्याव्यात. त्या एकाच ब्रॅन्डच्या असाव्यात. गोळ्या आपल्या मनाप्रमाणे कमी- अधिक करू नयेत. रक्तदाबाच्या गोळ्यांबरोबर इतर पॅथींची औषधे शक्यतो टाळावीत. त्यात 'ड्रग इंटरअॅक्शन'च धोका असतो. या उपचार पद्धतीमध्ये गोळ्या या प्रामुख्याने रक्तवाहिन्या प्रसरण करून रक्तदाब कमी

आणण्यासाठी, रक्तातील स्निग्ध पदार्थांचे प्रमाण कमी करण्यासाठी व मानसिक स्थिती संतुलित राहण्यासाठी दिल्या जातात. शस्त्रक्रियेचा फायदा हा विशिष्ट उच्च रक्तदाबाच्या दुखण्यात होतो. उदा. 'रीनल आर्टरी स्टीनॉसेस, कोऑर्कटेशन एओर्टा, अॅड्रीनल ट्यूमर' वगैरे.

औषधोपचार व शस्त्रक्रियेव्यतिरिक्त संतुलित शाकाहार, निर्व्यसनी जीवन-पद्धती, नियंत्रित वजन व सुदृढ मानसिक स्वास्थ्य आवश्यक आहे. योगासने विशेषतः शवासन, ध्यानधारणा, प्राणायाम यांचे फायदे निर्विवाद आहेत. काही तरी छंद बाळगावा, विरंगुळा असावा व झोप पूर्ण सात तास तरी घ्यावी. चहा, कॉफी, मसालेदार, खारट, तेलकट, तुपकट पदार्थांपासून अलिप्त राहावे. शौचास साफ होण्यासाठी कच्च्या भाज्या व फळे खावीत. कोठा साफ करणे हितकारक आहे. मधुमेह असल्यास साखर प्रमाणात असावी. मधुमेह व उच्च रक्तदाब हे हृदयाचे महाभयंकर शत्रू आहेत, हे सतत लक्षात ठेवावे.

भारतीयांची पाश्चात्यांच्या बरोबरीने सर्व क्षेत्रात होणारी प्रगती स्तुत्य आहे; परंतु वैयक्तिक स्वास्थ्याबद्दलची अनास्था व अजाणतेपणाचा मात्र कहर आहे. सुशिक्षित, अनियंत्रित व बेफिकिरीच्या प्रवृत्तीचे उच्च रक्तदाबाचे रुग्ण स्वत: प्रमाणे आजूबाजूचे वातावरणही तंग ठेवतात. चिडचिडेपणामुळे, परस्पर व्यक्तिसंबंध बिघडतात व काम करणाऱ्या संस्थेचेही स्वास्थ्य बिघडते. उच्च रक्तदाब हा एक 'टाइम बॉंब' आहे असे समजावे. तो केव्हाही फुटू शकतो. त्याला जलद शोधून शरीराबाहेर काढावे म्हणजे 'आता होता व आता नाही' किंवा 'झोपेतच गेला' असे म्हणण्याची वेळ कोणावर येणार नाही.

■■■

१२ . मधुमेह व हृदयविकार

रक्तातील अति गोडवा हा जीवनाला धोकादायक आहे, हे एक कटुसत्य आहे . जे गोड असते ते खरे नसते किंवा शंकास्पद असते, असे व्यावहारिक ठोकताळे मानले जातात. हे ठोकताळे मधुमेहाच्या बाबतीतही मानावेत. मधुमेह हा सर्व शरीराचा - विशेषतः हृदयाचा एक भयानक व फसवणारा शत्रू आहे, हे प्रथम हृदयात भिडवावे. अनुवंशिकता, स्वादुपिंडाचे रोग, स्टिरॉईड्स किंवा संततिनियमन गोळ्यांचे सेवन, स्थूलपणा, व्यायामाचा अभाव, मोठा शारीरिक आजार, मानसिक ताणतणाव या बाबींमुळे मधुमेह होतो किंवा असल्यास तो वाढतो.

लक्षणे :

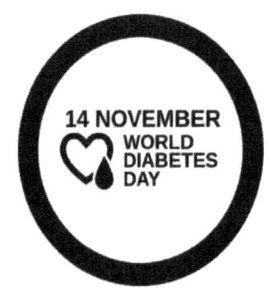

चित्र सौजन्य : ॲलेक्सी , पिक्साबे

'इन्सुलिनच्या अभावामुळे किंवा स्वादुपिंडाच्या अकार्यक्षमतेमुळे साखरेचा पुरेसा विनियोग होत नाही व त्यामुळे अशक्तपणा जाणवतो. सतत भरपूर खावेसे वाटते, या जास्त साखरेमुळे लघवीला वारंवार होते. अंगावर खाज येणे, दृष्टिदोष होणे, जखमा चिघळणे, चक्कर येणे किंवा नपुंसकत्व अनुभवणे ही मधुमेहाची लक्षणे आहेत. काहीही लक्षणे नसतानासुद्धा मधुमेहाची शक्यता नाकारता येत नाही, हे ध्यानात ठेवावे, मधुमेह जास्त झाल्यास शरीरातील मेदांचा इंधनासाठी उपयोग केला जातो. त्यामुळे शरीरात 'किटोन्स' नावाचा पदार्थ वाढतो. रुग्ण बेशुद्धावस्थेत जाऊ शकतो.

निदान-किमानपक्षी की रोगपरीक्षा :

चाळीशीनंतर किंवा आई-वडिलांपैकी कोणालाही मधुमेह असल्यास वयाकडे न बघता एकदा रक्त व लघवी तपासून घ्यावी. काहीही त्रास होत असल्यास किंवा होत नसल्यास जर

उपाशीपोटी, सकाळची साखर १४० मिलिग्रॅम किंवा त्याच्या वर असली किंवा जेवणानंतर दोन तासांनी केलेल्या तपासणीत साखर २०० मिलिग्रॅमच्या वर असली तर मधुमेह आहे, असे निश्चित निदान करता येते. लघवीच्या तपासणीत साखर आढळल्यास मधुमेह आहेच, असे खात्रीलायक निदान करता येत नाही. काही इतर व्याधींमुळेसुद्धा मधुमेह नसताना लघवीत साखर आढळते. मधुमेह नसलेल्या लोकांमध्ये उपाशीपोटीची रक्तातील साखर ही १२० मिलिग्रॅमच्या आत अपेक्षित असते व जेवणानंतरची १७० मिलिग्रॅमच्या आत असते. या आकड्यांपेक्षा रक्तातील साखर थोडीशी जास्त असल्यास व मधुमेहाचे निश्चित निदान करायचे असल्यास 'ग्लुकोज टॉलरन्स टेस्ट' ही तपासणी सांगितली जाते.

दुष्परिणाम :

मधुमेहाचे दुष्परिणाम शरीरातील महत्त्वाच्या अवयवांवर होतात. मज्जातंतू बधिर होतात, अर्धांगवायूचा झटका येऊ शकतो, डोळ्यांत मोतीबिंदू होण्याची शक्यता असते, डोळ्यांच्या आतल्या पडद्यावर दुष्परिणाम होऊ शकतो किंवा डोळ्यांत रक्तस्राव होऊन दृष्टिनाशाची भीती असते, मूत्रपिंडाचे कार्य बिघडू शकते, नपुंसकत्वाचा धोका असतो, शरीराची प्रतिकारशक्ती खालावते, जंतूंचा प्रादुर्भाव वाढतो, जखमा भरण्यास वेळ लागतो, क्वचित क्षयरोगही होऊ शकतो.

सर्वांत महत्त्वाचे, ज्याच्याकडे पुरेसे लक्ष वेधले जात नाही, ते म्हणजे रक्तवाहिन्यांवरील दुष्परिणाम. शरीरातील मोठ्या रक्तवाहिन्यांमध्ये स्निग्ध पदार्थांचे थर जमा होऊन रक्तप्रवाहाला अडथळा निर्माण होतो. रक्तदाब वाढतो. त्याचबरोबर हृदयाभोवतीच्या रक्तवाहिन्यांमध्ये सुद्धा अडथळे निर्माण होतात. मधुमेह असलेल्या रुग्णास जेव्हा 'कॉरॉनरी आर्टरी डिसिझ' होतो तेव्हा तो जास्त तीव्र प्रमाणात आढळतो. या रक्तवाहिन्यांत अनेक ठिकाणी अडथळे दिसतात. रक्तवाहिन्या छोट्या होतात व बऱ्याच रक्तवाहिन्या खराब झालेल्या आढळतात. यास आम्ही 'डायबेटिक आर्टीरियोपॅथी' असे म्हणतो. हृदयाच्या स्नायूला जर रक्तपुरवठा कमी पडला तर छातीत दुखते. या दुखण्याला 'अंजायना' असे म्हटले जाते. ही एक शरीराची नैसर्गिक लक्षवेधी हाक किंवा घंटा समजली जाते. मधुमेह असलेल्या रुग्णांमध्ये 'अंजायना' कमी प्रमाणात होतो

किंवा काही रुग्णांमध्ये होतच नाही, त्यामुळे अशा रुग्णांना आपल्याला हृदयरोग नसल्याची खात्री वाटते. मधुमेहामुळे ही दिशाभूल होत असते. काही रुग्णांमध्ये छातीत न दुखता हार्ट अटॅक होऊ शकतो. त्यास 'सायलंट मायोकार्डियल इन्फार्कशन' असे म्हटले जाते. कधी पहिले लक्षणच तीव्र हार्ट अटॅक किंवा अचानक मृत्यूच असू शकतो. काही मधुमेहींना थोडे चालल्यावर दम लागतो; पण छातीत दुखत नाही. अशा स्थितीत हृदयरोगाची दाट शक्यता असते. मधुमेह, उच्च रक्तदाब व हृदयविकार एकत्र असल्यास ती एक हानिकारक युती समजावी. मधुमेहाचे निदान झालेल्या रुग्णांनी हृदयाच्या तपासण्या टाळता कामा नयेत. लिपीड प्रोफाईल, एको, स्ट्रेस टेस्ट या हृदयाच्या मूलभूत तपासण्या अवश्य कराव्यात. त्यात रुग्णाचाच फायदा आहे. स्ट्रेस टेस्ट होकारात्मक असल्यास ॲन्जियोग्राफीच्या तपासणीस विलंब लावू नये. या तपासाने हृदयरोगाचे निश्चित निदान व प्रमाण खात्रीपूर्वक सांगता येते. त्यामुळे उपाययोजनांना योग्य ती दिशा लाभते. दुखणे कितपत काळजीचे आहे याचा अचूक अंदाज देता येतो.

उपाययोजना :

मधुमेहाचे निदान झाल्यावर रक्तातील साखर योग्य प्रमाणात ठेवणे हे सर्वात महत्त्वाचे आहे. आहार, व्यायाम व औषधोपचार असा त्रिसूत्री कार्यक्रम आखावा . आहारात प्रथम किती 'कॅलरीज' घ्याव्यात ते वजन, उंची व कामाचे स्वरूप यावर अवलंबून असते. त्याप्रमाणे आहारतज्ज्ञांच्या मदतीने आहार ठरवून घ्यावा. कुठल्या अन्नपदार्थात किती 'कॅलरीज' आहेत, हे तोंडपाठ होणे गरजेचे आहे. मधुमेहात अन्नाच्या निवडीपेक्षा, अन्नातील एकूण कॅलरीजना व खाण्याच्या वेळांना जास्त प्राधान्य द्यावे. नियमित व्यायामाला दुसरा पर्याय नाही. फक्त संतुलित डायबेटिक आहार व व्यायाम याने चाळीस ते पन्नास टक्के रुग्णांची साखर योग्य प्रमाणात राहते. उरलेल्यांना त्याबरोबर गोळ्या किंवा इन्शुलिनची आवश्यकता असते. मधुमेहतज्ज्ञांच्या देखरेखीखाली व सल्ल्यानुसार गोळ्यांचे किंवा इन्शुलिनचे प्रमाण, प्रकार व वेळा निश्चित कराव्यात व त्या कटाक्षाने पाळाव्यात. मधुमेहाबरोबर रक्तात स्निग्ध

पदार्थांचे प्रमाण जास्त असल्यास ते कमी करण्याकरिता गोळ्या घ्याव्यात. त्याचबरोबर हृदयविकार किंवा उच्च रक्तदाब असल्यास त्यावरची औषधे न चुकता घ्यावीत.

मधुमेह असलेल्या रुग्णांवर हृदयशस्त्रक्रियेची गरज असल्यास शस्त्रक्रियेपूर्वी रक्तातील साखरेचे प्रमाण योग्य प्रमाणावर आणणे महत्त्वाचे असते. शस्त्रक्रियेच्या वेळी व नंतर आयसीयूमध्ये इन्शुलिन इंजेक्शन सिरींज पंपाच्या साह्याने सतत दिले जाते. नंतर रुग्ण खाऊपिऊ लागल्यावर इन्शुलिन जेवणाअगोदर दिले जाते. नंतर मधुमेहाच्या प्रमाणानुसार गोळ्या किंवा इन्शुलिनचा निर्णय घेतला जातो. म्हणून आजकाल हृदय न थांबविता केलेली 'बीटिंग हार्ट बायपास सर्जरी' ही मधुमेह असलेल्या रुग्णांना जास्त हितकारक ठरते. या प्रकारच्या शस्त्रक्रियेनंतर मधुमेहींमध्ये कदाचित उद्भवणारे मूत्रपिंडाचे विकार किंवा जखम भरण्याच्या समस्या बर्याच अंशी कमी होतात. बरीच वर्षे मधुमेह असल्यास जखमा भरण्याची शरीराची क्षमताही कमी होते. हृदयापुढील हाड शस्त्रक्रियेनंतर जुळून न येणे, जखमेत पू-पाणी होणे, जखमा चिघळणे किंवा जखम भरण्यास खूप अवधी लागणे हे बघावयास मिळते.

मधुमेह हा एक मोठा विषय आहे. त्याबद्दलची मूळ तत्त्वे समजून घेणे आवश्यक आहे. मधुमेहतज्ज्ञांचा सल्ला व्यवस्थित पाळावा व नियमित रक्ततपासण्या कराव्यात. मधुमेहाच्या बाबतीत शास्त्र पुढे जात आहे. नवीन प्रकारच्या इन्सुलिनचे प्रयोग, नवीन गोळ्या, स्वादुपिंडाचे रोपण किंवा शरीरात बसविण्याचे इन्शुलिन पंप्स यावर संशोधन सुरू आहे.

थोडक्यात सांगायचे म्हणजे मधुमेहाकडे दुर्लक्ष करू नका. केल्यास हृदयरोग होऊ शकतो किंवा वाढू शकतो, उच्च रक्तदाब होऊ शकतो. अशा रुग्णांचे हृदय झोपेत किंवा जागेपणी अचानक बंद पडू शकते, मग रुग्णाला कोणीच वाचवू शकत नाही. 'मृत्यू मात्र निश्चितच एकाएकी, विनासायास व बिनखर्चिक असा गोड असतो !

■■■

१३ . स्थूलपणा आणि हृदयविकार

स्थूल लोक भारदस्त दिसतात, हा भारदस्तपणा व्यवसायाला पोषक ठरतो, त्यांच्या शरीराचा भार त्यांचे हृदय पेलू शकतेच असे नाही. आठशे सी. सी. कार्यक्षमतेचे इंजिन असलेल्या मोटारीत जर सहापेक्षा जास्त लोक बसले, तर इंजिनावर ताण येतो. त्यामुळे आपण ते करत नाही. मात्र, लठ्ठपणामुळे हृदय विकार उद्भवू शकतो. हृदयावर ताण येऊ शकतो याकडे कुणी कटाक्षाने लक्षच देत नाही. हृदयरोग झाल्यावरच वजन कमी करण्याचे प्रयास सुरू होतात. प्राणी कधीही भूक नसताना खात नाहीत; पण मनुष्याला सहजासहजी खाण्यावर नियंत्रण ठेवता नाही ही आपली शोक कहाणी आहे.

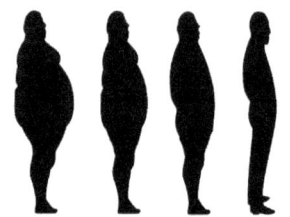

वजन किती असावे यासाठी बरेच तक्ते, ठोकताळे आहेत. अगदी बोथट अंदाज म्हणजे उंची इंचांमध्ये केल्यावर जो आकडा येतो, तो किलोमध्ये वजनाचा आकडा समजावा. या आकड्यापेक्षा जास्त वजन नसावे. वजन हे वय, लिंग, शारीरिक बांधा यांवरही अवलंबून असते. त्याचे तयार तक्ते मिळतात. त्यावरून योग्य वजन किती असावे ते कळते; पण सर्वांत उत्कृष्ट ठोकताळा म्हणजे 'बीएमआय' (बॉडी मास इंडेक्स). हा काढण्यासाठी किलोमध्ये घेतलेल्या वजनाला मीटरमध्ये घेतलेल्या उंचीच्या वर्गाने भागावे. अर्थात 'बीएमआय' = वजन (किलोत) / उंची वर्ग (मीटरमध्ये). हा इंडेक्स १८ ते २१ मध्ये असणे सर्वोत्कृष्ट. म्हणजे हृदयरोगाचा धोका नाही. पुरुषांमध्ये २५ किंवा स्त्रियांमध्ये २८ च्या वरती इंडेक्स असल्यास हृदय विकार होण्याची दाट शक्यता समजावी. त्याच बरोबर वेस्ट/हिप रेशो अर्थात कंबर व नितंब यांचे प्रमाणही महत्त्वाचे आहे. हे ०.८५ पेक्षा कमी असावे. जास्त असल्यास हृदयरोगाचा लाल कंदिल समजावा. सिंहासारखे जगायचे असेल, तर सिंहकटी असावी.

चित्र सौजन्य : तुमिसु , पिक्साबे

आनुवंशिकता हे स्थूलपणाचे प्रमुख कारण आहे. काही लोक दिवसातून चार वेळा पोटभर खाऊनसुद्धा बारीकच असतात. त्या उलट दिवसातून एकदा खाऊनसुद्धा काही लोकांचे वजन वाढतच राहते. हा फरक व्यक्ती- व्यक्तींमधील खाण्यातून मिळालेल्या कॅलरीजचा वापर करण्याच्या गतीवर किंवा वेगावर अवलंबून असतो. त्याला आम्ही 'बीएमआर' (बेसल मेटॅबॉलिक रेट) असे म्हणतो. हा 'बीएमआर प्रत्येक व्यक्तीचा सर्व साधारणपणे जन्मापासून ठरलेला असतो. थायरॉईड ग्रंथींच्या दोषामुळे मात्र हा कमी-जास्त होऊ शकतो. शरीरात थायरॉइड ग्रंथींचे द्रव्य कमी झाल्याने 'बीएमआर' कमी होतो व वजन वाढते. काही लोकांना खाण्याचे वेड असते. ते चमचमीत, मसालेदार व भरपूर गोड असे मिटक्या मारत, वारंवार खात असतात. त्यास 'फूड ॲडिक्शन' म्हटले जाते. त्यामुळे गरजेपेक्षा प्रमाण बाह्य कॅलरीज शरीरात घेतल्या जातात व स्थूलपणा येतो. नियमित व्यायाम न करणे हे आम्हा लोकांचे वैशिष्ट्यच आहे. चाळीशीच्या आत पोट सुटणे किंवा एका प्रसूतिनंतर दुप्पट होणे व तसेच राहणे, हे आपण बघतोच, संगणक व टी व्ही हे तरुण पिढीला व्यायामापासून दूर नेत आहेत. पब्ज व फास्ट फूड केंद्रे ही मोठी आकर्षणे झाली आहेत. तात्पर्य म्हणजे, तरुणांमधील स्थूलपणा वाढत चालला आहे. स्टिराइड्स किंवा संततिनियमन गोळयांच्या सेवनानेसुद्धा स्थूलपणा वाढू शकतो.

स्थूलपणा कुठल्याही कारणाने आलेला असला, तरी तो हृदयाच्या दृष्टीने धोका दायकच. स्थूलपणाचे काही शारीरिक कारण असल्यास ते शोधून काढावे. ग्रंथींचे दोष असल्यास त्यासाठी लागणाऱ्या चाचण्या कराव्यात, म्हणजे उपाययोजना करणे सुलभ होते. 'इतक्या दिवसांत इतके वजन कमी' करून देण्याची हमी देणाऱ्या उपक्रमांच्या जाहिराती झळकत असतात. बऱ्याच प्रकारच्या वजन कमी करणाऱ्या गोळया, लेप, पट्टे, मसाज अशा उपचार पद्धतींचा प्रसार होत असतो. कित्येक जण त्याच्या आहारी जातात, अनुभव घेतात, पैसे खर्च करतात; पण यश न आल्यास- अर्थात वजन न घटल्यास मानसिक संतुलन बिघडते. निरूत्साही वाटते, त्यामुळे परत जास्त खाल्ले जाते. व्यायामाला सुट्टी दिली जाते, त्यामुळे वजन अधिक वाढते. असे दुष्टचक्र सुरूच राहते. थोडक्यात म्हणजे, स्थूलपणा कमी करायला कुठलाही 'शॉर्टकट' उपयोगी पडत नाही.

स्थूलपणा न येऊ देणे हे सर्वोत्तम. वजन कमी करण्याचा मार्ग हा शिस्तीचा व नियोजनबद्ध असावा. हा मार्ग वेळ लागणारा व खडतर आहे हे जाणून घ्यावे. संतुलित

आहाराला जास्त महत्त्व आहे. चोवीस तासांत किती कॅलरीज घ्याव्यात हे पहिल्यांदा निश्चित करावे. त्याप्रमाणे काय खावे, किती खावे व केव्हा ठरवावे. त्याचा 'डाएट-चार्ट' आहार तज्ज्ञांकडून करून घ्यावा. प्रमाणबद्ध कॅलरीजबरोबर सर्व अन्न घटक रोजच्या खाण्यात असायला हवेत. ते म्हणजे 'जीवनसत्वे,' 'खनिजे', 'ॲमिनो ॲसिड्स' व 'इसेन्शिअल फॅटी ॲसिड्स' . अन्नात सर्व अन्न घटक असल्याची खबरदारी घेतल्यास वजन कमी होताना निरूत्साही वाटत नाही, चेहरा केविलवाणा दिसत नाही. अन्न ग्रहण दोनदाच करणे जास्त चांगले . अधेमधे येता-जाता खाऊ नये. साखर युक्त चहा, कॉफी, शीत पेये व मद्यपान टाळावे . थोड्या प्रमाणात शेंगदाणे, पालक, सफरचंद, सॅलेड, मासळी हे पदार्थ हृदयरोग टाळण्याच्या दृष्टीने महत्त्वाचे समजले जातात व वजनही वाढवत नाहीत. नियमित व्यायामाला दुसरा पर्याय नाही. कॅलरीज जाळण्यासाठी भरपूर चालणे, सायकलिंग करणे, उड्या मारणे किंवा पोहणे हे उत्कृष्ट. रोज कमीत कमी चार किलोमीटर तरी चालावे. नियमित योगासने व प्राणायाम केल्याने शरीरातील अनेक ग्रंथींची व अवयवांची कार्यक्षमता चांगली राहते. मानसिक स्थैर्य येते. वजन निश्चित घटते . शरीरात एकप्रकारचे नव चैतन्य येते. आत्मविश्वास वाढतो.

स्थूलपणा असलेल्या व्यक्तीस जर उच्च रक्तदाब, मधुमेह किंवा हृदय विकार जडला, तर सर्व काम अवघड होते. त्यात हृदय शस्त्रक्रियेची गरज भासल्यास ते हृदय शल्यचिकित्सकाला एक आव्हानच असते. शस्त्रक्रियेसाठी लागणाऱ्या भुलीकरिता श्वासनलिकेत नळी घालणे अवघड असते. जखम भरण्यास नेहमीपेक्षा जास्त वेळ लागू शकतो. शस्त्रक्रियेनंतर श्वासोच्छ्वासाचा त्रास उद्भवू शकतो. दीर्घ श्वास न घेतल्यास न्युमोनिया होण्याचा धोका संभवतो. वेदना कमी करण्याकरिता औषधेसुद्धा जास्त प्रमाणात लागतात, तेव्हा स्थूलपणा असलेल्यांनी हृदयरोगावरच्या व मधुमेहावरच्या तपासण्या सल्ल्यानुसार कराव्यात. वजन कमी करण्यास आटोकाट प्रयत्न करावेत. धीर सोडू नये. हृदयाला मनाचा मोठेपणा आवडतो, चरबीचा आवडत नाही. तेव्हा मनाने मोठे व्हा, शरीराने नको. जितके शरीर मोठे तितकी आयुष्यरेषा छोटी असते. खरे म्हणजे लठ्ठ लोक हसरे असतात. दुसऱ्यांना हसविणारे असतात; पण वजनाची व हृदय विकाराची योग्य दक्षता न घेतल्यास मात्र जवळच्या मंडळींना एकाएकी रडवु शकतात. ■■■

१४. तंबाखू - मद्यपान आणि हृदयविकार

तंबाखू खाणे किंवा तंबाखू सेवन हे शरीराला हानिकारक आहे, हे सांगण्यासाठी खरे म्हणजे कुठल्याही डॉक्टरची गरज नाही आणि त्यातही हार्ट सर्जनची तर मुळीच नाही. तसे जर आपण बघितले तर रोज सकाळी टीव्ही सुरू केला किंवा कुठलेही मासिक उघडले तर तंबाखूविषयीच्या कित्येक जाहिराती आपण रोज बघतोच. खूप सुंदर असतात त्या जाहिराती! त्याउलट आम्ही डॉक्टर मंडळी जे काम करतो, 'तंबाखू खाऊ नका, ते शरीराला हानिकारक आहे,' हे जे अगदी सौम्य भाषेत सांगतो, ते एका मिणमिणत्या दिव्याच्या प्रकाशासारखे आहे.

आता आपण बघू या, हानिकारक म्हणजे काय ? हानी म्हणजे नेमके काय होते ? तर तंबाखूमुळे कॅन्सर होतो. त्याचा परिणाम रक्तवाहिन्यांवर होतो. आता पहिला परिणाम म्हणजे या रक्तवाहिन्यांना एकप्रकारची सूज येते; त्याला आम्ही व्हॅस्क्युलाईटिस किंवा आर्टराईटिस असे म्हणतो. त्याचबरोबर दुसरा परिणाम म्हणजे या रक्तवाहिन्यांमध्ये प्लेटलेट नावाच्या पेशी एकत्र होतात. त्यांचे संकुलन होते आणि या पेशींमुळे रक्त प्रवाहाला एकप्रकारचा अडथळा निर्माण होतो. ज्याला आम्ही थ्रॉम्बसेस किंवा ऑबस्ट्रक्शन किंवा व्हॅस्क्युलर ब्लॉकेज असे म्हणतो आणि तिसरा परिणाम म्हणजे या रक्तवाहिन्या अचानक आकुंचन पावतात आणि परत रक्तप्रवाहाला अडथळा निर्माण होतो. ज्याला आम्ही व्हॅस्क्युलस स्पॅझम म्हणतो.

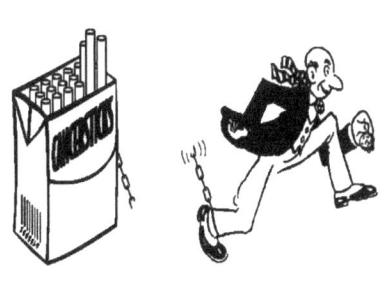

चित्र सौजन्य : परलिनेटर , पिक्साबे

तर थोडक्यात, व्हॅस्क्युलाइटिस किंवा आर्टरायटिस, व्हॉस्क्युलर ऑबस्ट्रक्शन आणि व्हॅस्क्युलर स्पॅझम अशा प्रकारचे तीन दोष किंवा तीन परिणाम या तंबाखूने होतात. आता हा जर परिणाम पायांच्या रक्तवाहिन्यांवर झाला तर मग रुग्णाचे पाय दुखू लागतात. थोडेसे चालल्यावर सुद्धा त्याला जास्त चालता येत नाही, थांबावेच

लागते. मग तो डॉक्टरकडे येतो . डॉक्टर म्हणतो 'अँजिओग्राफी करा .' अँजिओग्राफी केल्यावर तिथे वेगवेगळे अडथळे आणि ब्लॉकेज दिसतात. ते दिसल्यावर लगेच पुढचा सल्ला असतो – ' ऑपरेशन करून टाकू. बायपास सर्जरी करा पायावर.' जर ती शक्य असेल तर ती केली जाते , ती करता येत नसेल तर पाय काळा-निळा पडतो. कापून टाकावा लागतो. या रोगाला आम्ही टी.ए.ओ. , अतिशय किचकट शब्द म्हणजे थ्रांबो एंजायटिस ऑब्लिटरान्स असे म्हणतो. दुसरा शब्द म्हणजे बर्गर्स डिसीज कदाचित कित्येक लोकांना माहीत नाही, की तंबाखू खाल्ल्यामुळे पाय कापायची वेळ येते. त्याच प्रमाणे तंबाखूचा परिणाम हा शरीरातील इतर सर्व रक्तवाहिन्यांवरसुद्धा होतो व त्याच्यामुळे रक्तदाब वाढतो.

आता ब्लडप्रेशर सुरू झाल्यानंतर त्याचा ताण हृदयावर पडतो आणि हृदय हळूहळू कमकुवत होऊ लागते आणि सर्वांत शेवटी आणि सर्वांत महत्त्वाचा दुष्परिणाम म्हणजे तंबाखूमुळे हृदयाभोवती ज्या रक्तवाहिन्या आहेत त्या आकुंचन पावतात. तिथे रक्तप्रवाहाला अडचणी निर्माण होतात आणि तिथून मग होऊ शकतो हार्ट अटॅक. आता हा जर सौम्य प्रकारचा असला तर थोडासा वेळ मिळू शकतो, बायपास सर्जरी होऊ शकते, रुग्ण वाचू शकतो; पण जर हा हार्ट अटॅक खूप तीव्र प्रकारचा झाला तर माणूस मृत्युमुखी पडतो.

मद्यपानाचीसुद्धा एक गंमत आहे. त्याचेही तीन वेगवेगळे प्रकार आहेत किंवा त्यातही तीन प्रकारचे लोक आपल्याला समाजात आढळतात. एक म्हणजे 'मेडिकल कन्झम्शन ऑफ अल्कोहोल' औषधी प्रमाणामध्ये किंवा अतिशय थोड्या प्रमाणामध्ये मद्यपान केले जाते. या बाबतीत त्याचे प्रमाण किती हे त्या रुग्णाच्या किंवा त्या पेशंटच्या वयाप्रमाणे, वजनाप्रमाणे ठरविता येते आणि अतिशय सौम्य प्रमाणात किंवा टॉनिकच्या प्रमाणामध्ये जर मद्य घेतले तर ते शरीराला हानिकारक नाही, हे सिद्ध झालेले आहे. खरे म्हणजे रक्तवाहिन्यांवरील शस्त्रक्रिया जेव्हा आम्ही करतो तेव्हा अल्कोहोल ड्रीप लावतो.

'अल्कोहोल ड्रीप' म्हणजे मद्यच त्या ग्लुकोजवाटे शिरेमध्ये देत असतो. तर हे झालं 'मेडिकल कन्झम्शन' ; पण गंमत अशी आहे, की त्या तेवढ्या मेडिसिन लेव्हलला आता अगदी मोघम बोलायचे झाले तर साधारण ६० ते ७० किलो वजनाच्या माणसाने जर रोज फक्त

पाऊण ग्लास रेड वाईन घेतली तर त्याला ती हानिकारक नाही. प्रमाणापेक्षा जेव्हा जास्त मद्य घेतले जाते, तेव्हा ते हानिकारकच ठरते. याच्या नंतर दुसरा प्रकार आहे, 'सोशल ड्रिंकिंग' आता 'सोशल कन्झम्शन ऑफ अल्कोहोल'मध्ये सुद्धा दोन प्रकारची मंडळी असतात. ही मंडळी काही रोज पिणारी नसतात. अधूनमधून किंवा आठवड्यातून एखाद्या वेळेस, पार्टी असेल तेव्हा ते मद्यपान करतात. त्यामध्ये कंट्रोल्ड सोशल ड्रिंकिंग आणि अनकंट्रोल्ड सोशल ड्रिंकिंगमधील मंडळी असतात, म्हणजे पार्टीला येताना सरळ येतात, मद्यपान करतात, जेवण करतात, भरपूर खातात, भरपूर पितात; पण जाताना मात्र चालतच जातात. थोडीशी तेढी मेढी चालतात, पण स्वत:हून जातात आणि त्याउलट अनकंट्रोल्ड सोशल ड्रिंकिंगमधील मंडळीही येतात, भरपूर दारू पितात, बिलकुल खात नाहीत. मात्र जाताना त्यांना कोणी तरी आडवे घेऊन जावे लागते. आता ही मंडळी जवळजवळ तिसऱ्या प्रकारच्या मार्गावर जायला लागतात. त्याला 'ॲडिक्शन किंवा अँटी सोशल ड्रिंकिंग' म्हणतात. तर थोडक्यात, या तीन प्रकारच्या ड्रिंकिंगचे प्रमाण आपण समाजामध्ये कायम बघत असतो, मेडिसिनल ड्रिंकिंग सोडले तर कुठल्याही प्रकारचे मद्यपान करणे, हे शरीराला १०० टक्के हानिकारक आहेच.

मद्यपानाचा किंवा दारूचा थेट परिणाम हृदयाच्या स्नायूंवर होतो. हे स्नायू कमकुवत होतात, त्याला आम्ही 'अल्कोहॉलिक कार्डिओ मायोपॅथी' असे म्हणतो. कित्येक लोकांना माहीत नाही, की दारू खूप प्यायल्या मुळे हृदय कमकुवत होते. त्यांना वाटते, दुसरे काही कारण असेल; पण दारूचा थेट परिणाम हृदयाच्या स्नायूंवर होत असतो. त्याचबरोबर आपल्या शरीरामध्ये जे वेगवेगळे कोलेस्टेरॉलचे घटक आहेत, त्या घटकांमध्ये एक प्रकारचे संतुलन असते. एक प्रमाण असते, तर ही प्रमाणबद्धता नाहीशी होते. थोडक्यात म्हणजे हाय डेन्सिटी कोलेस्ट्रॉल आणि लो डेन्सिटी कोलेस्ट्रॉल असे दोन प्रकारचे त्यात कोलेस्ट्रॉल असतात आणि त्यांच्यामधील प्रमाण बिघडले, 'ॲथेरोस्क्लेरॉसिस' किंवा थोडक्यात म्हणजे रक्तवाहिन्यांमध्ये चरबी जमा होणे हा प्रकार सुरू होतो. आता हे सुरू झाल्यावर काय होणार ? या सर्व रक्तवाहिन्यांमध्ये जर चरबी जमा झाली तर हायपरटेन्शन म्हणजे रक्तदाब वाढतो आणि हृदयाच्या भोवतालच्या रक्तवाहिन्यांमध्ये चरबी जमा होते, तेव्हा हार्ट अटॅक होऊ शकतो.

दुसरे दुष्परिणाम आपल्याला माहिती आहेत, ते म्हणजे 'लिव्हर सिरॉसिस' होतो, लिव्हर बिघडते, मज्जातंतूवर परिणाम होतो. प्रकृती बिघडते. आता प्रश्न असा येतो, की तंबाखू ही वाईट आहे, मद्यपान हे वाईट आहे हे सर्वांना माहीत असूनसुद्धा लोक याच्या आहारी का जातात? याच्या मागे शास्त्रीय कारणे काय असतील ?

त्याचे पहिले महत्त्वाचे कारण म्हणजे 'कुतूहल !' बघू जरा एकदा. एक ओढुन तर बघू, थोडासा झुरका किंवा घोट घेऊन तर बघू, काय होतंय ! कुतूहलापासून पुढे ती 'किक' किंवा ती 'नशा' एकदा त्यांनी चाखली की मग ती परतपरत हवीहवीशी वाटते. तिसरे कारण न्यूनगंडता किंवा इन्फिरिऑरिटी कॉम्प्लेक्स. काही लोक काही गोष्टी साध्या परिस्थितीमध्ये किंवा न पिता बोलूच शकत नाहीत. त्यांना एक- दोन - पेग घेतले की बरे वाटते. ते बऱ्याच गोष्टी बोलू शकतात, सांगू शकतात आणि दोन-चार पेगनंतर शेळीचा वाघोबा होतो. म्हणजेच ते आक्रमक होतात. चौथे कारण आहे, 'जेनेटिक डिस्पोझिशन.' हे नवीन कारण आहे, की ज्या कारणामुळे काही लोकांना मद्यार्क किंवा तंबाखूची उत्कट इच्छा होते आणि याच्यावर संशोधन चालू आहे. आणखी एक शेवटचे कारण म्हणजे काही लोक आपले पिणे या दोषाचे निराकरण करतात. ते म्हणतात, 'आमचा व्यवसाय आहे. आम्ही बिझनेसमध्ये आहोत. आम्हाला बिझनेस प्रमोशनसाठी थोडीशी घ्यावी लागते . थोडीशी द्यावी लागते, त्यामुळे आम्ही घेतच राहतो.' अशा या वेगवेगळया कारणांनी लोक मद्यपानामध्ये तसेच बुडून जातात आणि त्यांच्या तब्येतीवर त्याचे दुष्परिणाम होतच राहतात. आता प्रश्न येतो, याच्यावर उपाय काय? का हे असेच चालू ठेवायचे ? मद्यपान आणि तंबाखू सेवन याच्यावर नियंत्रण येणे अतिशय आवश्यक आहे. स्वतःनेच स्वतःच्या मनावर नियंत्रण ठेवणे, हेच महत्त्वाचे आहे. खरे तर त्यासाठी अध्यात्माची जोड असणे अत्यंत उपयुक्त आहे.

सुख, समृद्धी पाहिजे असेल तर मद्यपान आणि तंबाखू यांपासून दूर रहायला हवे.

■■■

१५ . कॉर्पोरेट लाईफ व हृदयरोग

एकविसाव्या शतकातील सर्वात मोठा शोध व त्याचे फायदे आणि तोटे असे विचारात घेतले तर कॉर्पोरेट लाईफ ही मोठी क्रांतीच म्हणावी लागेल.आपण प्रगतीच्या वाटेवर घेतलेली ही सर्वांत उंच उडी आहे पण ती आपल्याला अशीच मिळाली का? का आपल्याला त्यासाठी बरीच किंमत मोजावी लागली ? होय , सर्व मानवजातीला या प्रगतीसाठी भरपूर किंमत मोजावी लागली.

Corporate किंवा आपण याला I. T. (आय. टी.) क्षेत्रातील प्रगती असे पण संबोधू कारण दोन्हीतील फायदे व तोटे बहुतांशी सारखेच आहेत .सन २०१२ च्या एका अभ्यासाद्वारे असे **सिद्ध झाले आहे की ७२ %लोकांना हया कामावरील ताणामुळे हृदयरोग जडत आहे व तो, ते ही ,अगदी तरुणपणी!!**

कॉर्पोरेटचे हे जग अतिशय वेगात चालणारे आहे . येथे भरपूर ताण (Stress) आहे. थोडया प्रमाणातील ताण हा नेहमी आवश्यक असतो , ज्यामुळे आपण आपल्या उद्दीष्टापर्यंत पोहोचू शकतो . परंतु खुप काळापर्यंत राहाणारा ताण (Chronic Stress) याने मानसिक तसेच शारीरीक दोन्हीही आरोग्यावर परिणाम होतो . या ताणतणावामुळे ज्या वेगवेगळया समस्या उद्भवतात , त्यातील महत्त्वाची व जीवघेणी समस्या म्हणजे हृदयरोग !!!

हृदयरोगाला आमंत्रण दिले जाण्याची जी प्रक्रिया ह्या कॉर्पोरेट मधील लोकांमध्ये दिसते ती जाणून घेणे आता अपरिहार्य झाले आहे. तरच यातून आपली काही प्रमाणात सुटका होऊ शकते. तसेच हृदय रोगाची जी ही जीवघेणी टांगती तलवार आहे, ती फक्त कामगारांवरच आहे असं नाही , तर ती, जे हे कंपनी चालवत आहेत अशा मालकांवर सुद्धा टांगलेली आहे.

ही जी प्रक्रिया सुरू झालेली आहे त्यामागील मूलभूत कारणे म्हणजे कामाचा बोजा , जो की न पेलवणारा आहे, तसेच सक्तीची ‘deadline’ , कामाची असुरक्षितता व

एकमेकांमधील मनभेदता !! आपण कितीही मनाला सांगितले की धीर धर, सहन कर तरीसुध्दा ह्या गोष्टींचा subconsciously म्हणजे नकळत शरीरावर व मुख्य म्हणजे हृदयावर ताण पडतो . या वरील कारणांमुळे शरीरात (adrenaline) ॲड्रिनलीन व (Cortisol) कॉर्टिसोल या (hormones) हारमोन्स चा प्रवाह वाढतो जो खूप दिवस वाढत राहीला तर वेगवेगळ्या संकटांना आमंत्रण देतो !

- **ताण हा हृदयावर कसा परिणाम करतो ?**

तर ताणामुळे , आपण एका अतिशय जागरूक अशा मानसिक व शारीरीक अवस्थेत जातो .थोडक्यात म्हणजे आपण कधीही relax किंवा शांत अशा स्थिती मध्ये नसतो , त्यामुळे या लोकांमधे नाडीचे ठोके वाढणे , रक्तवाहिन्या आकुंचित होणे व शेवटी (ब्लड प्रेशर) रक्तदाब वाढणे , हे बदल होतात . शेवटी ही लोकं वाढीव रक्तदाबाची शिकार होतात . आपल्याला माहिती आहे की या वाढीव रक्तदाबामुळे हृदयविकाराकडे वाटचाल सुरू होते.

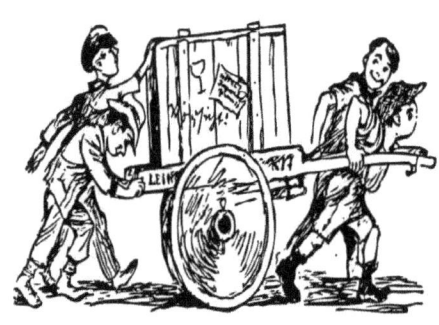

चित्र सौजन्य : सी. एफ .व्ही ., पिक्साबे डॉट कॉम

तणावामुळे शरीरात सर्व ठिकाणी - मुखत्वे रक्तवाहिन्यांना - सूज येणे (inflammation) , ही पण एक अतिशय काळजीची परिणीती घडत असते. त्यामुळे (Atherosclerosis) म्हणजेच रक्तवाहिन्यांचे काठिण्य किंवा कडकपणा वाढतो , जो शेवटी रक्तवाहिन्यांच्या अडथळयात रूपांतरीत होतो यातूनच .हृदयाचा attack किंवा ज्याला आपण हार्ट अटॅक म्हणतो तो येऊ शकतो व खूपवेळी तो जीवघेणा असू शकतो.

हया सर्वातून अजुन वाईट घडणाऱ्या गोष्टी म्हणजे धुम्रपान, तंबाखूचे सेवन, मद्यपान या सवयी लागणे ! या सर्वांमुळे , ही लोकं हृदयविकाराकडे जणू काही दरीतुन ढकलल्यासारखी ढकलली जातात!.

या सर्वांमधून , शेवटी होणारी हृदयाची झीज , जी खूपदा न भरून येणारी असते . हृदयात कायमचे बदल घडतात , त्यातून हृदय कमकुवत होत जाते.

थोडक्यात म्हणजे यामुळे (Coronary artery disease) किंवा हृदयाच्या धमण्यांमधील अडथळा, हार्ट अॅटॅक व वेगवेगळया प्रकारचे नाडीचे दोष निर्माण होतात.

या सर्वांमुळे शेवटी त्यांच्या आयुष्याची 'Quality Of Life' म्हणजेच आयुष्याची जगण्याची पातळी खुपच खालावते , त्यामुळे कामाच्या ठिकाणी अजून कमी लक्ष दिले जाते व हे संकटाचे रहाटगाडगे जोरात फिरतच राहाते !

यासाठी काही उपाय आहेत का? होय अर्थातच आहेत, परंतु ते पाळणे थोडेसे अवघड असतात . कंपन्यांमधून हल्ली ' Stress management ' ताणतणावाचं निराकरण हा विभाग खूप जोरात कार्यरत व्हायला लागला आहे . यामधे कार्यशाळा , सेमिनार वेगवेगळी व्याख्याने दिली जातात . याला relaxation technique किंवा विश्रांति तंत्र म्हणतात . यामुळे रागाची पातळी कमी होणे , चिंता कमी होणे, शरीरात सर्व अवयव नीट चालणे , असे अनंत फायदे आहेत . ध्यानधारणा , परमेश्वरावर किंवा कुठल्याही एका नैसर्गिक शक्तीवर गाढ विश्वास , कामाप्रती प्रतिष्ठा, मन लावून काम करणे, 'योगनिद्रा ' या उपायांनी निश्चितच फरक पडतो . याबरोबरच नियमित व्यायाम व योग्य आहार , आवश्यक तेवढी गाढ झोप यांचे महत्व आपण शाळेपासूनच शिकत आलो आहोत.

या विज्ञानामुळे उत्पन्न झालेल्या भस्मासूराला काबूत ठेवण्यासाठी काम करणारी लोकं तसेच त्यांचे मालक या दोन्हींकडून भरपूर प्रयत्न होणे आवश्यक आहे . कामाच्या ठिकाणी वातावरण खेळीमेळीचे व मोकळे हवे .Work-life balance म्हणजेच कार्यजीवन संतुलन हा तर या सगळया संकटावरील रामबाण उपाय आहे.

तसेच मालकांनी सकारात्मक द्रुष्टीकोन ठेवून सर्व कामे पार पाडली पाहिजेत . तसेच सांघिक काम (team work) करणे , चांगले काम केल्यावर त्याची दखल घेणे हे सुद्धा चांगल्या कार्यसंस्कृतीचे द्योतक आहे.

कंपनीतील लोकांची नियमितपणे हृदय रोगा संबंधी तपासणी हा यातील खरा मददगार! कंपनीतील कामगारांना वेळोवेळी हृदयतपासणी करायला लावणे तसेच त्यावरील तज्ञ डॉक्टरांची उपदेशपर भाषणे ऐकायला लावणे हे देखील महत्वाचे आहे !

आम्ही अशा अनेक घटना ऐकल्या आहेत की ज्यामधे हृदयविकाराने अचानक मृत्यू येतो , मग तो कधी कामगारावर घाला घालतो तर कधी मालकावर !! प्रत्येकाचा ताण सहन करण्याचा प्रयत्न हा वेगवेगळा असतो . त्यामुळे या घटना घडत असतात . माणूस स्वतःच्या घराच्या बांधणी बाबत इतका जागरूक असतो पण आपले हृदय जे ' २४ / ७ ' सतत काम करत असते त्याचा तो क्वचितच विचार करतो!.

म्हणुन हृदय रोगाच्या ज्या मुलभूत जाणिवा आहेत म्हणजे की छातीत दुखणे , दम लागणे , धडधड वाढणे , काळजी वाटणे व अतिशय थकवा येणे याकडे अजिबात दुर्लक्ष करू नये . असे आढळल्यास व असे नसतांना सुद्धा आपल्या तज्ञ डॉक्टरांना आधीच दाखवणे शहाणपणाचे होईल नाहीतर हे अविरत चालणारं हृदय तुम्हाला काही मिनिटे सुद्धा देऊ शकणार नाही , त्याच्यावर उपचार करायला !!! नमस्ते !!!

■■■

१६. गर्भधारणा आणि हृदयशस्त्रक्रिया

हृदय रोग्याने प्रणय व संभोग किती करावा, याचे काही निकष नाहीत. या नैसर्गिक कृतीचे अथवा गरजेचे प्रमाण बऱ्याच गोष्टींवर अवलंबून असते. रुग्णाचे वय, त्याची हृदयरोगाची अवस्था व त्याचा प्रकार, त्याची हृदयरोग होण्यापूर्वीची संभोगाची सरासरी व संभोगाचे कुठले प्रकार यांवर त्याला दिला जाणारा सल्ला अवलंबून असतो. या लेखामध्ये काही अति महत्त्वाच्या बाबींचेच विश्लेषण केले जाणार आहे. कारण, प्रत्येक रुग्णाला दिला जाणारा सल्ला हा वेगवेगळा असणार आहे.

हृदयाची झडप अरुंद असलेल्या तरुण विवाहित स्त्रीला पुढील सल्ला दिला जातो- 'लवकरात लवकर ऑपरेशन करून घ्या. ही झडप उघडणे अतिशय आवश्यक आहे. तोपर्यंत संभोग टाळा व गर्भधारणा टाळा.' असा अति स्पष्ट शब्दांत सल्ला देऊन देखील कितीतरी रुग्णांना संभोगाच्या वेळी दम लागून अतिदक्षता विभागामध्ये ठेवले जाते. हृदयाची झडप अरुंद झाल्यास गर्भधारणा करू नये, असेही सांगितले जाते; पण दुर्दैवाने दिवस गेल्यास डॉक्टरी सल्ला लवकरात लवकर घेणे आवश्यक आहे.

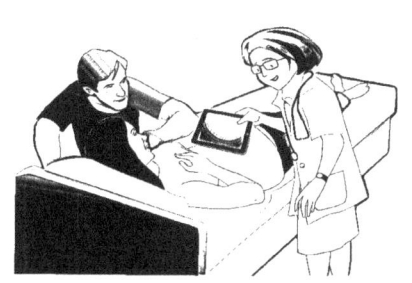

चित्र सौजन्य : आर्टिस्ट रामन, पिक्साबे

बऱ्याच वेळा रुग्ण वेळेवर येत नाही. बारा आठवड्यांच्या आत जर रुग्ण हृदय शल्यचिकित्सकाकडे आला तर गर्भपात करता येतो; पण गर्भ जर अति महत्त्वाचा असेल (म्हणजे लग्नानंतर बऱ्याच वर्षांनी झालेली गर्भधारणा) तर मग नैसर्गिक गर्भपाताचा धोका पत्करून हृदयावर शस्त्रक्रिया करता येते.

कृत्रिम झडप बसविलेल्या रुग्णांना इतर सामान्य माणसांसारखा संभोग करता येतो का?' 'स्त्री रुग्णांना इतर स्त्रियांप्रमाणे मुले होऊ शकतात का ?' हे सामान्य पण अति महत्त्वाचे प्रश्न

आहेत. हृदयाचे जर 'क्लोज्ड हार्ट ऑपरेशन' झाले असेल, तर शस्त्रक्रियेच्या सहा आठवड्यांनंतर संभोग करण्यास परवानगी असते; पण जर ओपन हार्ट सर्जरी झाली असेल, तर तीन महिन्यांपर्यंत संभोगाचे पथ्य पाळणे आवश्यक आहे. मग यामध्ये बायपास सर्जरी असो किंवा झडपांवरील शस्त्रक्रिया असो. हृदय शस्त्रक्रियेसाठी हृदयासमोरचे जे हाड कापले जाते त्याची पूर्णपणे जुळणी ही सरासरी तीन महिन्यांमध्ये होते. म्हणून हे पथ्य व त्याच बरोबर रुग्णाच्या हृदयाची स्थिती, त्यावरील ऑपरेशनमुळे आलेली सूज वगैरे दोन ते तीन महिन्यांत पूर्णपणे ओसरते. थोडक्यात सांगायचे म्हणजे ओपन हार्ट सर्जरी झालेला कुठलाही रुग्ण इतर सामान्य माणसांप्रमाणे संभोग सुख घेऊ शकतो. कदाचित त्याची सरासरी थोडी कमी असू शकेल; पण कुठेही, कुठल्याही प्रकारची न्यूनगंडता त्याने ठेवू नये.

कृत्रिम झडपा बसविलेल्या स्त्री -रुग्णांना इतर स्त्रियांप्रमाणे गर्भधारणा होते. त्यांनाही नॉर्मल स्त्रियांप्रमाणेच मुले होतात. फरक एवढाच, की थोडी काळजी घ्यावी लागते. झडपेला जंतूंचा प्रादुर्भाव होऊ नये ही पहिली काळजी. त्याच बरोबर कृत्रिम झडपा व्यवस्थित चालण्यासाठी सतत चालू असणाऱ्या 'रक्त पातळ करणाऱ्या गोळ्यां'चे प्रमाण डॉक्टरी सल्ल्यानुसार असायला पाहिजे. त्यासाठी वारंवार पी.टी. (प्रोथ्रोंबिन टाईम) ची चाचणी घेणे आवश्यक आहे. त्याच बरोबर गर्भावस्थेच्या शेवटच्या काळात हेपॉरिन नावाचे इंजेक्शन सुरू करणे आवश्यक असते. गर्भधारणा झाल्यावर कलर डॉप्लर नावाची तपासणी करून हृदयाची कार्यक्षमता व झडपेची स्थिती कशी आहे, हे बघणे फार जरुरीचे आहे. कृत्रिम झडपा बसविलेल्या स्त्री-रुग्णांना नॉर्मल मुले होतात, हे लक्षात ठेवावे व तशी भीती बाळगू नये.

प्रणय व संभोग यांपासून अलिप्त राहणाऱ्या किंवा आपल्या गरजेपेक्षा कमी प्रमाणात संभोग करणाऱ्या लोकांना हृदयरोगाची (कोरोनरी आर्टरी डिसीज) ची शक्यता जास्त आहे का? अमेरिकेतील काही सेक्सॉलॉजी इन्स्टिट्यूटमधील ट्रायल्समधून एक गोष्ट सिद्ध झाली आहे, की "Sex is the best heart tonic' व त्याच बरोबर अजून एक निष्कर्ष निघाला आहे तो म्हणजेच "Good Sex can delay coronary artery disease.' थोडक्यात म्हणायचं

झालं तर संभोगामुळे हृदयरोग होत नाही. किंबहुना, हृदयरोग होण्याची शक्यता टळते. वरील सर्व चाचण्या भारतीयांवर होणे आवश्यक आहेत. कामशास्त्राच्या विषयावर अमाप संशोधन व साहित्य उपलब्ध असलेल्या आपल्या देशात आजची परिस्थिती अगदी विरुद्ध आहे. प्रणय किंवा संभोग या विषयावर सामान्य पांढरपेशा माणूस बोलण्यास लाजतो. अपराधीपणाची भूमिका तो घेतो. काहीतरी अनैसर्गिक किंवा अश्लील विषय म्हणून तो टाळतो. त्याच बरोबर शाळेमध्ये सेक्स एज्युकेशनचा अभाव तर आहेच. हार्ट अटॅक आलेल्या रुग्णाने किती संभोग करावा? किंवा संभोग करताना छातीत दुखले तर काय करायचे? संभोग समयी छातीवर दडपण आल्यासारखे वाटल्यास किंवा नेहमीसारखा हृदय शूळ होत असल्यास संभोग थांबवून 'आयसॉरडील' ही गोळी जिभेखाली ठेवावी. अशा रुग्णांनी प्रेम व प्रणय याला खऱ्या संभोगापेक्षा जास्त प्राधान्य द्यावे. प्रेमळ माणसांमध्ये हृदयरोगाचे प्रमाण कमी आहे आणि त्याउलट तापट माणसे जास्त वेळा हार्ट अटॅकमुळे आडवी होतात, हे खरे आहे का? याचे उत्तर 'होय' असे आहे. प्रेमाचा व हृदयाचा संबंध हा नुसता काव्यातच नव्हे, तर शास्त्राप्रमाणेसुद्धा घनिष्ठ संबंध आहे. जेथे प्रेम जास्त तेथे प्रणय जास्त व संभोगही समाधान कारक ठरतो. थोडक्यात, सर्व छटांचा परस्पर संबंध आहे. समाधान पावलेले शरीर व मन हे रोगाचे ठिकाण होत नाही; पण या लेखाने या चर्चेने कुठलेही दुसरे टोक गाठणेही धोक्याचे ठरू शकेल. प्रणय व संभोगाचे प्रमाण प्रत्येक व्यक्तीचे वेगवेगळे असते व ते कमी-अधिक करणे अनावश्यक आहे. महत्त्वाची बाब ही आहे, की प्रणय व संभोगातून निर्माण होणाऱ्या आनंदाचे व समाधानाचे प्रमाण वाढविणे हृदयाच्या दृष्टीने हितकारक ठरते.

■■■

१७ . भारतीयांमधील हृदयविकार

भारतीयांमधील हृदयविकार हा भारतीयांप्रमाणेच अद्वितीय आहे. हृदय विकाराचे प्रमाण, तीव्रता व लक्षणे ही सुद्धा पाश्चात्यांपेक्षा निराळी आहेत. सध्या 'हार्ट डिसिझेस इन इंडियन्स' हा एक सखोल संशोधनाचा विषय झाला आहे. अमेरिकेत स्थायिक झालेले भारतीय डॉ. इनासइनास यांचे या विषयावर बरेच कार्य आहे. तरीसुद्धा जास्त भारतीय तज्ज्ञ मंडळींनी यात लक्ष घालायला हवे. बरेचसे ठोकताळे, उपचार पद्धती व शिफारसी या पाश्चिमात्य विशेषतः अमेरिकन ग्रंथांच्या लिखाणांवर, अमेरिकन रुग्णांवर केलेल्या शोधप्रबंधांवर व त्यांच्या समित्यांच्या निष्कर्षावर आधारित आहेत. त्यांनी केलेले उपचार व चाचण्यांसंबंधीच्या शिफारशी या डोळे झाकून, पुस्तकी ज्ञानावर अवलंबून व स्वानुभवाला टाळून तंतोतंत अमलात आणल्या, तर त्या आपल्याला धोकादायक ठरू शकतात. पाश्चात्यांच्या तुलनेत भारतीयांमधील हृदय विकाराचे फरक काय आहेत, ते आपण बघू या.

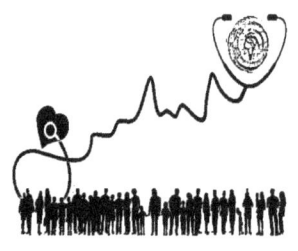

चित्र सौजन्य : गेराल्ट , पिक्साबे

१) जन्मजात हृदय दोष :

जन्मजात हृदय दोषांच्या रुग्णांची संख्या आपल्या देशात खूप प्रमाणात आहे. नात्यागोत्यामध्ये विवाह, गरोदर मातेने घेतलेली हानिकारक औषधे किंवा घातक क्ष-किरणांचे प्रदूषण, ही प्रमुख कारणे आहेत. हृदय दोषाचे निदान झाल्यावर व शस्त्रक्रियेचा सल्ला ऐकल्यावर आपले बरेच पालक नाहीसे होतात. शस्त्रक्रियेचे अज्ञान, त्यातील धोका व खर्च, ही त्यामागील भूमिका असावी.

त्यांना शस्त्रक्रियेपेक्षा अजून एका मुलास जन्मास घालणे सोपे व कमी खर्चाचे वाटते. हृदय रोग्यावर वेगवेगळ्या इतर औषधांचे प्रयोग केले जातात, वेळ बराच निघून जातो व नंतर

जेव्हा पालकांची आर्थिक व मानसिक तयारी होते, तेव्हा रुग्ण प्रौढ झालेला असतो. त्यामुळे 'जन्मजात हृदय दोषांचे प्रौढ रुग्ण' आपल्या देशात खूपच बघायला मिळतात, परदेशात त्यांची संख्या कमीच. शस्त्रक्रियेला उशीर झाल्याने 'ए.एस.डी., व्ही.एस.डी., पी.डी.ए.' यासारखे शस्त्रक्रियेने पूर्णपणे बरे होणारे रुग्ण फुफ्फुसातील रक्तदाब प्रचंड वाढल्यामुळे अत्यवस्थ होऊ शकतात. रक्त प्रवाह उलटा होतो. डावीकडून उजवीकडे वाहणारा रक्त प्रवाह, हा उजवीकडून डावीकडे होतो. ज्याला आम्ही 'आयसेनमेंगर कॉम्प्लेक्स' असे म्हणतो. या स्थितीतील रुग्णसुद्धा बऱ्याच प्रमाणात आपल्या देशात आहेत. यावर दुरुस्तीची शस्त्रक्रिया अशक्य असते, फक्त हृदय-फुप्फुस रोपण शस्त्रक्रिया होऊ शकते, पण ती आपल्या देशात अतिशय प्रथमावस्थेत आहे.

२) हृदयातील झडपांचे रोग :

संधिवात जन्य झडपांचे हृदयरोगी सर्वांत जास्त आशिया खंडांत आहेत. त्यात भारत, पाकिस्तान, श्रीलंका व बांग्लादेश या देशांत त्यांचे प्रमाण खूप आहे; पण सर्वांत जास्त संख्येने झडपांचे रोगी आहेत, आपल्या देशात ! संधिवाताच्या जंतुंनी शरीरात प्रवेश केल्यावर सांधे सुजतात, ताप येतो, दम लागतो व त्यानंतर हा संधिवात पेनिसिलीनच्या इंजेक्शनने काबूत येतो. ही पेनिसिलीनची इंजेक्शने दर तीन आठवड्याला एक अशी कमीत कमी वयाच्या बत्तीस वर्षांपर्यंत घ्यावी लागतात. पेनिसिलीनमुळे संधिवाताच्या जंतूंचा दुष्परिणाम हृदयाच्या झडपांवर कमी प्रमाणात होतो किंवा काही रुग्णांमध्ये बिलकुल होत नाही. बरेच रुग्ण हे पेनिसिलीन घेण्याची टाळाटाळ करतात. ज्यामुळे झडपांची इजा वाढून शस्त्रक्रियेचे रोगी वाढतात.

संधिवाताने 'मायट्रल', 'एऑरटिक' किंवा 'ट्रायकस्पीड' या तिन्ही झडपा खराब होऊ शकतात. त्या अरुंद होऊन रक्त प्रवाहाला अडथळा निर्माण करतात किंवा गळू लागतात. साठ टक्के रुग्णांमध्ये फक्त मायट्रल, पंधरा टक्के रुग्णांमध्ये फक्त एऑरटिक, वीस टक्के रुग्णांमध्ये मायट्रल व एऑरटिक व पाच टक्के रुग्णांमध्ये तिन्ही झडपा खराब होऊन त्या शस्त्रक्रियेने दुरुस्त किंवा बदलाव्या लागतात. झडपांच्या रोगाची तीव्रताही खूपच दिसते. काही वेळा

झडपा दगडासारख्या कठीण झालेल्या आढळतात. शस्त्रक्रियेच्या वेळी काढताना सुद्धा खूप अवघड होते. अशा रुग्णांत फुफ्फुसातील रक्तदाब खूप वाढतो. हृदयाचे ठोके खूप जलद किंवा अनियमित होतात. यकृताला सूज येते, पायावर सूज येते व हृदयाचा आकार एका फुट बॉलसारखा होतो व आकुंचन क्रिया खालावते. अशा प्रकारे खूप पुढे गेलेले हृदयरोगी आम्ही सरकारी रुग्णालयात प्रचंड प्रमाणात बघतो. झडपांच्या हृदय रोग्यांची संख्या व टोकाच्या स्थितीतील रुग्णांचे प्रमाण आपल्या देशात सर्वाधिक आहे, म्हणूनच परदेशी शल्यचिकित्सकांपेक्षा भारतीय शल्यचिकित्सकांचे अनुभव व ज्ञान जास्त आहे; पण त्या मानाने शास्त्रीय नियतकालिकांत प्रसिद्ध होणारे शोधनिबंध बरेच कमी आहेत.

खराब झालेल्या झडपा बदलून कृत्रिम झडपा बसविल्यानंतर त्या चांगल्या कार्यरत राहाव्यात म्हणून रक्त पातळ ठेवण्यासाठी काही गोळ्या द्याव्या लागतात. रक्त किती पातळ ठेवावे, कृत्रिम झडपांच्या प्रकारावर ठरविले जात. पाश्चात्यांच्या तुलनेत भारतीय रुग्णांना रक्त पातळ ठेवण्यासाठी लागणाऱ्या गोळीचे प्रमाण खुपच कमी लागते, रक्त जास्त गोठून अचानकपणे झडप बंद पडण्याचे प्रमाण युरोप- अमेरिकेत भारतापेक्षा जास्त आहे. उलट रक्त जास्त झाल्यामुळे रक्तस्राव होऊन मृत्युमुखी पडण्याचे प्रमाण आपल्याकडे जास्त पातळ आहे. म्हणूनच भारतीयांना 'ब्लीडर्स' व पाश्चात्यांना 'क्लॉटर्स' असे म्हटले जाते. थंड हवामान, एकूण सुदृढ व निरोगी तब्येत व अन्नात प्रथिनांचे पुरेसे प्रमाण, या कारणामुळे त्यांचे रक्त जास्त लवकर गोठत असावे. भारतामध्ये झडपा बदली केलेले भारतीय रुग्ण जेव्हा युरोप - अमेरिकेत जातात, तेव्हा त्यांनासुद्धा रक्त पातळ ठेवण्यासाठी लागणाऱ्या गोळीचे प्रमाण वाढवावे लागते, हे बऱ्याच हृदयरोग तज्ज्ञांचे निरीक्षण आहे. काही वेळा जन्मजात हृदय दोषांबरोबर संधिवात जन्य झडपांचे रोग असू शकतात. यास आम्ही 'ल्यूटेनबॅकर सिन्ड्रोम' असे म्हणतो, त्याचे प्रमाणही भारतात बरेच आहे.

३) हृदयाभोवतीच्या आवरणांचे रोग :

हृदयाभोवती एक आवरण असते. या आवरणाला जर क्षयरोग जडला तर त्याला सूज येते व त्यात पाणी साठते. नंतर काही दिवसांनी हे आवरण कठीण होऊन ते हृदयाला

आवळते. त्याला 'ट्युबरक्युलस पेरीकार्डायटीस' म्हटले जाते. या आवरणाच्या आवळण्यामुळे हृदय व्यवस्थित प्रसरण पावू शकत नाही व त्याचा दुष्परिणाम हृदयावर होतो. शस्त्रक्रिया करून हे आवरण काढून टाकावे लागते. या प्रकारचे हृदयरोगी भारतामध्ये प्रचंड प्रमाणात आहेत. काही परदेशी राष्ट्रांमध्ये या प्रकारचे हृदयरोगी दिसतच नाहीत.

४) कोरोनरी आर्टरी डिसीझ :

हृदयाच्या स्नायूला रक्त पुरवठा करणाऱ्या शुद्ध रक्तवाहिन्यांमध्ये अडथळा निर्माण करणारा - म्हणजेच हार्ट अटॅक आणणारा हृदयरोग ! या प्रकारच्या हृदय विकाराचे प्रमाण भारतामध्ये अतिशय झपाट्याने वाढत आहे. साधारण सन २०१५ च्या आसपास जगामध्ये सर्वांत जास्त हार्ट अटॅकचे रोगी भारतामध्ये असतील, असा आराखडा मांडला जातो. व्यायामाचा प्रचंड अभाव, असंतुलित आहार, तंबाखूचे सतत सेवन, धकाधकीची बदलती जीवन पद्धती व वेगाने होणारे आधुनिकीकरण, ही त्याची मूलभूत कारणे आहेत. जर आपला देश 'सुपर-पॉवर' होऊ पाहत असेल, तर हा रोग निश्चितच 'सुपर-किलर' होत आहे.

वाढत्या प्रमाणाबरोबरच भारतीयांमधील या रोगाची तीव्रतासुद्धा उल्लेखनीय आहे. आपल्या रक्तवाहिन्या या आकाराने छोट्या आहेत. एकाएकी आकुंचन पावणाऱ्या आहेत, ज्यामुळे मृत्यू ओढवू शकतो. रक्तवाहिन्यांतील रोग रक्तवाहिनी भर म्हणजेच जास्त 'डिफ्यूस' पद्धतीचा आहे. पाश्चात्यांमध्ये जो जास्त करून एके ठिकाणी असलेला म्हणजेच 'डिस्क्रीट' पद्धतीचा दिसतो. हा रोग भारतात अगदी तरुण वयामध्ये सुद्धा दिसू लागला आहे. अगदी पंचवीस- तिशीच्या घरात हार्ट अटॅकचे प्रमाण दिवसेंदिवस वाढत आहे. ही एक मोठी चिंतेची बाब आहे. त्याच बरोबर हृदयविकार एकदा जडल्यावर त्याची वाढ जबरदस्त प्रमाणात दिसून येते. काही वेळा उपचार सुरू करण्या अगोदरच मृत्यूला सामोरे जावे लागते.

'काहीही त्रास होत नाही' असे म्हणणाऱ्या व्यक्तींमध्येसुद्धा कित्येकदा आश्चर्यकारक हृदयरोग निदान होते. उदा. 'लेफ्ट-मेन स्टेम डिसीझ.' मधुमेह असलेल्या हृदय रोग्यांना छातीत फारसे दुखत नाही. काही वेळा 'सायलंट हार्ट अटॅक' झालेला असतो. त्याचे निदान चाचण्यांनी होते. 'फॉल्स - पॉझिटिव्ह' स्ट्रेस टेस्टचे प्रमाण दहा टक्क्यांपेक्षा कमी आहे. नव्वद टक्के ही

चाचणी खात्रीलायक समजायला हरकत नाही. रुग्णांची स्ट्रेस टेस्ट नकारात्मक आहे किंवा अँजियोग्राफीवर अडथळा नाही, असे समजल्यावर कुठलीही व्यक्ती जास्त आत्मविश्वासाने व उत्साहाने जीवन जगते. जेव्हा छातीत दुखू लागते किंवा चालल्यावर छाती भरून येते, तेव्हा रक्तवाहिन्यांतील अडथळा पन्नास टक्क्यांहून जास्त झालेला असतो. तेव्हा प्रथम स्थितीमध्ये हृदयरोगाचे निदान होणे हे केव्हाही हितकारक आहे.

भारतीयांच्या रक्तवाहिन्यांवर अँजियोप्लास्टी किंवा बायपास सर्जरी ही पाश्चात्यांच्या तुलनेत खूपच आव्हानात्मक असते. बायपास शस्त्रक्रियेत शुद्ध रक्तवाहिन्या जोड कामास वापरणे जास्त टिकणारे व फायद्याचे ठरते. रक्तवाहिन्या रुंदीने छोट्या असल्यामुळे जोड कामाला अति सूक्ष्म धागा वापरावा लागतो व दुर्बिणीचे चष्मे घालावे लागतात. जास्त ग्राफ्ट्स बसवावे लागतात. थोडक्यात म्हणजे भारतीय हृदय रोग्यांवर उपचार पद्धती वाटते तितकी सोपी नसते, हे सांगावेसे वाटते.

मोठा हृदयविकार असलेल्या भारतीय रुग्णांच्या बाबतीत चाचण्यांच्या किंवा उपचार पद्धतीच्या शिफारशी करताना जास्त सावधगिरी बाळगावी लागते. ज्या वेगाने व ज्या प्रकारचे हृदयरोगाचे प्रमाण आपल्या देशात वाढत आहे, हे चिंताजनक आहे. अचानक मृत्यूचे प्रमाणही प्रचंड आहे. त्या दृष्टीने हृदयाच्या मूलभूत चाचण्या या नक्कीच दिशाभूल करणाऱ्या नाहीत, असे मला वाटते. चाचण्या न करणे म्हणजे अंधारात राहणे. अज्ञानात नेहमीच सुख असते! पण ही एक धोकादायक पळवाट आहे. शेवटी कुठल्या शिफारशी मानायच्या किंवा कसे व किती जीवन जगायचे, हे शेवटी स्वत:नीच ठरवायचे !

■■■

१८ . भारतातील हृदयरोग उपचार

पंचवीस वर्षांपूर्वी भारतात हृदय शस्त्रक्रियेसाठी फक्त तीन प्रमुख केंद्रे होती. पश्चिम भारतात मुंबईतील के. ई. एम. हॉस्पिटल, दक्षिण भारतात वेलूरमधील ख्रिश्चन मेडिकल कॉलेज व उत्तरेत दिल्लीतील ऑल इंडिया इन्स्टिट्यूट ऑफ मेडिकल सायन्सेस.

हृदय शस्त्रक्रियेत ही केंद्रे अग्रेसर होती. उच्च शिक्षित तज्ज्ञ मंडळी तिथे काम करत होती. संशोधन आणि त्याबरोबरच विद्यार्थ्यांसाठी अभ्यासक्रम आणि प्रशिक्षण देण्यात ही केंद्रे पुढे होती. हृदय शस्त्रक्रिया करणाऱ्या खासगी संस्था त्या वेळी जवळजवळ नव्हत्याच. अमेरिकेतील डॉ. डेंटल कुली, दक्षिण आफ्रिकेतील डॉ. ख्रिश्चन बर्नाड, लंडनमधील सर डोनाल्ड रॉस व सर मगधी याकूब आणि फ्रान्समधील डॉ. ॲलेन कारपेंटियार ही नावे भारतात परिचित होती.

नंतर प्रचंड बदल घडत गेले. काही वर्षांतच आपल्या देशात इतर राज्यांतही या सुविधा निर्माण झाल्या. १९८० नंतर हृदय शस्त्रक्रियेतील तंत्रात आमूलाग्र बदल घडू लागले. नव्या प्रकारच्या कृत्रिम धातुंच्या झडपा, चांगले ऑक्सिजनेटर्स, चांगली हार्ट-लंग मशीन, नव्या प्रकारच्या कृत्रिम धातुंच्या झडपा उपलब्ध होऊ लागल्या. नव नवीन औषधे येऊ लागली. भारतीय डॉक्टर मोठ्या संख्येने उच्च शिक्षणासाठी परदेशी रवाना होऊ लागले. त्यातील बरेच डॉक्टर तिथे स्थायिक झाले; पण जे परतले त्यांनी गेल्या वीस वर्षांत हृदयशल्यशास्त्र भारतात प्रगत होण्यासाठी आपले योगदान दिले. जसजशा हृदय शस्त्रक्रिया यशस्वीपणे केल्या जाण्याचे प्रमाण वाढू लागले तसतशी खासगी संस्थांची मोठी इस्पितळे या सुविधा उपलब्ध करून देण्यास इच्छुक होऊ लागली. बघता बघता या शस्त्रक्रियांसाठी परदेशी जाण्याचे प्रमाण घटू लागले.

चित्र सौजन्य : ओपन क्लिप आर्ट , पिक्साबे

हृदयक्रांति : हृदयरोगांवर विजय 63

हृदय शस्त्रक्रियेप्रमाणेच गेल्या पंधरा वर्षात अँजियोग्राफी व अँजियोप्लास्टी या क्षेत्रातही भरपूर नव्या गोष्टी आल्या. ज्या वेगाने ही प्रगती झाली त्याच वेगाने हृदयरोगाचे प्रमाणही वाढू लागले. सध्या देशातील सुमारे तीन टक्के लोक हृदयरोग ग्रस्त आहेत. त्यांच्यापैकी साठ टक्के लोक हृदयरोग अंगावरच काढतात. काही लोक थोड्या-फार गोळ्या घेतात किंवा इतर पॅथीजची उपाय योजना करतात. उरलेले लोक अद्ययावत हृदयरोगोपचारास पात्र व इच्छुक असावेत असा अंदाज आहे . त्यातील फक्त शहरी, खर्च परवडणारे व शस्त्रक्रियेबद्दलची थोडीफार माहिती असणारेच तज्ज्ञांपर्यंत पोहोचतात. **सन २०२३ मध्ये केलेल्या सर्व्हेनुसार आपल्या देशात एकुण ४२० हार्ट सेंटर्स आहेत आणि त्यामधे एकुण ३,००,००० हृदय शस्त्रक्रिया झाल्या . त्याच बरोबर २२०० कॅथ लॅब्ज आहेत , जेथे ४,५०,००० जणांवर अ‍ॅन्जिओप्लास्टी झाल्या . अशा प्रकारचे एकही केंद्र नसलेली चार ते पाच राज्ये आहेत.**

हृदयरोगोपचारासाठी तीन प्रकारच्या इस्पितळांची गट विभागणी करता येईल.पहिला गट म्हणजे फक्त हृदय विकाराचा झटका (हार्ट अटॅक) किंवा (हार्ट फेल्युअर) हृदय बंद पडण्यावरील औषधोपचार पद्धतीने उपाय योजना करणारी इस्पितळे; दुसरा गट फक्त हृदय शस्त्रक्रिया करणारी इस्पितळे, तर तिसरा गट आहे, सर्व प्रकारच्या अद्ययावत उपचार पद्धतीने परिपूर्ण असलेली इस्पितळे. पहिल्या दोन गटांची इस्पितळे विशेषतः वैयक्तिक व खासगी स्वरूपाची असतात. अशा छोट्या केंद्रांची गरजही आहे. रुग्णावर वैयक्तिक लक्ष राहते. अशा केंद्राचा चालविण्याचा खर्च कमी असल्याने रुग्णास सेवेचा खर्चही कमी पडतो; परंतु सर्व प्रकारच्या उपचार सेवेने परिपूर्ण व सामान्यांना परवडणारी अनेक इस्पितळे निर्माण होणे आवश्यक आहे. सध्या भारतात सर्व राज्यांत या सेवा फक्त मोठ्या शहरांत एकवटल्या आहेत. जिल्हा पातळीवर त्या उपलब्ध करून देणे आवश्यक आहे. राज्य सरकार तर्फे महाराष्ट्रात या सेवा जिल्हा पातळीवर शासकीय रुग्णालयात उपलब्ध करून देण्यासाठी अनेक प्रयत्न सुरू आहेत. दारिद्र्यरेषेखालील रुग्णांना हे एक वरदानच आहे. या उपाय योजनांसंबंधीच्या काही गैरसमजुती मात्र दूर करणे आवश्यक आहे.

अमेरिकेसारख्या प्रगत देशात भारतीय डॉक्टरांना उच्च स्थान आहे. सर्वोत्कृष्ट डॉक्टर भारतीयच आहेत हे जगाने आता मान्य केले आहे. मात्र तरीही आपल्याकडे हृदयरोगोपचाराच्या बाबतीत इतकी संथपणे प्रगती का, हा प्रश्न निर्माण होतो. फक्त ज्ञान, हस्तकौशल्य आणि अहोरात्र परिश्रम करण्याची तयारी असून चालत नाही. त्याच्यासाठी अत्यावश्यक अद्ययावत यंत्र सामग्री, नवी औषधे व संशोधनात्मक प्रवृत्ती यांची सांगड घालावी लागते. भारतात हृदयरोगोपचारासाठी वापरली जाणारी ९० टक्के यंत्र सामग्री परदेशी बनावटीची आहे. महागडी आहे. ती आयात करावी लागते. ती निर्दोषपणे कार्यरत राहण्यासाठी बराच खर्च येतो. ज्या वेळी अशी उत्कृष्ट दर्जाची यंत्र सामग्री भारतात बनेल तेव्हा हृदयरोगोपचाराचा खर्च बऱ्याच अंशी कमी होईल. जास्त केंद्रे सहजपणे उघडली जातील. सामान्यांना परवडण्या जोगी शस्त्रक्रिया असेल. अधिकाधिक लोक आपल्या प्रकृतीचा विमा उतरवतील आणि अनेक विमा कंपन्या कार्यरत होतील, तेव्हा या उपचार पद्धतीचा स्वीकार रुग्ण सहजपणे करतील. सध्याची वाटचाल त्याच दिशेने वेगाने चालू आहे.

■■■

१९. हृदयशस्त्रक्रिया - समज आणि गैरसमज

हृदयशस्त्रक्रिया हा शब्द ऐकताच कुठल्याही सामान्य माणसाला धास्ती वाटल्याशिवाय राहत नाही. भीती, शंका, खर्च, मृत्यू इत्यादी बाबी एका मागून एक डोळ्या पुढून सरकतात. अंगावर शहारे निर्माण होतात व सत्य परिस्थितीला तोंड देण्यापेक्षा लांब जावेसे वाटते. कुठलाही हृदयरोगी व त्याच्या जवळचा नातेवाईक या वरील अवस्थांमधून जात असतो. वास्तवतः काही अंशी हे खरे आहे व स्वाभाविकही आहे; पण बऱ्याचवेळा अज्ञान हे या मागचे मूळ कारण आहे. हृदय शस्त्रक्रियेबाबतची सध्याची अवगत स्थिती, वेगवेगळ्या हृदय रोगांचे ज्ञान व शस्त्रक्रियेने होणारे फायदे व तोटे हे माहीत असणे सध्या नितांत जरुरीचे आहे, कारण हृदय रोग्यांचे प्रमाण दिवसेंदिवस वाढतच चालले आहे.

हृदयशस्त्रक्रिया तीन प्रकारांच्या रुग्णांवर केल्या जातात. अ) जन्मजात असणाऱ्या हृदयाच्या दोषांवर शस्त्रक्रिया, ब) संधिवाताने खराब झालेल्या हृदयातील झडपांवरील शस्त्रक्रिया, क) हृदयाच्या स्नायूंना रक्त पुरवठा करणाऱ्या रक्तवाहिन्यांवरील शस्त्रक्रिया. हृदयाचे स्पंदन चालू असताना केलेल्या शस्त्रक्रियेला 'क्लोज्ड हार्ट ऑपरेशन' म्हणतात. दुसऱ्या प्रकारात 'ओपन हार्ट सर्जरी' येते.

ओपन हार्ट सर्जरी म्हणजे नेमके काय ?

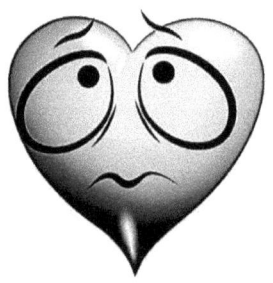

चित्र सौजन्य : मेरी, पिक्साबे

ओपन हार्ट सर्जरी म्हणजे हृदयाचे स्पंदन बंद करून त्यावर केलेली हृदयशस्त्रक्रिया. आता हृदयावरील शस्त्रक्रिया करण्या करता हृदय बंद असणे आवश्यक असते. हृदय जर बंद केले तर त्याचे कार्य एका उपकरणाने केले जाते. त्याला 'हार्ट लंग मशीन' म्हणतात. रुग्णाला भूल देऊन त्याची

छाती मध्यभागातील हाड कापून उघडली जाते व हृदयातील प्रमुख शुद्ध व अशुद्ध रक्तवाहिन्या या प्लास्टिकच्या नळयांच्या साहाय्याने ' हार्ट लंग मशीन' ला जोडल्या जातात. नंतर हृदयामध्ये पोटॅशियम नावाचा क्षार असलेले द्रव्य सोडून हृदय स्पंदन बंद केले जाते. फुफ्फुसाचे कार्यही बंद करून रुग्ण हा हार्ट लंग मशीनच्या मदतीने जगत असतो. बंद झालेल्या या हृदयावर गरज असलेली शस्त्रक्रिया - उदा. झडप बदलणे अथवा दुरुस्त करणे, जन्मजात असलेल्या दोषांची दुरुस्ती किंवा हृदयाच्या रक्तवाहिनीवरील बायपास सर्जरी केली जाते.

शस्त्रक्रिया संपल्यावर संथपणे हृदयाचा रक्त पुरवठा वाढवून हृदय आपले कार्य पुन्हा करू लागते व हळूहळू हार्ट लंग मशीनचे काम कमी कमी करून ते बंद केले जाते. नंतर सर्व नळया काढून छाती तारांनी आवळून बंद केली जाते. प्रत्यक्षात ही एक सामूहिक सर्जरी आहे. येथे हृदयरोग सर्जनच्या बरोबरीने भूल देणारे तंत्र डॉक्टर, हार्ट लंग मशीन चालवणारे हृदयरोग तज्ज्ञ, ऑपरेशनला मदत करणाऱ्या सिस्टर व सर्जनचे सहकारी डॉक्टर व रुग्णांचे रोग निदान करणारे व नंतरची काळजी घेणारे कार्डियालॉजिस्ट या सर्वांचा वाटा खूप मोठा आहे. सर्जन सोडून सर्व लोक पडद्या मागील कलाकार असल्यामुळे त्यांचा हातभार दिसून येत नाही. त्यामुळेच प्रामाणिक, जागरूक व आपापल्या कामात समर्थ असलेल्या व्यक्तींचा संच असणे अतिशय आवश्यक असते व त्यावर बरेचसे यश अवलंबून असते.

जन्मजात हृदयरोग :

काही जीव जन्मत:च हृदय दोषांनी पछाडलेले असतात. हृदयाच्या घडणीच्या काळी निर्माण झालेले हे दोष आहेत. हे रोग नाहीत. रुग्णाच्या तक्रारी किंवा त्रास हा या दोषांच्या प्रमाणांवर अवलंबून असतो. या दोषांमध्ये दोन प्रकार असतात. एक म्हणजे साधे दोष, यामध्ये रुग्णाला एक किंवा दोन दोष असतात. रुग्णाची नखे व ओठ गुलाबी असतात. दुसरा प्रकार म्हणजे हृदयातील गुंतागुंतीचे दोष, यात रुग्णाचे ओठ व नखे जन्मत: निळी असतात. हृदयात दोष असलेल्या ह्या रुग्णांची वाढ वयानुसार होत नाही, वारंवार सर्दी खोकला होतो, छाती उडते, श्वासोच्छवास कोंडल्यासारखा होतो. या रुग्णांचे निदान स्पष्ट करण्याकरिता कार्डियॉलॉजिस्ट 'कलर डॉप्लर' (म्हणजे रंगीत एकोकार्डियोग्राम) ही तपासणी किंवा गरज

भासल्यास अँजिओग्राफी (रबराची छोटी नळी पायातील रक्तवाहिनीतून हृदयात सरकवून हृदयातील रक्तदाब व कण्याचे फोटो काढणे) ही तपासणी केली जाते. हृदय दोषाचे निदान स्पष्ट झाल्यावर लवकरात लवकर शस्त्रक्रिया करण्याचा सल्ला दिला जातो. हृदयातील काही दोषांच्या बाबतीत जर वेळे पूर्वी शस्त्रक्रिया केली नाही, तर हृदयातील अंतर्गत रक्तदाब वाढून पुढे शस्त्रक्रिया करण्यासारखी परिस्थिती नाहीशी होते व शस्त्रक्रियेने पूर्णपणे बरा होणारा रुग्ण मृत्यूच्या दारापाशी येऊन थांबतो. या बालकांच्या शस्त्रक्रियेसाठी वय व वजन याला प्राधान्य न देता हृदयातील जन्मजात दोषांच्या प्रमाणाला व त्याच्या होणाऱ्या परिणामांना महत्त्व दिले जाते. हृदयात जन्मजात साधे दोष असलेल्या रुग्णांवर योग्य वेळी शस्त्रक्रिया केल्यास ते पूर्णपणे दोष मुक्त होऊन इतर व्यक्तीसारखे सामान्य जीवन जगू शकतात व पुढे हृदयाचा काहीही त्रास होत नाही. या शस्त्रक्रियेतील धोका जवळजवळ शून्य टक्के झाला आहे. गुंतागुंतीचे दोष असलेल्या रुग्णांवर शस्त्रक्रिया केल्यानंतर त्यांचे आयुष्य बऱ्याच वर्षांनी वाढविता येते. या शस्त्रक्रियेमधील धोका थोडा जास्त असतो. या प्रकारच्या बालकांवरील शस्त्रक्रिया काही ठराविक मोठ्या ठिकाणीच व त्या शस्त्रक्रियेचे शिक्षण घेतलेले तज्ज्ञ सर्जनच करतात. या बालकांच्या हृदयावरील शस्त्रक्रिया अवघड असतात व नंतरची अतिदक्षता विभागातील काळजी खूप महत्त्वाची असते.

■■■

२०. हृदयशस्त्रक्रियेचे नेमके फायदे

संधिवाताने होणाऱ्या हृदय रोग्यांचे प्रमाण आपल्या देशात प्रचंड आहे. संधिवाताचे जंतु घशाच्या मार्गाने शरीरात प्रवेश करतात व काही काळानंतर हृदयातील झडपांना इजा पोहोचवतात. या आजाराचे निदान लवकरात लवकर होऊन त्यावर पेनिसिलीनचा उपचार न केल्यास हृदयातील झडपांना सूज येते व काही काळानंतर त्या जड होतात व निकामी होऊ लागतात. जर झडपांचे पापुद्रे एकमेकांना चिकटले, तर रक्त प्रवाहाला अडथळा निर्माण होतो व रुग्णाला त्रास होऊ लागतो. काही वेळा झडपांचे पापुद्रे एकमेकांना मिळण्यास अपात्र होऊन झडपेला गळती लागते व रक्त प्रवाह दुमार्गी होतो. अशा झडपांना औषधांनी नीट करता येत नाही व मग शस्त्रक्रिया हा एकच मार्ग उरतो. शस्त्रक्रियेने चिकटलेली झडप उघडता येते किंवा गळत असलेली झडप दुरुस्त करता येते. जर झडपेची स्थिती फारच खराब असेल, तर अशा निकामी झडपा बदलाव्या लागतात.

झडपा बदलण्याच्या शस्त्रक्रियेसाठी हृदय बंद करणे आवश्यक असते. कृत्रिम झडपा दोन प्रकारच्या असतात. प्राण्यांच्या हृदयापासून बनविलेल्या कृत्रिम झडपांना 'टिश्यू व्हॉल्व्ह' म्हणतात व धातुंपासून बनविलेल्या कृत्रिम झडपांना 'मेकॅनिकल व्हॉल्व्ह' म्हणतात. प्राण्यांच्या झडपा साधारण सात ते दहा वर्षे टिकतात व नंतर त्या बदलाव्या लागतात; पण धातुंच्या झडपा मात्र दहा ते पंधरा वर्षे टिकू शकतात. दुसरा फरक असा आहे, की प्राण्यांच्या झडपांना रक्त पातळ ठेवण्याच्या गोळ्या सतत घ्याव्या लागत नाहीत; पण धातुंच्या झडपा बसविल्यास आयुष्यभर रक्त पातळ ठेवण्याच्या गोळ्या घ्याव्या लागतात. रक्त किती प्रमाणात पातळ राहावे, हे मोजण्यासाठी दर महिन्याला रक्ताची तपासणी करावी लागते. या तपासणीला 'प्रोथ्रोबिन टाईम टेस्ट' असे म्हणतात. आजकाल झडपा बदली करण्याच्या शस्त्रक्रिया अगदी सर्रास होत असतात. कधीकधी एकाच रुग्णाच्या दोन किंवा तीन झडपांवरसुद्धा शस्त्रक्रिया करावी लागते, या शस्त्रक्रियेनंतर जर व्यवस्थित काळजी घेतली, तर रुग्ण अंदाजे वीस ते पंचवीस वर्षे जगू शकतो. या शस्त्रक्रियेनंतर या झडपांना जंतुंचा संसर्ग न होणे खूप महत्त्वाचे

असते. शस्त्रक्रियेनंतर कधी सर्दी- ताप असल्यास लगेच तज्ज्ञांना दाखवून जंतु नाशक औषधे घ्यावी लागतात. रक्त दर महिना-दीड महिन्याला तपासून रक्त पातळ ठेवण्याच्या गोळ्यांचा डोस बरोबर प्रमाणात घेणे आवश्यक असते. हे सर्व केल्यास रुग्ण सामान्य माणसासारखा जगू शकतो. त्याच बरोबर झडपा बसविलेल्या कुठल्याही रुग्णाला शस्त्रक्रियेनंतरच्या तीन महिन्यांनंतर सामान्य माणसाप्रमाणे लैंगिक जीवन जगता येते. कृत्रिम झडप बसविलेल्या रुग्णांनी वर्षातून एकदा तरी झडपेची कार्यक्षमता बघण्यासाठी तज्ज्ञांना भेटणे आवश्यक असते.

बायपास सर्जरी :

बायपास सर्जरी ही तिसऱ्या प्रकारची शस्त्रक्रिया आजकाल बऱ्याच प्रमाणात सुरू झाली आहे. स्निग्ध पदार्थांचे सेवन, सिगारेट व तंबाखूची सवय, स्थूलपणा, व्यायाम न करणे, धकाधकीचे जीवन व अनुवंशिकता या कारणांनी हृदयाला रक्त पुरवठा करणाऱ्या रक्तवाहिन्यांमध्ये आतल्या बाजूंनी चरबी जमा होऊन रक्त प्रवाहाला अडथळा होतो. या अडथळयांमुळे हृदयाच्या स्नायूंना गरजेपेक्षा कमी रक्त पुरवठा केला जातो व रुग्णाच्या छातीत दुखते, त्याला 'अंजायना' असे म्हणतात. हा रक्त पुरवठा एका विशिष्ट प्रमाणापेक्षा कमी झाल्यास हृदयाचा स्नायू निकामी होतो व त्याला 'हार्ट अटॅक' किंवा 'मायोकार्डियल इन्फार्कशन' असे म्हणतात. रक्त पुरवठा इतका कमी होण्याच्या अगोदरच बायपास सर्जरीच्या साहाय्याने रक्त पुरवठा सुधारून हृदयाच्या स्नायूंचे संरक्षण करता येते.

ज्या रुग्णांना थोडेसे चालल्यावर छातीत दुखते किंवा छाती भरून आल्यासारखी वाटते, अशा रुग्णांसाठी 'स्ट्रेस टेस्ट' ही तपासणी केली जाते. एका फिरत्या पट्ट्यावर एका विशिष्ट वेगाने धावत असताना काढलेला कार्डिओग्राम, हा जर नॉर्मल नसला, तर अशा रुग्णांची अँजिओग्राफी केली जाते. त्यामध्ये हृदयाभोवती रक्तवाहिन्यांमध्ये असलेला अडथळा दिसतो. जर अडथळा पन्नास टक्क्यांपेक्षा अधिक असेल, तर अशा रुग्णांवर

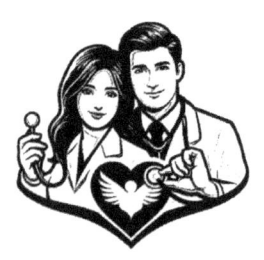

चित्र सौजन्य : आर. तनवीर , पिक्साबे

बायपास सर्जरी केली जाते.

बायपास सर्जरीमध्ये रुग्णाच्या पायातील अशुद्ध रक्तवाहिनी व त्याच बरोबर हृदयासमोरील फासळीच्या हाडाशेजारील शुद्ध रक्तवाहिनीचा वापर करून अडथळा असलेल्या रक्तवाहिनीतील रक्त पुरवठा वाढविला जातो. ही शस्त्रक्रिया केल्यानंतर जवळजवळ ९० टक्के रुग्णांचा अंजायना नाहीसा होतो, कार्यक्षमता वाढते व आधीचा त्रास बऱ्याच अंशी कमी होतो. शस्त्रक्रियेने रुग्ण रोग मुक्त होत नाही; पण चरबीने अडथळा निर्माण झालेल्या रक्तवाहिनीचे दुष्परिणाम काबूत येतात. चरबी वाढू नये याची खबरदारी घेणे तितकेच महत्त्वाचे असते. ही शस्त्रक्रिया केल्यानंतर बायपाससाठी वापरलेल्या पायातील अशुद्ध रक्तवाहिन्यांचा 'ग्राफ्ट' दहा ते बारा वर्षे कार्यरत राहतो व शुद्ध रक्तवाहिन्या वापरल्यास त्या अठरा ते वीस वर्षे कार्यरत राहतात. सध्या बायपास सर्जरीमधील मृत्यू होण्याचा धोका दोन टक्क्यापेक्षाही कमी झाला आहे.

हृद्य रोगावरची नवी औषधे मिळू लागली आहेत. यंत्र सामग्रीमध्ये प्रचंड बदल घडले आहेत. भूल शास्त्रात प्रगती झाली आहे. रोगांचे निदान अगदी निश्चितपणे होऊ लागल्याने शस्त्रक्रियेची चांगली योजना करता येते. त्याच बरोबर हृदय शल्यचिकित्सकांचा वाढता अनुभव व कौशल्य या सर्व गोष्टींमुळे हृदयशस्त्रक्रिया सुरक्षित व सुलभ झाली आहे. येत्या काही वर्षांमध्ये भारतीय झडपा व हार्ट लंग मशीनचे भाग नियमितपणे मिळू लागल्यावर खर्चाच्या दृष्टीने सुद्धा ही शस्त्रक्रिया माफक दराची व सामान्यांना परवडणारी होईल.

■■■

२१ . हृदयशस्त्रक्रियेची योग्य वेळ

हृदयशस्त्रक्रिया टाळता येईल काय? हा कुठल्याही रुग्णाचा प्रथम प्रश्न असतो त्याला नकारार्थी उत्तर मिळाल्यास ती किती पुढे ढकलता येईल, हा लगेचच दुसरा प्रश्न असतो. तर काही वेळा शस्त्रक्रिया लवकर उरकण्याचा आग्रह रुग्ण धरतात. काही इस्पितळे व डॉक्टर यांच्याकडूनही काही वेळा थोडा फार दबाव येऊ शकतो.

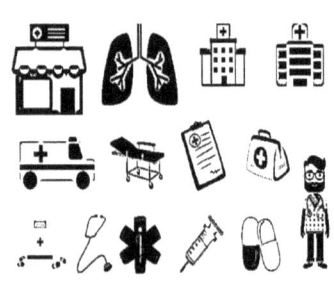

चित्र सौजन्य : क्र. १३६८७३७४, पिक्साबे

हृदय शस्त्रक्रियांची निकड लक्षात घेऊन त्यांची तीन प्रकारांत विभागणी करता येते. साधारण ९० टक्के शस्त्रक्रिया या इलेक्टिव्ह किंवा पूर्व नियोजित असतात. म्हणजे तारीख निश्चित करून केलेल्या शस्त्रक्रिया, दुसरा प्रकार म्हणजे अर्जंट किंवा सेमीअर्जेंट, म्हणजेच त्वरेने लवकरात लवकर केलेली शस्त्रक्रिया. साधारणपणे आठ ते दहा टक्के शस्त्रक्रिया या प्रकारात मोडतात. तिसरा प्रकार म्हणजे इमर्जेंसी किंवा अत्यंत तातडीच्या हृदयशस्त्रक्रिया. साधारणपणे दोन टक्के रुग्णांवर त्या आवश्यक असतात.

इलेक्टिव्ह किंवा प्लॅन्ड सर्जरीची गरज असल्याचे निश्चित झाल्यापासून दोन ते तीन महिन्यांत ती करण्यात यावी. मात्र ही काल मर्यादा रुग्णाच्या त्रासावर कमी- जास्त होऊ शकते. या काळात रुग्णाने न चुकता औषधोपचार घेणे व इतर पथ्ये पाळणे गरजेचे असते. त्रास वाढल्यास शस्त्रक्रिया विनाविलंब करावी लागते.

जन्मजात हृदय दोषांच्या बाबतीत जर फुफ्फुसातील रक्तवाहिनीतील दाब वाढला नसेल, तर शस्त्रक्रियेची काल मर्यादा पुढे ढकलता येते. अशा रुग्णांवर, काहीही त्रास होत नसताना, म्हणजेच कमी धोका असताना शस्त्रक्रिया करून घेणे हिताचे ठरते. झडपांच्या

रोगाच्या बाबतीत जर नाडी नियमित असेल, हृदयातील कप्प्यांत गाठी नसतील व यकृतास सूज नसेल तर हे रुग्ण या गटात विभागले जातात.

हृदयाभोवतालीच्या रक्तवाहिन्यांच्या रोगाच्या बाबतीत 'क्रॉनिक स्टेबल अंजायना' असलेले रुग्ण म्हणजेच औषधोपचारानंतर छातीत काही त्रास होत नसेल किंवा काही हालचाल करून छातीत दुखत नसेल किंवा जेवणानंतर छातीत काही त्रास होत नसेल ते रुग्ण या गटात येतात.

हृदयशस्त्रक्रिया ही रुग्णाच्या आयुष्यातील एक अति महत्त्वाची घटना असते. रुग्ण, नातेवाईक व डॉक्टर यांच्या सोईने शस्त्रक्रियेची तारीख निश्चित केली जाते. काही रुग्ण व डॉक्टर विशिष्ट दिवस किंवा वार किंवा तारीख टाळत असतात. ही मानसिकता सांभाळावी लागते. शस्त्रक्रियेआधी रुग्ण अन्य बाबतीत पूर्णपणे तंदुरुस्त असावा लागतो. नाक, कान, घसा वा दातांचे आजार असल्यास त्यावरील उपाय योजना करणे आवश्यक असते. स्त्रियांमध्ये मासिक पाळीचे दिवस टाळले जातात. यकृत, मूत्रपिंड व मेंदू यांचे कार्य तपासावे लागते. त्याच बरोबर मधुमेह व रक्तदाबाचे योग्य नियंत्रण असणे महत्त्वाचे असते. रक्त पातळ करण्याच्या काही गोळ्या किंवा अँटिप्लेटलेट औषधे शस्त्रक्रियेपूर्वी आठ ते दहा दिवस बंद केली जातात. त्यामुळे शस्त्रक्रियेच्या वेळी रक्तस्राव कमी प्रमाणात होतो. त्याच बरोबर ओळखीच्या सुदृढ रक्त दात्यांची जमवा जमव करता येते. आर्थिक उपाय योजनांना वेळ मिळतो. नातेवाईकांना कळविता येते. घरी व कामाच्या ठिकाणी पर्यायी योजना करता येते.

अर्जंट किंवा सेमीअर्जेंट गटातील हृदयरुग्णांनी रोग निदान झाल्यापासून दोन ते तीन दिवसांत शस्त्रक्रिया करून घेणे हिताचे ठरते. शल्यचिकित्सक व इस्पितळाची निवड व त्याच बरोबर पैशाची व रक्ताची सोय करण्यास जो वेळ लागेल तो किमान असावा. या गटात 'अनस्टेबल अंजायना' म्हणजेच औषधोपचार करूनही छातीत दुखत असल्यास किंवा दम लागत असल्यास 'लेफ्ट मेन स्टेम डिसीझ' - म्हणजेच हृदयाच्या प्रमुख रक्तवाहिनीत अर्थ पूर्ण अडथळा आल्यास, झडपांच्या रोगाच्या बाबतीत हृदयातील कप्प्यांत रक्ताच्या गाठी किंवा ट्यूमरचे तुकडे असल्यास, जन्मजात हृदय दोष मोठ्या प्रमाणात असल्यास किंवा रुग्ण वारंवार

काळा निळा पडत असल्यास ताबडतोब शस्त्रक्रिया करण्याचा सल्ला दिला जातो. या गटात हृदयाचा कुठलाही भाग निकामी किंवा कमकुवत होण्या अगोदर शस्त्रक्रिया करणे आवश्यक असते. हृदयातील कप्प्यांतील गाठींचे तुकडे निसटून मेंदूत गेल्यास पक्षाघाताचा झटका येऊ शकतो. या गाठी पायात गेल्यास पाय थंड व काळा निळा पडू शकतो. दुर्दैवाने या गाठी हृदयातील रक्तवाहिनीत अडकल्यास हृदय बंद पडू शकते. थोडक्यात, या रुग्णांवरील शस्त्रक्रियांमधील दिरंगाई फार महागात पडू शकते.

तिसऱ्या गटातील रुग्णांवर वेळ न दवडता शस्त्रक्रिया करावी लागते. अँजिओप्लास्टी करताना हृदय विकाराचा झटका येत असल्यास किंवा फुग्याने झडप उघडत असताना झडप गळू लागल्यास किंवा हृदयाभोवती रक्तस्राव होत असल्यास काही मिनिटांत किंवा काही तासांत शस्त्रक्रिया करणे आवश्यक असते. त्याच बरोबर कुठल्याही अपघातात हृदयाभोवती रक्तस्राव किंवा हृदयाच्या स्नायूस इजा झाल्यास लगेच शस्त्रक्रिया करावी लागते.

हृदयशस्त्रक्रियेची योग्य वेळ महत्त्वाची असते. पहिल्या गटातील रुग्णांनी घाईने शस्त्रक्रिया करून घेणे किंवा तिसऱ्या गटातील रुग्णांनी दिरंगाई करणे धोकादायक आहे. शंका आल्यास रुग्ण व नातेवाईकांनी आणखी शल्यचिकित्सकांची मते विचारून समाधान करून घ्यावे. शस्त्रक्रिया लादली जात नाही. या बाबतीत शंका असल्यास खात्री करावी. शस्त्रक्रियेचा अंतिम निर्णय रुग्ण व नातेवाईक यांनीच घ्यावयाचा असतो.

■■■

२२ . शस्त्रक्रियेतील धोके

मानवी शरीरातील 'हृदय' हा एकमेव एकसंध आणि अति महत्त्वाचा अवयव आहे; पण बाकी सर्व महत्त्वाचे अवयव हे दुहेरी किंवा दोन भागांत आहेत. मेंदूचे दोन भाग आहेत. एक बंद पडल्यास मनुष्य दुसऱ्या भागावर जिवंत राहू शकतो. किडनी दोन आहेत. यकृताचे दोन भाग आहेत. डोळे, हात-पाय हे दोन-दोन आहेत; पण हृदयाला जरी चार कप्पे असले, तरी एकमेकांशिवाय ते कार्यच करू शकत नाहीत. अशा अति महत्त्वाच्या अवयवावर शस्त्रक्रिया करणे हे अवघड, धोकादायक आणि आव्हानात्मक काम असते. हृदय शस्त्रक्रियेतील यश हे खालील बाबींवर अवलंबून असते. १) अचूक निदान, २) शस्त्रक्रियेपूर्वीची औषधोपचार योजना, ३) निष्णात शल्यचिकित्सक आणि भूल तज्ज्ञ, ४) उत्कृष्ट यंत्र सामग्री आणि ५) रुग्णाची स्थिती : हृदय दोषाचे प्रमाण, त्याचा आत्मविश्वास आणि इच्छा शक्ती.एकविसाव्या शतकात हृदय शस्त्रक्रियेमधील किमान यशाचे प्रमाण ९५ टक्के इतके निश्चितच आहे. म्हणजेच, शस्त्रक्रियेनंतर शंभरांतील ९५ रुग्ण शस्त्रक्रियेच्या आधीच्या स्थितीपेक्षा जास्त बरे होऊन घरी जातात. साधारण ३ ते ४ रुग्ण शस्त्रक्रियेच्या वेळी किंवा शस्त्रक्रियेनंतर ४८ तासांत दगावतात. शंभरातील एखादा रुग्ण शस्त्रक्रियेच्या आधीच्या स्थितीपेक्षा जास्त गंभीर होऊन घरी जातो. ही टक्के वारी वेगवेगळया रुग्णालयांत आणि वेगवेगळया तज्ज्ञांच्या मते बदलू शकते. कोणता रुग्ण त्या ९५ टक्के यशाच्या गटात आहे किंवा त्या पाच टक्के यशाच्या गटात आहे, हे आधी सांगणे अवघड असते.

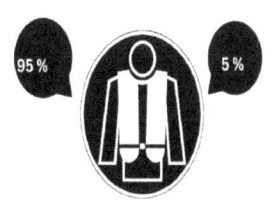

चित्र सौजन्य : क्लकर फ्री वेक्टर ,पिक्साबे

कुठल्याही अवयवावर शस्त्रक्रिया केल्यानंतर त्यास सूज येते. ही सूज उत्तरेपर्यंत आणि त्याची झीज भरून येईपर्यंत त्या अवयवास विश्रांतीची आवश्यकता असते.

उदा. पोटाची शस्त्रक्रिया झाल्यावर काही दिवस तोंडा वाटे काहीच दिले जात नाही. हाड मोडल्यास त्यास प्लास्टर केले जाते किंवा स्क्रूने हाडातील हालचाल थांबविली जाते. डोळ्याचे ऑपरेशन झाल्यावर डोळ्याला पट्टी लावून त्या डोळ्याला विश्रांती दिली जाते; पण हृदयाचे काय? हृदयशस्त्रक्रिया झाल्यानंतर हृदयाच्या स्नायूंना थोडीफार सूज आली असली, तरी त्यास आकुंचन क्रियेपासून थांबविता येत नाही. हृदयाचे कार्य सुरूच असते; पण ही शस्त्रक्रियेनंतरची सूज जास्त प्रमाणात आली असल्यास ते हृदय औषधोपचाराला किंवा यंत्र योजनेला दाद न देता खालावू लागते आणि त्यामुळे मृत्यूचा धोका संभवतो. हा या शस्त्रक्रियेतील सर्वांत मोठा धोका असतो.

मेंदू, किडनी, यकृत या इतर महत्त्वाच्या अवयवांचे कार्य हे हृदयाच्या स्पंदनांवर व कार्यावर अवलंबून असते. त्यामुळे शस्त्रक्रियेच्या आधी किंवा शस्त्रक्रिया होत असताना कृत्रिम रक्त प्रवाहामुळे किंवा वर-खाली होणाऱ्या रक्तदाबामुळे या महत्त्वाच्या अवयवांवर विशेष दुष्परिणाम होऊ शकतात. बेशुद्धावस्था होणे, अर्धांगवायुचा झटका येणे, अपस्मार होणे किंवा लघवी न होऊन किडनी फेल्युअर होणे वगैरे धोके संभवू शकतात. अशा स्थितीत मेंदू व मूत्राशयाची आवश्यक परीक्षा, त्यातील तज्ज्ञांच्या देखरेखीखाली करणे महत्त्वाचे ठरते. शस्त्रक्रियेच्या वेळी काही रक्त दोष उद्भवू शकतात. उदा. रक्त गोठण्याची प्रक्रिया खराब होऊन रक्तस्राव होऊ शकतो. विशेषतः निळया रंगाच्या बालकांवरील जन्मजात हृदय दोषांवरील हृदयशस्त्रक्रिया होत असताना प्रचंड रक्तस्राव होऊ शकतो. अशा स्थितीत रुग्णास ताजे रक्त व त्याचे वेगवेगळे घटक लगेचच देणे आवश्यक असते. काही वेळा शस्त्रक्रियेनंतर वाढलेल्या रक्तदाबामुळे काही सूक्ष्म रक्तवाहिन्या प्रसरण पावून किंवा उघडल्या जाऊन रक्तस्राव सुरू होतो. अशा वेळेला परत शस्त्रक्रियेची जागा उघडून रक्तस्राव बंद करावा लागतो. कधी कधी हृदयात बसविलेल्या कृत्रिम झडपा शस्त्रक्रियेच्या वेळी किंवा नंतर अडकू शकतात; ज्यामुळे हृदयाचे कार्य कमी होते. अशा वेळेला औषधोपचाराने किंवा परत शस्त्रक्रिया करून तो दोष दुरुस्त करावा लागतो.

बायपास सर्जरीच्या आधी किंवा नंतर हार्ट अटॅक येण्याचा संभव असतो. त्यामुळे हृदयाची आकुंचन क्रिया कमी होऊन रुग्ण दगावण्याचा धोका असतो, वयस्कर रुग्णांमध्ये महारोहिणीतील स्निग्ध पदार्थांचे तुकडे मेंदूकडे जाऊन किंवा पायातील रक्ताची गाठ फुप्फुसाकडे जाऊन 'अर्धांगवायु' किंवा 'पल्मोनरी एम्बॉलिजम'चा धोका असतो. काही रुग्णांमध्ये, विशेषतः मधुमेह असणाऱ्या हृदय रोग्यांमध्ये मधुमेह नियंत्रित असून सुद्धा शरीरातील पेशीमध्ये जखम भरण्याची क्षमता कमी झाल्यामुळे काही धोके संभवतात. उदा. छातीचे हाड न भरून येता जखम चिघळणे, किडनीला संसर्ग दोष होणे, न्युमोनिया होणे वगैरे. काही वेळा हृदयात बसविलेल्या कृत्रिम झडपेवर जंतुंचा प्रादुर्भाव होऊन 'बॅक्टेरियल' किंवा 'व्हायरल एंडोकार्डायटिस' होऊ शकतो; ज्यामध्ये रुग्ण दगावण्याचे प्रमाण बरेच असते. हृदय शस्त्रक्रियेतील धोक्याचे प्रमाण कमी करण्याकरिता कमी रक्तस्राव होणारी कृत्रिम रक्तप्रवाहविरहित 'बीटिंग हार्टसर्जरी' सेलसेव्हर यंत्राच्या उपयोगाने छोट्या छिद्रातून केलेली शस्त्रक्रिया ही अतिशय महत्त्वाची पावले आहेत. शस्त्रक्रियेतील सर्व धोक्यांचे टक्के वारीने विवेचन रुग्णाच्या जवळच्या नातेवाईकांपाशी केले जाते; पण रुग्णाच्या खालावलेल्या मनोधैर्याचा विचार करून दोन शब्दांतच धोक्याची कल्पना देणे महत्त्वाचे ठरते. अगदी थोडक्यात, रुग्णाला सांगायचे म्हणजे हृदय शस्त्रक्रियेला जाताना देवाचे नामस्मरण करून विमानप्रवासाचे तिकिट काढल्यासारखे समजावे आणि धैर्याने सामोरे जावे !

■■■

२३. हृदयातील कृत्रिम झडपा - एक वरदान

हृदयातील खराब झडपा काढून नवीन कृत्रिम झडपा घालण्याच्या शस्त्रक्रिया नवीन नाहीत. अमेरिकेत पंचवीस वर्षांपूर्वी हृदयात कृत्रिम झडपा घातलेले काही रुग्ण आजसुद्धा जिवंत आहेत. या काळात प्रचंड प्रमाणात प्रगती झाली आहे. सध्या जगात सर्वांत जास्त संधिवात जन्य झडपांचे रोगी आपल्या देशात आहेत, म्हणूनच सर्व कृत्रिम झडप निर्मात्यांचे लक्ष भारतावर आहे.

आपले हृदय मोटारीच्या 'फोर-स्ट्रोक' इंजिन सारखे असते. त्यांतील पिस्टनप्रमाणे चार स्नायूंचे कप्पे असतात व एका दिशेने रक्त प्रवाह होण्यासाठी चार व्हॉल्व्हज पडदे म्हणजे झडपा असतात. झडपा खराब होण्याची अनेक कारणे आहेत. क्वचित जन्मजात झडपांची गळती किंवा अरुंदपणा आढळतो. वयस्कर लोकांमध्ये काही झडपा वयानुसार निकामी होतात; पण संधिवातामुळे झडपा खराब होण्याचे प्रमाण सर्वाधिक आहे. संधिवाताचे जंतु लहानपणी घशाच्या मार्गाने किंवा टॉन्सिल्समधून रक्तात प्रवेश करतात. मग ताप येतो, अशक्तपणा येतो, सांधे सुजतात. यांवर पेनिसिलिन नावाच्या जंतु नाशक औषधांचा मारा केल्यावर संधिवात शमतो; पण पुढे वयाच्या तीस वर्षांपर्यंत पेनिसिलिनची इंजेक्शने दर एकवीस दिवसाला न घेतल्यास या संधिवाताच्या जंतुंचा दुष्परिणाम शरीरातील झडपांवर होतो. या झडपांना सूज येते, त्याचे पापुद्रे कठीण होतात. एकमेकांना चिकटतात, ज्यामुळे झडपा अरुंद होतात किंवा गळू लागतात. हृदयाच्या डाव्या बाजूला झडपांवर त्यांचा जास्त प्रादुर्भाव होत असतो. हा संधिवात कमी प्रतिकार शक्ती असलेल्या गरिबी व हलाखीचे जीवन जगणाऱ्या लोकांमध्ये प्रामुख्याने दिसतो, त्यामुळेच सर्व सरकारी इस्पितळांमध्ये झडपांच्या शस्त्रक्रियेचे प्रमाण जास्त दिसते. झडपा खराब झाल्यास त्याचे दुष्परिणाम शरीरावर होतात. फुफ्फुसातील रक्तदाब वाढतो, हृदयाचा आकार वाढतो, हृदयाची आकुंचन क्रिया कमी होऊ शकते. रुग्णास धडधड होते, थोडेसे चालल्यावर दम लागतो, अन्न पचत नाही, वजन घटते, यकृतास सूज येते. औषधांनी लक्षणे कमी होतात; पण झडपा पूर्ववत नॉर्मल कधीच होत नाहीत. औषधे घेऊनसुद्धा त्रास होत असल्यास नैसर्गिक रोगट झडपा काढून कृत्रिम झडपा बसविणे, हा एकच पर्याय असतो. *हा पर्याय रुग्णांना सहजासहजी पटत नाही; परंतु बहुतांशी*

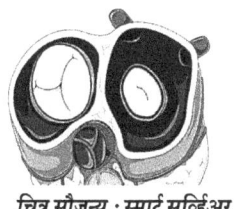

चित्र सौजन्य : स्मार्ट सर्व्हिअर

रुग्णांना हा पर्याय जीवदान देणारा असतो, जीवघेणा नसतो.

कृत्रिम झडपा प्रामुख्याने दोन प्रकारच्या असतात. पहिला प्रकार म्हणजे 'प्राण्यापासून बनविलेल्या झडपा' व दुसरा प्रकार म्हणजे 'धातुंच्या झडपा', प्राण्यांच्या झडपा या गाय किंवा डुक्कर यांच्या हृदयापासून बनविलेल्या असतात. धार्मिक दृष्टिकोनातून विचार केल्यास हिंदू किंवा मुसलमान रुग्ण त्या सहजपणे स्वीकार करत नाहीत, त्याच बरोबर या झडपा साधारण सात ते दहा वर्षेच कार्यरत राहतात व नंतर निकामी होऊ लागतात; परंतु सर्वांत आकर्षक बाब ही असते , की या झडपा बनविलेल्या रुग्णांना रक्त पातळ करण्याच्या गोळया घ्याव्या लागत नाहीत किंवा वारंवार रक्त तपासणी करावी लागत नाही. या झडपा विशेष करून वयस्कर रुग्णांमध्ये किंवा गर्भधारणा होणाऱ्या स्त्रियांमध्ये वापरल्या जातात. प्राण्यांच्या झडपा या धातुच्या झडपांपेक्षा जास्त महागड्या आहेत व सरासरी पाच टक्के रुग्णांमध्ये त्या बसविल्या जातात.

धातुच्या झडपा अलीकडे खूप प्रचलित आहेत. या झडपा तीन प्रकारच्या असतात. त्या सर्वांत लोकप्रिय आहेत, 'दोन चकतीच्या झडपा'. मग येतात, 'एक चकतीच्या झडपा' व तिसरा प्रकार आहे, 'बॉल अँड केज', यांचे उत्पादन करणाऱ्या बऱ्याच नामवंत कंपन्या आहेत. भारतात फक्त 'एक चकतीची झडप' बनते; इतर सर्व प्रकारच्या झडपा परदेशांतून आयात कराव्या लागतात. सर्वांत जास्त उत्पादन करणाऱ्या कंपन्या या अमेरिकेत आहेत. या झडपा अंदाजे रुपये पंचवीस हजार ते साठ हजारांपर्यंत असतात. अमेरिकेची सद्यःस्थिती लक्षात घेता, किंमती वाढण्याची शक्यता नाकारता येत नाही. या झडपांसाठी वापरलेला धातु हा हिऱ्यासारखा कणखर असतो.

'पायरोलाईट कार्बन' किंवा **'डेलरीन '** सारखे धातु वापरले जातात. या झडपांची आयु मर्यादा ही व्यवस्थित काळजी घेतल्यास बावीस ते पंचवीस वर्षे इतकी असते, म्हणजे मिनिटाला साधारण शहात्तर वेळा असे पंचवीस वर्षे उघडझाप करणाऱ्या या झडपा असतात. प्रत्येक झडप किमान पंचवीस वर्षे कार्यरत राहील, याची चाचणी कारखान्याच्या प्रयोग शाळेत घेतली जाते. या झडपा वेगवेगळया आकाराच्या असतात. त्याचे माप हृदय शस्त्रक्रियेच्या

वेळी बंद हृदयातून खराब झडप काढल्यानंतर ठरविले जाते. या झडपे मुळे रक्त प्रवाह एकतर्फी किंवा एकाच मार्गाने होतो. रक्त उलटे आधीच्या कप्प्यात जात नाही, त्यामुळे हृदयातील व फुप्फुसातील रक्तदाब कमी होतो व रुग्ण सशक्त होतो.

धातुच्या झडपा बसविलेल्या रुग्णास शस्त्रक्रियेनंतर खूप काळजी घ्यावी लागते. रक्त काही विशिष्ट प्रमाणात पातळ ठेवावे लागते. रक्त पातळ राहण्याचे प्रमाण 'प्रोथ्रोबीन टाईम' या रक्ताच्या चाचणीमुळे समजते. ही चाचणी दर महिना दीड महिन्याला अशी आयुष्यभर करावी लागते. हृदयात बसविलेल्या कृत्रिम झडपेच्या प्रकाराप्रमाणे रक्त किती पातळ ठेवावे हे ठरवावे लागते. त्यासाठी रक्त तपासणी झाल्यावर तज्ज्ञांच्या सल्ल्यानुसार रक्त पातळ ठेवण्याच्या गोळया घ्याव्या लागतात. या गोळया आयुष्यभर घ्याव्या लागतात. अचानकपणे बंद केल्यास किंवा योग्य प्रमाणात न घेतल्यास कृत्रिम झडपा निष्क्रिय होऊ शकतात व हृदय अचानक बंद पडू शकते. काही रुग्णांमध्ये रक्ताच्या सूक्ष्म गाठी बनून त्या मेंदूकडे जाऊ शकतात, ज्यामुळे बेशुद्धावस्था किंवा अर्धांगवायुचा झटका येऊ शकतो. गोळयांचा डोस जास्त झाल्यास रक्त गरजेपेक्षा जास्त पातळ होऊन हिरड्यांतून किंवा नाकातून रक्तस्राव, लघवीवाटे रक्तस्राव किंवा मेंदूमध्ये रक्तस्राव होऊ शकतो. स्त्रियांमध्ये अंगावर जास्त जाणे किंवा डोके वारंवार दुखणे ही लक्षणे असू शकतात. वरील लक्षणे आढळल्यास लगेच 'प्रोथ्रोबिन टाईम' ही तपासणी करून तज्ज्ञांना भेटावे.

कृत्रिम झडपा बसविलेल्या रुग्णास थंडी, ताप, खोकला आल्यास लगेच जंतु नाशक औषध देणे आवश्यक आहे. त्यासाठी घरगुती उपाय करू नयेत, नाही तर या जंतुचा प्रादुर्भाव कृत्रिम झडपेवर होऊन जीवावर बेतू शकते. दर सहा महिने- वर्षाला कृत्रिम झडपेची कार्यक्षमता बघण्यासाठी 'कलर डॉप्लर एकोकार्डियोग्राफी' ही तपासणी करावी. कृत्रिम झडपा या यांत्रिक झडपा आहेत, हे लक्षात ठेवावे. या नैसर्गिक झडपे इतक्या कार्यक्षम असूच शकत नाहीत; परंतु हृदयातील ताण कमी करून रुग्णांची आयुर्मर्यादा निश्चितच वाढवतात. कृत्रिम झडपेच्या स्त्रिया गर्भधारणा करू शकतात. फक्त गर्भावस्थेत तज्ज्ञांच्या देखरेखीखाली राहावे. कृत्रिम झडपेचे हृदयरोगी सामान्य माणसांप्रमाणे लैंगिक संबंध ठेवू शकतात.
मोटार गाडीच्या सर्व्हिसिंगप्रमाणे कृत्रिम झडपेच्या रुग्णांनी न चुकता तपासण्या करणे व तज्ज्ञांच्या देखरेखीखाली राहणे महत्त्वाचे आहे, तरच रुग्णास जास्त आयुष्य लाभते व कृत्रिम झडपा या एक वरदान ठरू शकतात !

■■■

२४.अँजियोपलास्टटी की बायपास सर्जरी-एक जवल तपाश्र

हृदयाभोवती रक्तवाहिन्यांत स्निग्ध पदार्थांमुळे अडथळा निर्माण झाल्यास छाती दुखू लागते. हार्ट अटॅक येऊ शकतो. जीवास धोका संभवतो. यावर प्रामुख्याने दोन प्रकारच्या उपचार पद्धती आहेत. दोन्हीही शास्त्रोक्तरीत्या सिद्ध आहेत. त्या म्हणजे 'अँजियोप्लास्टी' व 'बायपास सर्जरी'. अँजियोप्लास्टीमध्ये रक्तवाहिन्यांतील अडथळा आतून उघडला जातो, तर बायपास शस्त्रक्रियेत रक्तवाहिन्यांचे जोड काम बाहेरून केले जाते. दोन्ही उपचार पद्धतींमध्ये हृदयाच्या स्नायूला रक्त पुरवठा वाढविणे हे एकमेव उद्दिष्ट असते. मग प्रश्न असा उद्भवतो, की कुठली उपचार पद्धती स्वीकारावी ? प्रत्येकाचे फायदे-तोटे कोणते ?

अँजियोग्राफी हा तपास, अँजियोप्लास्टी ही उपचार पद्धती, हृदयविकारतज्ज्ञ ऊर्फ कार्डिओलॉजिस्ट करत असतात. हार्ट सर्जन हे काम करत नाहीत. हा तपास किंवा उपचार पद्धती ही ऑपरेशन थिएटरमध्ये न करता 'कॅथलॅब' म्हणजेच कॅमेरा असलेल्या एका क्ष-किरणाच्या मोठ्या यंत्राखाली केली जाते. ही करत असताना रुग्ण पूर्णपणे शुद्धीवर असतो. टीव्हीसारख्या पडद्यावर स्वत:च्या रक्तवाहिन्या बघू शकतो. या पद्धतीत जांघ्यामधील कातडीला थोडीशी भूल देऊन, तेथील शुद्ध रक्तवाहिनीतून एक छोटी रबरी नळी हृदयातील प्रमुख रक्तवाहिन्यांमध्ये सरकवली जाते. त्यानंतर क्ष-किरणांत दिसणारे एक प्रकारचे औषध नळी वाटे घालून रक्तवाहिन्यांमधील अडथळे बघितले जातात. इथ पर्यंतच्या तपासाला 'अँजियोग्राफी' म्हटले जाते. या तपासाला दहा ते बारा मिनिटे लागतात व त्यातील धोका हा जवळजवळ शून्य असतो. हा एक अत्यंत महत्त्वाचा व प्राथमिक स्वरूपाचा तपास आहे. यामधून हृदया भोवतालच्या रक्तवाहिन्या कशा आहेत ते लगेचच समजते. रक्तवाहिन्यांत अडथळे असल्यास त्याचे ठिकाण व प्रमाण कळते. रक्तवाहिन्यांचा आकार व त्याची रचना दिसते. हृदयाच्या कप्प्यामधील रक्तदाब व स्नायूंची आकुंचन क्रिया कशी आहे ते समजते. रक्तवाहिन्यांत अडथळे असल्याचे सिद्ध झाल्यावर एक ज्वलंत प्रश्न येतो आणि तो म्हणजे स्टेंट

वापरून ॲन्जियोप्लास्टी करावी की बायपास शस्त्रक्रिया करावी? दोन्ही उपचार पद्धतीमधील शास्त्र खुप प्रगत झाले आहे आणि होत आहे. सध्या वेगवेगळे नवीन स्टेंटस, रोटाब्लेटर व 'रीओप्रो ' सारख्या औषधांमुळे ॲन्जियोप्लास्टीत प्रगती झाली आहे, तर बायपास शस्त्रक्रियेत 'बीटिंग हार्ट सर्जरीचा' नवा काळ आल्याने त्यातील धोके कमी होऊन हृदय शस्त्रक्रियेत एकप्रकारची सहजता निर्माण झाली आहे.

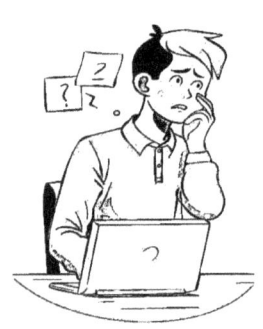

चित्र सौजन्य : विल्कास , पिक्साबे

'ॲन्जियोप्लास्टी' म्हणजे काय ते प्रथम बघू या. या उपचार पद्धतीमध्ये अँजियोग्राफीप्रमाणेच एक रबराची छोटी नळी हृदयात घालून त्यामधून एक लवचिक अशी 'गाईड वायर' रक्तवाहिनीतील अडथळयांमधून पुढे सरकवली जाते. त्यानंतर एक रबराचा फुगा या गाईड- वायरवरून अडथळयांपर्यंत नेला जातो. अडथळयाच्या ठिकाणी फुगा आल्यावर तो फुगविला जातो. काही ठराविक सेकंदांचा काळ हा फुगा फुगविल्यानंतर तेथील अडथळा निर्माण करणारे स्निग्ध पदार्थ फुग्यामुळे बाजूला ढकलले जातात, त्यामुळे रक्त प्रवाहाचा मार्ग मोकळा होतो. मार्ग किती मोकळा झाला आहे ते पडद्यावर बघितले जाते. त्यानंतर फुगा फुगविलेल्या ठिकाणी रक्तवाहिनी परत अरुंद होऊ नये या उद्देशाने एकप्रकारची स्प्रिंग म्हणजेच 'स्टेंट' याचा वापर केला जातो. बॉलपेन रिफीलच्या पुढे असणारी स्प्रिंग जशी दिसते तसे हे स्टेंट्स असतात. हे स्टेंट्स रबराच्या नळीच्या साहाय्याने फुगा फुगविलेल्या रक्तवाहिनीच्या ठिकाणी सरकवून बसविले जातात. स्टेंट्स बऱ्याच प्रकारचे असतात. वेगवेगळया लांबीचे असतात. अडीच, तीन, साडेतीन व चार मिलिमीटर अशा रुंदीचे असतात. अनेक परदेशी कंपन्या स्टेंट्सच्या उत्पादक आहेत. भारतातसुद्धा त्याची निर्मिती होत आहे. किंमतीसुद्धा वेगवेगळया असतात. वीस हजार रुपयांपासून ते साठ-पासष्ट हजारांपर्यंत एका स्टेंट्सची किंमत असू शकते. स्टेंट कुठल्या प्रकारचा बसवावयाचा, कुठल्या लांबीचा

असावा व कुठल्या रुंदीचा असावा हे कार्डियालॉजिस्टच्या अनुभवावर, कौशल्यावर व ज्ञानावर अवलंबून असते. काही वेळा स्निग्ध पदार्थाचा अडथळा कठीण असू शकतो व लांबलचक सुद्धा असू शकतो. अशा वेळी 'रोटाब्लेटर' म्हणजेच एक प्रकारच्या ड्रिलिंग मशीनसारख्या यंत्राचा उपयोग केला जातो. या रोटाब्लेटरने कठीण व कडक अडथळयांचे सूक्ष्म तुकडे करून रक्तवाहिनी उघडली जाते. तेथे परत स्टेंट बसविला जातोच. हे काम जास्त आव्हानात्मक असते. रक्त पातळ ठेवण्याची व अडथळा परत न होण्याची काही विशिष्ट औषधे रक्तवाहिनीत घातली जातात. ही औषधे महाग असतात, पण खूप गुणकारी असतात.

ज्या वेळी रक्तवाहिन्यांतील अडथळा फार लांबलचक असून एकाच ठिकाणी सीमित असतो; अडथळा लवचिक असतो, कठीण नसतो व रक्तवाहिनी चांगल्या रुंदीची असते, अशा परिस्थितीत स्टेंट वापरून केलेली अँजियोप्लास्टी ही अत्यंत यशस्वी व लाभदायक ठरते. काही वेळा रक्तवाहिन्यांतील अडथळा हा तिन्ही रक्तवाहिन्यांमध्ये असू शकतो. जर सर्व रक्तवाहिन्या चांगल्या आकाराच्या असल्या व हृदयाची आकुंचन क्रिया पण समाधान कारक असल्यास तिन्ही रक्तवाहिन्यांत स्टेंट घालून अँजियोप्लास्टी करता येते. यास 'मल्टीव्हेसल ॲजियोप्लास्टी' असे म्हटले जाते. काही वेळा फक्त महत्त्वाच्या व जास्त अडथळा असलेल्या रक्तवाहिनीवर अँजियोप्लास्टी केली जाते. ज्याला 'क्रिटिकल लिजन अँजियोप्लास्टी' असे संबोधले जाते. हृदयात दोनपेक्षा जास्त स्टेंट्स वापरणे हे काही वेळेस शस्त्रक्रियेपेक्षा जास्त खर्चिक होऊ शकते.

अशा वेळेस नैसर्गिक शुद्ध रक्तवाहिनींचा वापर करून बीटिंग हार्ट सर्जरीच्या पद्धतीने बायपास शस्त्रक्रिया करणे हे कदाचित जास्त हितकारक ठरू शकते. तथापि अनेक अडथळे असलेला रुग्ण भुलीसाठी किंवा शस्त्रक्रियेसाठी अपात्र ठरल्यास अर्थात शस्त्रक्रियेत जास्त धोका वाटल्यास, अँजियोप्लास्टी व स्टेंटचा उपाय उत्कृष्ट ठरतो. अँजियोप्लास्टी ही उपचार पद्धती होत असताना क्वचित तातडीने हृदयशस्त्रक्रिया करण्याची गरज पडू शकते. त्यामुळे ॲन्जियोप्लास्टीच्या वेळी हार्ट सर्जन व शस्त्रक्रिया गृहाची उपलब्धता असल्याची खात्री करणे आवश्यक असते.

ही कृत्रिम स्टेंट्स निकामी होण्याचे किंवा बंद पडण्याचे प्रमाण कमी-अधिक असू शकते. हे प्रमाण बऱ्याच बाबींवर अवलंबून असते. कुठल्या रक्तवाहिनीत स्टेंट बसविला आहे हे महत्त्वाचे असते. रक्तवाहिनीच्या रचनेवर, अडथळयांच्या प्रमाणावर, स्टेंटच्या रुंदीवर, लांबीवर व प्रकारावर स्टेंटचे आयुष्य मान अवलंबून असते. स्टेंट बसविल्याच्या साधारण पहिल्या तीन तासांपासून ते तीन महिन्यांपर्यंत स्टेंट बंद पडण्याचा धोका संभवतो व सहा महिन्यांनंतर हा धोका खूपच कमी होऊ लागतो. ॲन्जियोप्लास्टी व स्टेंटनंतर रक्त पातळ ठेवण्याची, पेशींचा थर न जमण्याची व रक्तातील स्निग्ध पदार्थ कमी करण्याची औषधे घ्यावी लागतात.

दोन्ही उपचार पद्धतींमधील धोका दिवसेंदिवस वेगाने कमी होत आहे. ॲन्जियोप्लास्टी हा बायपास शस्त्रक्रियेचा एकमेव पर्यायी उपाय आहे, असे विधान करणे चुकीचे होईल व त्याउलट सर्व रुग्णांमध्ये बायपास शस्त्रक्रियाच करावी हेही म्हणणे अयोग्य ठरेल. दोन्ही उपचार पद्धतींचे आपापले फायदे-तोटे आहेत. रुग्णाच्या हिताच्या दृष्टीने विचार करून व व्यावसायिक दृष्टिकोन बाजूला ठेवून उपचार पद्धतींची योग्य निवड करणे हे सर्वांत महत्त्वाचे आहे. त्यासाठी दोन्ही उपचार पद्धतीच्या तज्ज्ञ मंडळींनी आपली सद्सद् विवेकबुद्धी जागृत ठेवून, दोन्ही उपचार पद्धतीच्या त्रुटी, फायदे व तोटे नातेवाईकांपुढे मांडून निर्णय घेण्यात यावा, सध्या परदेशात व भारतातील काही केंद्रांमध्ये महत्त्वाच्या रक्तवाहिनीवर फक्त ॲन्जियोप्लास्टी करून हृदयाचा रक्त पुरवठा काही अंशी वाढवून नंतर रुग्ण बायपास शस्त्रक्रियेला पाठविला जातो. यामुळे दोन्ही उपचार पद्धतीमधील धोके कमी होतील, असा अंदाज आहे. यास 'हायब्रीड – थेरपी' असे म्हटले जाते. हा एक समंजसपणे घेतलेला मध्यम मार्ग आहे, असे म्हणावे लागेल, भारतीयांमधील हृदयाभोवतीच्या रक्तवाहिन्यांचा सरासरी आकार छोटा असल्याचे लक्षात घेऊन, शुद्ध रक्तवाहिनीचे जोड काम करून केलेली बायपास शस्त्रक्रिया ही ॲन्जियोप्लास्टीपेक्षा जास्त लाभदायक, दूरगामी व कमी खर्चाची ठरेल अशा विचारसरणीने संशोधन सुरू आहे. उपचार पद्धती कुठल्याही प्रकारची असो, ती रुग्णास कमी त्रासाची, कमी खर्चाची व चिरकाल लाभदायक ठरणारी असावी या दृष्टीने शास्त्राची वाटचाल सुरू आहे.

एक अत्यंत महत्त्वाची सूचना रूग्णांनी आत्मसात करणं आवश्यक आहे, ती म्हणजे कुठल्याही उपचार पद्धतीने मिळणारा फायदा हा रूग्णाच्या पुढील शिस्तबद्ध , पथ्य युक्त

जीवनशैलीवर अवलंबून असतो. ॲन्जियोप्लास्टी झाली किंवा बायपास सर्जरी झाली आणि आता मी कसाही जगायला मोकळा झालो, असे वागून चालणार नाही. न चुकता केलेला व्यायाम, जीभेवरील ताबा, बदललेली व्यसन मुक्त जीवन पद्धती, क्रोधावर नियंत्रण, आटोक्यात ठेवलेला रक्तदाब, मधुमेह व स्निग्ध पदार्थांचे प्रमाण व नियमित तपासण्या यातच दीर्घायुष्याचे खरे गुपित दडलेले आहे.

■ ■ ■

२५ . बायपास सर्जरी - बदलते प्रकार

'बायपास सर्जरी' हा शब्द आता अनोळखी नाही. 'हार्ट अटॅक' आणि 'बायपास सर्जरी' हे समीकरण तर शाळेतील विद्यार्थ्यांनाही परिचयाचे आहे. मध्यम वयामधील व्यक्तींना अचानकपणे लागणारी एक महागडी, धोक्याची हृदयशस्त्रक्रिया; पण या पलीकडे किती लोकांना ह्याचे भान असते ?

कुठल्याही बायपास सर्जरीमध्ये तीन महत्त्वाचे मुद्दे असतात.

अ) कुठल्या रक्तवाहिन्या वापरल्या (शुद्ध किंवा अशुद्ध).

ब) कुठल्या पद्धतीने शस्त्रक्रिया केली (हृदय थांबवून किंवा हृदयस्पंदने सुरू असताना.)

क) कुठल्या मार्गाने (हृदयाच्या पुढून, मागून किंवा दुर्बिणीच्या साह्याने)

अ) बायपास सर्जरीसाठी रक्तवाहिन्या :

कुठल्या रुग्णास किती रक्तवाहिन्यांचे जोड काम करावे लागणार आहे, हे त्या रुग्णाच्या 'अँजिओप्लास्टीच्या' तपासणीवरून आधीच समजते. रक्त प्रवाह वाढविण्यासाठी लागणाऱ्या नवीन रक्तवाहिन्या दोन प्रकारच्या असतात शुद्ध आणि अशुद्ध.

पायातील अशुद्ध रक्तवाहिन्या वापरून केलेली पारंपरिक बायपास सर्जरी ही काही वर्षांपूर्वी खूपच प्रचलित होती. ही रक्तवाहिनी पायातून काढल्यामुळे पायामध्ये काहीच अधूपणा येत नाही. या रक्तवाहिनीचे एक टोक महा रोहिणीस, तर दुसरे टोक अडथळा असलेल्या हृदयाभोवतीच्या रक्तवाहिनीवर अडथळयाच्या पलीकडे जोडले जाते. या अशुद्ध रक्तवाहिन्या आठ ते दहा वर्षे टिकतात व नंतर बंद पडतात. म्हणजेच या पद्धतीने केलेल्या बायपास सर्जरीचा फायदा रुग्णास सरासरी दहा वर्षे मिळतो.

शुद्ध रक्तवाहिनी वापरून बायपास सर्जरी करण्याचा काळ नंतर आला. यामध्ये हृदयासमोरील हाडाला लागून असलेली शुद्ध रक्तवाहिनी वापरली जाते. ही रक्तवाहिनी डाव्या हाताला जाणाऱ्या रक्तवाहिनीची Branch असून, ती अडथळा असलेल्या हृदयाच्या पुढील

भागावर असलेल्या मुख्य रक्तवाहिनीस जोडली जाते. ही शुद्ध रक्तवाहिनी जणू काही निसर्गाने हृदयशल्यविशारदांसाठीच बनवली आहे. की काय कोण जाणे! ही रक्तवाहिनी १८ ते २० वर्षे कार्यरत राहते आणि हिच्या काढण्याने रुग्णास दुसरा काही अपाय होत नाही. एक आश्चर्याची गोष्ट अशी आहे, की ही शुद्ध रक्तवाहिनी (Lima) शरीरातील स्निग्ध पदार्थांमुळे सहजासहजी बंद होत नाही.

ब) कुठल्या पद्धतीने बायपास सर्जरी:

हृदयाभोवती असणाऱ्या या रक्तवाहिन्यांचे नाजूक जोड काम करताना रक्तस्राव होऊ नये व त्याच बरोबर हृदयाची हालचाल थांबवावी याकरिता हृदयाचे कार्य बंद करणे अत्यंत गरजेचे असते. याकरिता हृदय काही नळयांच्या साहाय्याने 'हार्ट लंग' नावाच्या यंत्रास जोडले जाते. हे यंत्र हृदय व फुफ्फुसाचे कार्य करते. रुग्ण या यंत्राच्या कार्यावर जिवंत असतो. पोटॅशियम असलेल्या द्रव्याच्या वापराने हृदय तात्पुरते थांबविले जाते आणि हृदयस्पंदने बंद असताना नव्या रक्तवाहिन्यांचं जोड काम केले जाते. हे करताना शुद्ध किंवा अशुद्ध रक्तवाहिन्या वापरता येतात.

याउलट एक नवीन पद्धत अलीकडे गेल्या दोन वर्षांपासून प्रगत झाली आहे आणि ती म्हणजे हृदय सुरू असताना केलेली 'बायपास सर्जरी' म्हणजेच ती 'मिकास मिनिमली इनवेसिव कोरोनरी आर्टरी सर्जरी' या नावाने ओळखली जाते. हृदयस्पंदने बंद न करता हृदयाचे जोड काम करण्याचा भाग एका यंत्रा द्वारे स्थिर केला जातो. त्याच बरोबर शस्त्रक्रिया करताना रक्तस्राव कमी होण्याकरिता काही चिमटे, विशिष्ट टाके किंवा Shunts वापरले जातात. या प्रकारच्या शस्त्रक्रियेमुळे रुग्णास कृत्रिम हार्ट लंग मशिनचे साहाय्य लागत नाही, रक्तस्राव कमी होतो, रुग्णाची सुधारणा लवकर होते. विशेषतः मधुमेह, स्थूलपणा, मूत्रपिंडाचे रोग किंवा आकुंचन क्रिया कमी असलेल्या रुग्णास या शस्त्रक्रियेचा जास्त फायदा जाणवतो. या पद्धतीमध्ये सुद्धा सर्व शुद्ध रक्तवाहिन्या वापरून 'बायपास सर्जरी' करता येते. ही पद्धत हृदय - शल्यचिकित्सकांच्या दृष्टीने जास्त किचकट व अवघड म्हटली जाते; पण सध्या जास्त प्रचलित होत आहे. एक महत्त्वाची गोष्ट लक्षात ठेवणे आवश्यक आहे, यावेळी हार्ट-लंग

मशिन तयार ठेवणे अत्यंत आवश्यक असते- जोड काम अवघड झाल्यास किंवा हृदयाची आकुंचन क्रिया कमी होत असल्यास किंवा रक्तदाब कमी होत असल्यास हृदय थांबवून नेहमीच्या पद्धतीने शस्त्रक्रिया करावी लागते.

क) कुठल्या मार्गाने :

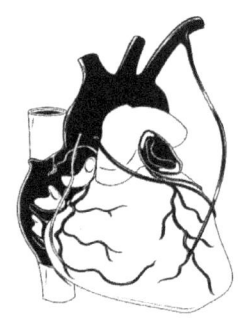

सध्या आपल्या देशात जवळजवळ 'बायपास सर्जरी' हृदयासमोरील मध्य भागाचे हाड कापून केल्या जातात. या मार्गाने सर्व रक्तवाहिन्या सहजपणे हाताळता येतात; पण चिरफाड मात्र जास्त करावी लागते. शस्त्रक्रियेनंतर तारांच्या साह्याने हाड परत जोडले जाते. हाड जुळून येण्यास कमीत कमी तीन महिन्यांचा अवधी लागतो. विशेषतः मधुमेह असलेल्या रुग्णास हाड जुळून येण्यासाठी जास्त काळ लागू शकतो किंवा जखम चिघळू शकते. या सर्व अडचणी लक्षात घेऊन आता 'छोट्या भागातून बायपास सर्जरी' ही प्रायोगिक स्वरूपामध्ये परदेशात सुरू झाली आहे. बायपाससाठी लागणाऱ्या शुद्ध किंवा अशुद्ध रक्तवाहिन्यासुद्धा दुर्बिणीच्या साहाय्याने काढता येतात. हृदयाच्या समोरील हाड न कापता छातीच्या मार्गाने किंवा पोटाच्या मार्गाने अडथळा असलेल्या रक्तवाहिनीचे जोड काम करता येते. एक पायरी पुढे जाऊन परदेशात यंत्रमानवाचा उपयोग करून सुद्धा रक्तवाहिन्यांचे जोड काम करण्याचे प्रयोग यशस्वी झाले आहेत. यात छाती फक्त एक ते दोन इंचच कापावी लागते. रुग्णास हृदयशस्त्रक्रियेची भीती वाटून ती टाळली जाऊ नये, खर्च कमी व्हावा, रक्तस्राव कमी असावा आणि रुग्ण लवकरात लवकर बरा होऊन कामावर रुजू व्हावा या उद्देशाने ही छोट्या मार्गाने केलेली बायपास सर्जरी लवकरच प्रस्थापित होईल, अशी आशा वाटते.

चित्र सौजन्य : स्मार्ट सर्व्हिअर

■■■

२६ . बीटिंग हार्ट सर्जरीचा नवा काळ

'बीटिंग हार्ट सर्जरी' म्हणजे स्पंदने सुरू असताना केलेली हृदयशस्त्रक्रिया, आपल्या देशात दोन ते अडीच वर्षांपूर्वी जवळजवळ सर्व बायपास शस्त्रक्रिया या हृदयस्पंदने बंद करून केल्या जात होत्या. त्यासाठी कृत्रिम हृदय- फुप्फुस यंत्राचा उपयोग अपरिहार्य होता. चालते हृदय बंद करून त्यावर शस्त्रक्रिया करून पुन्हा पूर्ववत सुरू करणे एक साहसाचे काम होते. या धाडसात हृदय शल्यचिकित्सकांना एकप्रकारचा आगळावेगळा आनंद मिळायचा. बऱ्याच प्रसंगी स्वतः एक सर्जन असल्याचा विसर पडून ब्रह्मदेवाचा अवतार असल्याची भावना होऊ लागली होती. शस्त्रक्रियेच्या तांत्रिक शास्त्रात प्रचंड वेगाने प्रगती होत गेली व तितक्याच वेगाने हृदयशस्त्रक्रिया सोपी होऊ लागली.

शरीरात कुठलाही कृत्रिम प्रकारचा रक्तप्रवाह हा नैसर्गिक रक्तप्रवाहापेक्षा निश्चितच गौण असतो. रक्तातील वेगवेगळ्या पेशी जेव्हा प्लॅस्टिकच्या नळ्यांमधून व कृत्रिम फुफ्फुसाच्या मार्गाने वाहतात तेव्हा त्यांना एकप्रकारची इजा पोहोचते. ही बाब शास्त्रज्ञांनी सिद्ध केली. कृत्रिम रक्तप्रवाहाचे इतरही अनेक धोके व दुर्गुण लक्षात आले. अमेरिका, इटली व ब्राझील या राष्ट्रांमधील शल्यचिकित्सक या बीटिंग हार्ट सर्जरीच्या बाबतीत अग्रेसर झाले. अनेक रुग्णांवर यशस्वी बायपास शस्त्रक्रिया हार्ट-लंग मशीनच्या साहाय्याविना त्यांनी केल्या. त्यांचे अनुभव जगापुढे आले व गेल्या दोन वर्षांत या प्रकारच्या बायपास शस्त्रक्रियेची लाटच सर्वत्र आली.

या प्रकारच्या शस्त्रक्रियेत भूलतज्ज्ञांचे काम खूप महत्त्वाचे असते. हृदयाचा रक्तदाब, वेग व आकुंचनक्रिया ही औषधोपचाराच्या साहाय्याने योग्य ठेवावी लागते. रक्तस्राव झाल्यास लगेच रक्त भरावे लागते. लघवीच्या प्रवाहाकडे लक्ष द्यावे लागते. रक्तातील प्राणवायूचे प्रमाण नियमित ठेवावे लागते. रुग्णाचे शारीरिक तापमान स्थिर ठेवून हृदयातील उजव्या व डाव्या कप्प्यातील रक्तदाबावर डोळ्यांत तेल घालून लक्ष ठेवावे लागते. त्याचबरोबर कृत्रिम हृदय-फुप्फुसाचे यंत्र चालविणारा तंत्रज्ञसुद्धा शस्त्रक्रियागृहात असणे आवश्यक असते. वेळप्रसंगी

हृदयाचे कार्य समाधानकारक होत नसल्यास अथवा रक्तस्राव जास्त होत असल्यास या कृत्रिम यंत्राच्या मदतीची आवश्यकता पडते. आज सरासरी पन्नास टक्क्यांहून जास्त बायपास शस्त्रक्रिया या चालू हृदयावर केल्या जात आहेत. हे प्रमाण वेगवेगळ्या रुग्णालयात व शल्यचिकित्सकांमध्ये कमी-अधिक दिसून येते.

चित्र सौजन्य : मेडट्रॉनिक्स ऑक्टोपस

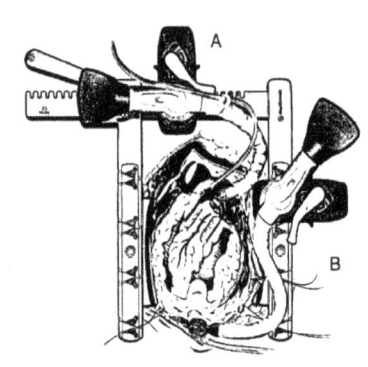

बीटिंग हार्ट सर्जरीच्या साहाय्याने बायपास शस्त्रक्रिया करण्याकरता हृदयाचा काही विशिष्ट भाग हा स्थिर करावा लागतो. त्यासाठी हृदयाचा भाग स्थिर ठेवणारे एक यंत्र आवश्यक असते. बऱ्याच कंपन्या या यंत्राचे उत्पादन करतात; पण सर्वप्रथम वापरण्यात आलेले व सध्याही वापरात असलेले यंत्र हे समुद्रातील एका आठ पायांच्या माश्यासारख्या प्राण्यासारखे असते. त्याला 'आक्टोपस' हे नाव सार्थ आहे. हे यंत्र हृदयाच्या स्नायूला घट्ट चिकटून बसते व ज्या रक्तवाहिनीवर शस्त्रक्रिया करावयाची आहे ती स्थिर होते. हृदयाचा बाकीचा भाग हा कार्यरत असतो. ज्या रक्तवाहिनीवर जोडकाम करावयाचे असते, ती उघडली जाते. रक्तवाहिनीतील रक्तस्राव सीमित राहण्यासाठी काही विशिष्ट चिमटे किंवा टाके वापरले जातात. नंतर उघडलेल्या रक्तवाहिनीत एक तात्पुरत्या स्वरूपाचा 'शंट' अर्थात एक प्लॅस्टिकचा छोटा पाईप घातला जातो. त्यानंतर रक्तवाहिनीचे जोडकाम मनाचे एकाग्रीकरण करून अचूकरीत्या केले जाते. त्यासाठी केसांच्या जाडीचा सूक्ष्म धागा वापरला जातो. डोळ्यावर दुर्बिणीचे चष्मे लावावे लागतात. जोडकाम संपत आल्यावर शेवटचे काही टाके सैल करून रक्तवाहिनीतील 'शंट' काढला जातो. अशा पद्धतीने अडथळा असणाऱ्या हृदयाभोवतीच्या वेगवेगळ्या रक्तवाहिन्यांना नवीन शुद्ध किंवा अशुद्ध रक्तवाहिन्या जोडल्या जातात. त्यासाठी हृदयापुढील 'स्टर्नम' नावाच्या हाडाच्या मागील भागातील उजवी व डावी 'इंटर्नल मॅमरी आर्टरी' अनेकदा वापरली जाते. त्याचबरोबर हातातील किंवा पोटातील शुद्ध रक्तवाहिनीसुद्धा वापरता येते.

पायातील सॅफीनस नावाची अशुद्ध रक्तवाहिनी अनेकजण सर्रास वापरतात. बायपास शस्त्रक्रियेसाठी जोडकामास कुठल्या रक्तवाहिन्या वापराव्यात हे बऱ्याच बाबींवर अवलंबून असते. विशेषतः शल्यचिकित्सकाचा अनुभव, त्याची मतप्रणाली, रुग्णाचे वय व रुग्णाच्या हृदयाची आकुंचनक्रिया यावर विचार करून निर्णय घेतला जातो.

बीटिंग हार्ट बायपास सर्जरी यशस्वीरीत्या पार पाडल्यास ती रुग्णास सर्व दृष्टीने लाभदायक ठरते. कृत्रिम रक्तप्रवाह टाळल्यामुळे रक्तातील पेशी खराब होत नाहीत. रक्त लवकर गोठते. जखमा चांगल्या रीतीने भरण्याचे प्रमाण उच्च असते. कृत्रिम यंत्राची मदत न घेतल्यामुळे रुग्णाची प्रतिकारशक्ती खालावत नाही. त्यामुळे शरीरात जंतुंचा प्रादुर्भाव होण्याची शक्यता खूपच कमी होते. हृदय थांबवून केलेल्या शस्त्रक्रियेनंतरचा बरेच दिवस राहणारा अशक्तपणा, कमी होणारी भूक आणि खालावलेले वजन या बाबी या नवीन पद्धतीत क्वचितच दिसून येतात. बाहेरील रक्ताची गरज कमी भासते, त्यामुळे कमी रक्तदाते शोधावे लागतात. रुग्णाला लवकर घरी पाठविले जाते. याला ओपन हार्ट सर्जरी न म्हणता बीटिंग हार्ट सर्जरी म्हणावी लागेल.

या प्रकारच्या शस्त्रक्रिया पद्धतीचा चांगला अनुभव सर्व शल्यचिकित्सकांना येत आहे, तथापी हृदयाच्या काही विशिष्ट व गंभीर परिस्थितीमध्ये याच पद्धतीचा अट्टाहास न करता रूढमार्गवादी होणे हिताचे ठरते. यात पुढे जाऊन छोट्या छिद्राच्या मार्गाने लांबलचक हत्यारांचा किंवा यंत्रमानवाच्या हातांचा उपयोग करून ही शस्त्रक्रिया करण्याचे यशस्वी प्रयोग परदेशात सुरू आहेत. काही वर्षांतच मोटारीच्या सर्व्हिसिंगला लागणाऱ्या वेळेपेक्षा कमी कालावधीत रुग्ण बायपास शस्त्रक्रिया करून घरी आलेला दिसेल, यात शंकाच नाही!

■■■

२७. वयस्कर रुग्णांवरील हृदयशस्त्रक्रिया

आपल्या देशात वयस्कर रुग्णांवर हृदयशस्त्रक्रिया करण्याबाबतचा निर्णय हा बरेचदा रुग्णाची मुलेबाळे घेतात. म्हाताऱ्या माणसावर शस्त्रक्रिया करणे फायद्याचे आहे का ? इतका खर्च मग वाया तर जाणार नाही ना? नाहीतर अजून किती वर्षे जगणार आहे? वगैरे प्रश्न चर्चिले जातात. काही ठिकाणी लवकर वारसा हक्क मिळण्याच्या आशेने जवळचे नातेवाईक शस्त्रक्रियेचा निर्णय घेण्यात चालढकल करताना आढळतात. पाश्चात्य देशात बरेच वयस्कर रुग्ण एकटे राहतात किंवा वृद्धाश्रमात असतात, त्यामुळे शस्त्रक्रियेचा निर्णय व त्याची आर्थिक उपाय योजना त्यांना स्वत:ला करावी लागते. त्यामुळेच परदेशात ऐंशी वर्षांवरील हृदय रोपण शस्त्रक्रियेसाठीची प्रतीक्षा यादी ही लांबलचक असते. पूर्व व पश्चिम यातील हा फरक कुटुंब पद्धतीमुळे व जगण्या विषयीच्या वेगवेगळया आसक्तीमुळे जाणवतो. बऱ्याच वयस्कर रुग्णांचे मानसिक वय, शारीरिक वय व प्रत्यक्ष वय हे वेगवेगळे आढळते. त्यामुळे वयस्कर रुग्णांनी किती जगावे व कुठल्या दर्जाचे जीवन जगावे, हे त्यांनी स्वत:च ठरवावे.

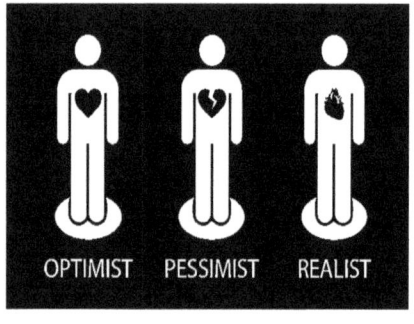

चित्र सौजन्य : जी.डी.जे. , पिक्साबे

हृदय शस्त्रक्रियेच्या बाबतीत शल्यचिकित्सक म्हणून विचार करताना रुग्णाच्या प्रत्यक्ष वयापेक्षा त्याच्या रोगाच्या वयाला जास्त प्राधान्य दिले जाते. म्हणजेच रोग जर खूप वर्षांचा असेल, तर शस्त्रक्रियेतील धोका जास्त असतो. म्हणजेच दोन वेळा हार्ट अटॅक येऊन गेलेल्या चाळीस वर्षांच्या रुग्णापेक्षा नुकताच हृदय विकार जडलेल्या पंचाहत्तरीच्या रुग्णाला शस्त्रक्रियेतील धोका हा कमी समजला जातो. वयस्कर रुग्णांमध्ये जास्त 'कोलॅटरल' अर्थात नैसर्गिक रक्तवाहिन्यांचे जाळे असते. ते शस्त्रक्रियेच्या दृष्टीने हितकारक ठरते. वयस्कर रुग्णांची

शस्त्रक्रियेसाठी मानसिक तयारी जास्त चांगली असते. गेलो तर काही बिघडत नाही. जीवन यथार्थ जगलो; पण वाचलो तर बोनस आयुष्य मिळेल,' अशी मानसिकता असते. शस्त्रक्रियेत काही तांत्रिक फेरबदल केले जातात, जे वयस्कर रुग्णाला लाभदायक ठरतात. जशी लक्ष्मी लक्ष्मीकडे येते; तसेच 'जास्त आयुष्य' हे वयस्कर रुग्णांच्या नशिबी येते, असे आम्ही बरेचदा अनुभवतो.

वयस्कर रुग्णांवरील शस्त्रक्रिया करताना हृदया पलीकडे बरेच बघावे लागते. जखम भरण्याची क्षमता कमी असते. हाडे ठिसूळ असतात. मेंदू व मूत्रपिंडाकडे जाणारा रक्त पुरवठा कसा आहे, हे तपासणीने निश्चित करावे लागते. उच्च रक्तदाब, स्थूलपणा, मधुमेह यांची संगत असू शकते. त्याच बरोबर लघवीच्या वाटेचे अडथळे, रक्त गोठण्याची कमी झालेली कार्यक्षमता व प्रदूषणामुळे काळी झालेली फुफ्फुसे ही हृदय शस्त्रक्रियेला जास्त आव्हानात्मक बनवितात. बायपास शस्त्रक्रियेसाठी चांगल्या प्रकारची शुद्ध किंवा अशुद्ध रक्तवाहिनी शोधावी लागते. त्यासाठी हात, पाय, पोट किंवा हृदयासमोरील हाडाच्या मागे काटछाट करावी लागते. महा रोहिणी किंवा झडपा या दगडासारख्या कठीण झालेल्या असतात. अचानकपणे रक्तवाहिन्या फाटण्याची व रक्तस्राव होण्याची भीती असते. थोडक्यात म्हणजे, शस्त्रक्रियेच्या दृष्टीने इतकी प्रतिकूल परिस्थिती असताना देखील वयस्कर रुग्णांच्या शस्त्रक्रियेत तसे अपयश खूपच कमी दिसते.

हृदय शस्त्रक्रियेच्या शास्त्रातील बदलत्या तांत्रिक पद्धतीमुळे धोके कमी होत आहेत. 'ऑक्टोपस' सारख्या यंत्राचा उपयोग करून हृदय स्पंदने सुरू असताना केलेली बायपास शस्त्रक्रिया खूपच फायद्याची ठरते. कृत्रिम हृदय-फुफ्फुस यंत्राचा उपयोग टाळल्यामुळे रक्तपेशींची झीज होत नाही. रक्तस्राव कमी होतो. मूत्रपिंड व मेंदू यांचे कार्य बिघडत नाही. त्याच बरोबर 'फास्ट ट्रॅकिंग' या पद्धतीचा उपयोग केल्यास रुग्ण लवकर पूर्ववत होतो. शस्त्रक्रियेनंतर कमीत कमी वेळ कृत्रिम श्वासोच्छवासाच्या यंत्राचा उपयोग केला जातो. छातीमधील नळ्या लवकर काढल्या जातात. रुग्णाची हालचाल लवकर करविली जाते. रक्तस्राव मर्यादित ठेवला जातो. 'सेल सेव्हर' यंत्र उपलब्ध असल्यास बाहेरचे रक्त जवळजवळ

लागतच नाही. शस्त्रक्रिया ही आटोपशीर व कमीत कमी इजा करणारी अशा दृष्टिकोनातून केल्यास यश हे जास्त प्रमाणात असते. बऱ्याच नवीन प्रकारच्या औषधोपचार योजनांमुळे व भूल शास्त्रातील वेगवान प्रगतीमुळे वयस्कर रुग्णांवरील हृदयशस्त्रक्रिया ही कमीत कमी तणाव युक्त होत आहे. खऱ्या अर्थाने धोक्याचे जास्त प्रमाण हे खूप कमी आकुंचन क्रिया असलेल्या वयस्कर रुग्णांमध्ये असते.

कृत्रिम हृदयाच्या एकविसाव्या शतकात जर सत्तरीचा रुग्ण मनाने चाळिशीचा असेल व कार्यक्षमतेने पंचाहत्तर-साठीचा असेल, तर त्याला शस्त्रक्रिया नाकारणे, हे अयोग्य आहे. पाश्चात्यांचे उदाहरण डोळ्यापुढे ठेवून, पूर्ण निकामी हृदयासाठीसुद्धा हृदय रोपणापर्यंतचा प्रगत शास्त्राचा लाभ हा अवश्य घेतला पाहिजे. अशी वयस्कर, परिपक्व व अनुभवी मंडळी ही देशाची बौद्धिक संपत्ती असते, हे विसरता कामा नये.

■■■

२८. छोट्या बालकांवरील हृदय शस्त्रक्रिया

जन्मस्थ हृदय दोष म्हणजे जन्मापासून आढळलेले हृदयातील दोष. हृदयाच्या निर्मितीच्या काळातच हृदय रचना व्यवस्थितपणे पार न पडल्यामुळे हे हृदयरोग संभवतात. या नवजात अर्भकांमध्ये हृदय दोषाचे नक्की कोणते कारण आहे हे सांगणे कठीण आहे. बहुसंख्य जन्मस्थ हृदय रोगांची कारणे अजून तरी अज्ञात आणि अनाकलनीयच आहेत. त्यातील काही कारणे म्हणजे अ) गर्भ धारणेच्या पहिल्या तीन महिन्यांत जेव्हा हृदय रचनेची निर्मिती होत असते त्या काळात घेतलेली हानिकारक औषधे, क्ष किरणे किंवा वारंवार येणारा ताप हे हृदय दोषास कारणीभूत होऊ शकतात. ब) ज्या बाळांचे आईवडील हे जवळच्या नात्या मधले असतील, अशा मुलांमध्ये सामान्यत: जन्मस्थ हृदयरोगाची शक्यता कितीतरी पटीने अधिक असते. क) त्याच बरोबर आईवडिलातील जर एकामध्ये लहानपणी हृदय दोष असेल, तरीसुद्धा अनुवंशिकतेने बालकांमध्ये हृदय दोष निर्माण होण्याची शक्यता वाढते. जन्मस्थ हृदय दोष असलेल्या रुग्णांमध्ये वारंवार सर्दी-पडसे होणे. वयानुसार वाढ न होणे, दूध थांबून थांबून पिणे, वाजवीपेक्षा जास्त घाम येणे, छाती उडणे, जीभ व ओठ निळे पडणे वगैरे लक्षणे महत्त्वाची समजावीत.

जन्मस्थ हृदय दोष हे प्रामुख्याने दोन प्रकारांत विभागले जातात. साधे हृदय दोष (गुलाबी) व गुंतागुंतीचे (निळे) हृदय दोष. हृदय दोष कुठल्याही प्रकारचा असला, तरी काही तपासण्या करणे आवश्यकच असते. सर्वांत पहिली तपासणी म्हणजे क्लिनिकल किंवा स्टेथोस्कोपने केलेली चाचणी. ह्याने हृदय दोषासंबंधीचा बराचसा अंदाज येतो. त्यानंतर ई.सी.जी. कलर डॉप्लर व नंतर अँजिओग्राफी. अँजिओग्राफीचा तपास हा मात्र सर्व रुग्णांना करावा लागत नाही. जर कलर

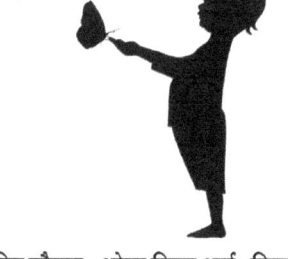

चित्र सौजन्य : ओपन क्लिप आर्ट , पिक्साबे

डॉप्लर ह्या तपासणीने हृदयाची पूर्णतः माहिती मिळाली नाही, तर अँजीयोग्राफीने हृदय रचनेची जास्त खोल वर माहिती मिळू शकते. त्याच बरोबर हृदयामधील सर्व कप्प्यांमधील दाब व ऑक्सिजनचे प्रमाण अँजीयोग्राफीने समजू शकते.

आता एकदा हृदय दोषाचे निदान व त्याचा प्रकार नक्की झाल्यावर हा दोष औषधे, गोळयांनी बरा होणार का, हा नेहमीचाच प्रश्न सर्व पालक विचारतात. इतक्या लहान बालकावर 'ऑपरेशन' हा शब्द ऐकल्यावर पालकांना धक्काच बसतो. खरे सांगायचे म्हणजे जन्मस्थ हृदयदोषांमधील जवळजवळ ९५ टक्के रुग्ण हृदय शस्त्रक्रियेला पात्र असतात.

आता हे निर्मितीचे दोष असलेले भाग कुठले हे बघू या. आपण आधी नमूद केल्याप्रमाणे हृदय दोष दोन प्रकारचे असतात. साधा दोष म्हणजे ज्यात एकच दोष असतो व दुरुस्तीला सोपा असतो. उदा. डी.डी.ए., ए.एस.डी., व्हि.एस.डी. मध्ये महा रोहिणीपासून फुप्फुसाकडून निघणाऱ्या रक्तवाहिनीला जोडणारी 'नलिका.' साधारणपणे जन्म झाल्यानंतर ही नलिका आपोआप बंद होते; पण ती तशी बंद न झाल्यास त्याला पी.डी.ए. असे म्हणतात. यासाठी लागणारी शस्त्रक्रिया करणे नेहमीच हितावह असते. ही खूप सोपी असते व हृदय स्पंदन सुरू असताना छातीच्या फासळयांमधून ही नलिका बंद केली जाते. ह्याला 'क्लोज्ड हार्ट सर्जरी' असे म्हणतात. खर्चाच्या दृष्टीने परवडणारी व जवळजवळ शून्य टक्के धोका असणारी ही शस्त्रक्रिया आहे. निदान झाल्यानंतर लगेचच ही शस्त्रक्रिया करणे जरुरी आहे. ए.एस.डी. म्हणजे हृदयाच्या छोट्या किंवा वरच्या पडद्याला असणारे 'छिद्र'. या छिद्राचा आकार कमी-जास्त असू शकतो. या छिद्रामुळे होणारे परिणाम काही जास्त धोकादायक नसतात, तरी पण जसे वय वाढते, तसे हृदय व फुप्फुसावर त्याचे दुष्परिणाम दिसू लागतात. अर्थात या दोषांवरील हृदयशस्त्रक्रिया योग्य वेळेस- म्हणजेच निदान झाल्यावर लगेच केली गेल्यास जास्त योग्य ठरते. ह्या उलट डी.एस.डी. म्हणजे हृदयाच्या मोठ्या पडद्याला म्हणजेच खालच्या पडद्याला असलेले 'छिद्र.' हे छिद्र लवकरात लवकर बंद करणे आवश्यक असते. या छिद्रामुळे होणारे हृदय व फुप्फुसावरील दुष्परिणाम हे जास्त प्रमाणात असू शकतात. त्यामुळे फुप्फुसातील रक्तदाब वाढू शकतो जर हे छिद्र खूप लहान प्रमाणाचे असेल तर सत्तर ते ऐंशी

टक्के रुग्णांमध्ये वयाच्या सहा ते सात वर्षांपर्यंत छिद्र बंद होऊ शकते; पण तसे न झाल्यास शस्त्रक्रिया करणे आवश्यक आहे. छिद्र मध्यम किंवा मोठ्या आकाराचे असेल, तर तातडीने हृदयशस्त्रक्रिया करणे जीवनदायी ठरते. वरील सर्व शस्त्रक्रियांना, 'ओपन हार्ट सर्जरी' करणे आवश्यक असते. या शस्त्रक्रियेत हृदय स्पंदन बंद करून त्यावर हृदयशस्त्रक्रिया केली जाते. हृदय बंद केलेले असताना रुग्ण हा हृदयफुप्फुसयंत्राच्या साहाय्याने जगत असतो. त्यानंतर गरज असल्याप्रमाणे हृदयाच्या दोषांची दुरुस्ती केली जाते. छिद्र बंद करण्यासाठी हृदयाभोवतीचे आवरण अथवा कृत्रिम पडदा वापरला जातो.

साधे दोष असल्यास हृदय शस्त्रक्रियेचा धोका खूपच कमी असतो. साधारण दोन टक्क्यांपेक्षा कमी गुंतागुंतीचे दोष असल्यास हृदयामधील दोषांच्या प्रमाणाप्रमाणे शस्त्रक्रियेतील धोका कमी-जास्त होतो. शस्त्रक्रिया न केल्यास अशा बालकांना मृत्यू हा अटळ असतो. केवळ आर्थिक अडचणींमुळे अशा बालकांना हृदय शस्त्रक्रियेपासून दूर ठेवणे अयोग्य ठरते. सध्या छोट्या बालकांवरील हृदय शस्त्रक्रियेचे तंत्र बरेच प्रगत झाले आहे. लहानातल्या लहान, एक ते दीड किलो वजनाच्या अर्भकावरसुद्धा सध्या भारतात यशस्वीपणे हृदयशस्त्रक्रिया करता येते.

■■■

२९. हृदयशस्त्रक्रिया : रक्तस्त्राव आणि रक्ताची गरज

हृदयाचे आणि रक्ताचे एक घनिष्ठ नाते आहे. हृदयावाचून रक्ताला महत्त्व नाही आणि रक्ताशिवाय हृदयाचे काम होऊच शकत नाही. हृदयाचे प्रमुख काम म्हणजे डाव्या कप्प्याच्या साहाय्याने शरीरातील सर्व अवयवांना शुद्ध रक्ताचा पुरवठा करणे आणि उजव्या कप्प्याच्या साहाय्याने अशुद्ध रक्त फुप्फुसाकडे शुद्धिकरणासाठी पुरविणे. रक्ताभिसरणासाठी एका पंपाचे कार्य करणाऱ्या या हृदयालासुद्धा शुद्ध रक्ताची गरज असते, हे लक्षात ठेवले पाहिजे.

हृदय शस्त्रक्रियेसाठी लागणाऱ्या रक्ताचे महत्त्व हे या अतिशय भयंकर अशा रोग प्रसरणामुळे वाढले आहे. ते म्हणजे रक्ताच्या वाटे एड्‌सची लागण होण्याच्या संभाव्य धोक्यामुळे!

हा धोका कमी करण्यासाठी तीन उपाय आहेत.

अ) शस्त्रक्रियेसाठी लागणाऱ्या रक्ताची गरज कमी करणे :

सध्या हृदय न थांबविता, हार्ट- लंग मशिनचे सहकार्य न घेता केलेली हृदयशस्त्रक्रिया ही या दृष्टिकोनातून खूप महत्त्वाची आहे. या प्रकारच्या बायपास सर्जरीमध्ये रक्तस्त्रावही कमी होतो आणि एकही बाटली रक्त न वापरतासुद्धा शस्त्रक्रिया करता येते. त्याच बरोबर 'सेल-सेव्हर' नावाच्या यंत्रा द्वारे शस्त्रक्रियेच्या वेळी रक्तस्त्राव झालेले रक्तसुद्धा शुद्धीकरण करून परत वापरता येते. मात्र हे यंत्र महागडे असल्यामुळे सर्व ठिकाणी उपलब्ध नसते.

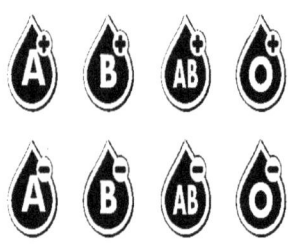

चित्र सौजन्य : २०० डिग्री, पिक्साबे

ब) रुग्णाचे स्वत:चे रक्त वापरणे :

हृदय शस्त्रक्रिया होणाऱ्या रुग्णाच्या शरीरातून दोन बाटल्या एवढे रक्त दोन

आठवड्यांच्या अंतराने काढून ते रक्त शस्त्रक्रियेच्या वेळी वापरता येते. रुग्णास रक्त काढल्यावर सलाईन-ग्लुकोज दिले जाते आणि रक्त वाढीची औषधे दिली जातात. ही उपाय योजना रुग्ण सशक्त असल्यास आणि शस्त्रक्रिया काही अवधीनंतर होणार असल्यास शक्य होते.

क) ऐच्छिक रक्तदाते शोधणे :

पैशासाठी रक्त विकणाऱ्या आणि अनोळखी दात्यांचे रक्त शस्त्रक्रियेसाठी वापरू नये. कधी कदाचित रक्तदात्यामध्ये एड्‌सचे किटाणू असू शकतात किंवा तो दाता एड्‌सच्या जंतुंचा वाहक असू शकतो; पण त्याची एड्‌सची चाचणी निगेटिव्ह असू शकते. अशा स्थितीमधील दात्याचे रक्त हे सदोष असून रुग्णाच्या दृष्टिकोनातून हानिकारक ठरते. ज्या दात्याचे चारित्र्य स्वच्छ आहे व अनेक लैंगिक संबंध नाहीत, असे रक्तदाते सर्वांत उत्कृष्ट असतात.

रक्ताची गरज कितीही कमी केली तरी काही विशिष्ट रुग्णांमध्ये रक्ताशिवाय शस्त्रक्रिया होऊच शकत नाही. उदा. रक्त कमी असलेले रुग्ण, रक्ताची गोठण्याची प्रक्रिया कमी झालेले हृदयरोगी किंवा शस्त्रक्रियेनंतर रक्तस्राव होत असल्यास त्या रुग्णास रक्त हे द्यावेच लागते. हृदय शस्त्रक्रियेसाठी तीन प्रकारचे रक्त व त्याचे घटक लागतात. १) चोवीस तासांतील ताजे व परिपूर्ण रक्त, २) रक्तातील गोठण्याचे घटक असलेले रक्त व ३) रक्तातील पिंडिकायुक्त घटक.

ताजे रक्त मिळण्यासाठी रक्तदान हे शस्त्रक्रियेच्या आदल्या दिवशी किंवा शस्त्रक्रियेच्या दिवशी लवकर सकाळी करणे आवश्यक आहे. साधारण चार ते सहा बाटल्या रक्ताची गरज असते. किती रक्त लागेल हे शल्यचिकित्सकच नक्की सांगू शकतो. रक्तदाते हे रुग्णाच्या गटाचेच असणे आवश्यक आहे. रक्तदाते सशक्त, निरोगी आणि तरुण असणे उत्तम.

थोडक्यात म्हणजे रक्तविरहित हृदय शस्त्रक्रियेची प्रगत वाटचाल, 'सेल- सेव्हर'सारख्या उपकरणांची उपलब्धी आणि चांगल्या रक्त दात्यांची आणि उत्कृष्ट रक्तपेढीची मदत ही यशस्वी हृदय शस्त्रक्रियेस अनिवार्य ठरते.

■■■

३०. हृदयशस्त्रक्रिया आणि एड्स

हृदयरोग वाढत आहे आणि त्यामुळे हृदय शस्त्रक्रियेचे प्रमाणही वाढू लागले आहे. हृदयशस्त्रक्रिया म्हटले, की रक्त हे आलेच आणि रक्त म्हणजे एड्सचा धोका हा अटळच ! त्यामुळे एड्सबद्दलचे प्राथमिक ज्ञान असणे आवश्यक आहे.

एड्स हा एक अत्यंत भयानक रोग आहे. साधारण ऐंशीच्या दशकात या रोगाची लागण परदेशात झाली व नंतर तो भारतात आला. एड्स हा रोग 'एचआयव्ही' नावाच्या विषाणूंमुळे होतो. एड्स झालेल्या रुग्णाची शारीरिक प्रतिकार शक्ती पूर्णपणे नष्ट होते व तो रुग्ण बऱ्याच प्रकारच्या जंतुंच्या प्रादुर्भावाला बळी पडतो आणि न बघवणारे हाल होऊन मरतो. अशा या रोगाच्या विषाणूंचे प्रसारण खालील तीन मार्गांनी होते.

अ) लैंगिक संबंध :

'एचआयव्ही' विषाणूंची लागण झालेल्या व्यक्तीबरोबर निरोधाशिवाय केलेल्या संभोगामुळे हे विषाणू संभोगाच्या वेळी होणाऱ्या स्रावांच्या माध्यमातून दुसऱ्या व्यक्तीच्या रक्तात प्रवेश करतात. खरे म्हणजे अशा समागमात निरोध वापरूनसुद्धा विषाणूंची लागण होण्याचा धोका हा कमी प्रमाणात पण असतोच हे लक्षात ठेवणे आवश्यक आहे.

ब) रक्त आणि सुयांच्या मार्गे:

विषाणूंची लागण झालेल्या व्यक्तीचे रक्त शस्त्रक्रियेच्या वेळी दिले गेल्यास एड्सचा धोका संभवतो. त्याच बरोबर लागण झालेल्या रुग्णासाठी वापरलेल्या सुया व सिरिंजेस या निरोगी व्यक्तीस वापरल्यास एड्सचा प्रसार होऊ शकतो.

क) गर्भाच्या मार्गे :

एचआयव्ही विषाणूंची लागण झालेली स्त्री ही गर्भ धारक असल्यास, जन्माला येणारे मूल सुद्धा एड्सला बळी पडते.

वरील कुठल्याही मार्गाने 'एचआयव्ही' विषाणूंची लागण रक्तात झाल्यावर हे

विषाणू रक्तामध्ये द्विगुणित होतात . साधारण दोन ते तीन महिन्यांत 'एचआयव्ही' प्रतिकार पेशी या शरीरात निर्माण होतात. या तीन महिन्यांच्या काळात एचआयव्हीची नेहमीची चाचणी म्हणजे 'एचआयव्ही - ॲन्टिबॉडी टेस्ट' ही निगेटिव्ह असते. साधारण तीन महिन्यांनंतर ती पॉझिटिव्ह होते.

चित्र सौजन्य: स्मार्ट सर्व्हिअर &शमिद्सी , पिक्साबे

विषाणूंची लागण झाल्यापासून ही चाचणी पॉझिटिव्ह येईपर्यंतच्या काळाला 'विण्डो पिरियड' असे म्हटले जाते. या काळात असणाऱ्या व्यक्तीचे रक्त दूषित असते आणि एड्स रोग प्रसाराला धोकादायक ठरते.

तेव्हा या 'विण्डो-पिरियड'मधील व्यक्ती शोधण्यासाठी एक नवीन रक्त तपासणी उपलब्ध आहे. एचआयव्ही विषाणूंची लागण झाली आहे का? आणि त्या विषाणूचे प्रमाण संख्यात्मकरित्या किती आहे, हे या 'पीसीआर' नावाच्या नव्या चाचणीने शोधून काढता येते. ही चाचणी विषाणूंचे अस्तित्व सिद्ध करते आणि लागण झालेल्या रुग्णास लगेचच औषधांची उपाय योजना करता येते. ही चाचणी मोठ्या शहरांतच उपलब्ध आहे. ती महागडी, पण अतिशय महत्त्वाची आहे. खरे पाहता ही चाचणी सर्व रक्त दात्यांवर सक्तीने करण्यात यावी, असा चर्चेचा विषय जग भर सुरू आहे; परंतु या चाचणीचा खर्च व त्याची उपलब्धता हे मोठे आव्हान आहे.

दान केलेल्या रक्तावर एचआयव्ही-ॲन्टिबॉडी टेस्ट करणे हे रक्तपेढ्यांना नियमाने बंधन कारक असते. सर्वांत चिंताजनक कटू सत्य असे आहे, की सरासरी १.५ ते २.० टक्के रक्तदाते हे विषाणूंची लागण झालेले आढळत आहेत. हे प्रमाण दिवसेंदिवस वाढत आहे, असे रक्तपेढ्यांच्या तज्ज्ञांकडून समजते. हे रक्त नंतर बाद करावे लागते.

विषाणूंची लागण होऊन एचआयव्ही ॲन्टिबॉडी टेस्ट पॉझिटिव्ह असल्यावर ती व्यक्ती एका विषाणू वाहक स्थितीमध्ये असते. पुढे शरीरातील प्रतिकार शक्ती पूर्णपणे नष्ट करणारा भयंकर एड्स रोग त्या व्यक्तीस होण्यास पाच ते दहा वर्षे लागू शकतात. अशा व्यक्तीने रक्तदान

करू नये आणि विषाणूंचा प्रसार होणार नाही याची खबरदारी घ्यावी , अशा व्यक्तींना जर हृदयरोग झाला आणि शस्त्रक्रियेची आवश्यकता असल्यास त्यांच्यावर हृदयशस्त्रक्रिया करावी की नाही, हा एक चर्चेचा विषय आहे. मानवी हक्क तत्त्वाखाली, खात्रीलायक प्रतिबंधक उपाय योजना करून अशा रुग्णात एड्सची लक्षणे नसल्यास, हृदयशस्त्रक्रिया करायला हवी, असे बऱ्याच तज्ज्ञांचे मत आहे.

हृदयशस्त्रक्रियेच्यावेळी लागणाऱ्या व नंतरच्या काळात वापरल्या जाणाऱ्या सर्व सुया, सिरिंजेस, या डिस्पोजेबल असतात. म्हणजेच त्या वापरून झाल्यावर योग्य रित्या नष्ट केल्या जातात. दुसऱ्या कुठल्या रुग्णास त्या परत वापरल्या जात नाहीत. यामुळे एड्सच्या प्रसाराला आळा बसतो. त्याच बरोबर कमी रक्ताची गरज लागणारी प्रगत हृदयशस्त्रक्रिया किंवा रुग्णाचे स्वत:चे रक्त वापरून केलेली शस्त्रक्रिया यांचे महत्त्व आपल्याला टाळता येणार नाही निरोगी आणि चारित्र्यवान रक्त दात्यांची निवड ही हृदय शस्त्रक्रियेमधील एड्सच्या धोक्याच्या दृष्टीने अत्यंत महत्त्वाची आहे, असे मला वाटते.

∎∎∎

३१. हृदयशस्त्रक्रियेनंतरची काळजी (भाग-१)

'गरज सरो आणि वैद्य मरो' हा आमचा रोजचा अनुभव आहे. यशस्वी हृदय शस्त्रक्रिया झाल्यावर रुग्णाला परमोच्च आनंद होतो आणि नंतर डॉक्टर व डॉक्टरी सल्ल्याच्या बाबतीत विसर भोळेपणा निर्माण होतो. कितीही उत्कृष्ट हृदय शस्त्रक्रिया झाली, तरी ते हृदय सामान्य माणसासारखे नॉर्मल कधीच होत नाही, हे लक्षात ठेवावे. जवळजवळ नव्वद टक्के शस्त्रक्रिया या रुग्णाचा त्रास कमी करणाऱ्या, म्हणजेच रोग निवारक ऑपरेशन्स असतात. फक्त काही जन्मजात हृदय दोषांच्या शस्त्रक्रिया या पूर्णपणे हृदय जसे असावयास हवे तसे नॉर्मल करणाऱ्या, म्हणजेच 'क्युरेटिव्ह' असतात. त्याचे प्रमाण दहा टक्क्यांपेक्षा कमी आहे. यशस्वी शस्त्रक्रिया होऊन रुग्ण घरी आला की, 'मी पूर्णपणे बरा झालो आहे आणि काहीही करण्यास मोकळा झालो आहे', अशी बऱ्याच रुग्णांची भावना असते. या गैर समजुतीतून बाहेर येणे प्रथम गरजेचे आहे.शस्त्रक्रियेनंतरची काळजी न घेतल्यास काही नवीन समस्या निर्माण होऊ शकतात किंवा आधीचा हृदयरोग परत उद्भवू शकतो किंवा हृदय निकामी होऊन बंद पडू शकते. अशा घटना न घडण्याची पूर्ण जबाबदारी रुग्ण व त्याच्या नातेवाईकांवर असते.

चित्र सौजन्य : जी. डी. जे . पिक्साबे

१) जखम आणि हालचाली :

शस्त्रक्रियेनंतर रुग्ण घरी आला, की त्याला एका स्वच्छ व हवेशीर खोलीमध्ये ठेवावे. जर सर्व टाके काढले असतील आणि जखम पूर्णपणे कोरडी असेल, तर रोज आंघोळ करणे आवश्यक आहे. जखमेवर पाणी पडल्यास काही धोका नाही. जखमेची बाजू टॉवेलने अलगद पुसावी. जखमेवरील खपल्या आपोआप पडतात. जखम ओली असेल, तर रोज मलम पट्टी

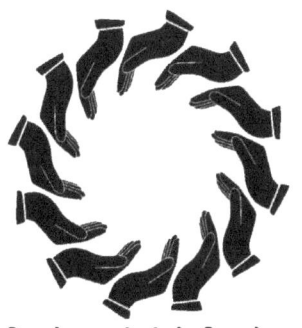

करणे आवश्यक आहे. अशा वेळी कमरेचा वरचा भाग पुसून घेऊन खालील भागास आंघोळ घालावी. शस्त्रक्रिया जर हृदयासमोरील हाड कापून केलेली असेल, तर उठता-बसताना वळून हाताचा आधार घ्यावा किंवा कोणी पाठी मागून टेकू देऊन मदत करावी. हे मधील हाड भरण्यास सरासरी तीन ते चार महिने लागतात. कधी कधी हाडाच्या हालचाली होताना कट-कट' असा आवाज होऊ शकतो. हा आवाज काही काळाने थांबतो. हाड जास्त वाजल्यास छातीच्या हाडाचा पट्टा वापरावा. जर जखम भरत नसून चिघळू लागली किंवा सतत पाणी येऊ लागले, तर डॉक्टरी सल्ल्याशिवाय काही करू नये. क्वचित हाड ठिसूळ असल्यास अथवा मधुमेह असल्यास हाडांच्या तारा परत घट्ट कराव्या लागतात. जखमसुद्धा कधी-कधी परत शिवावी लागते. यात जीवाला काही धोका नसतो. हाड जुळे पर्यंत, म्हणजेच पहिले चार महिने काहीही वजन उचलू नये. विशेषतः लहान मूल, फळभाज्यांची पिशवी, पाण्याची भांडी, बॅगा वगैरे उचलणे कटाक्षाने टाळावे. तीन महिन्यांच्या डॉक्टरी तपासणीनंतरच स्कूटर किंवा मोटार चालवावी.

२) गाठी भेटी- व्यायाम :

जे नातेवाईक किंवा मित्र सर्दी, पडसे, ताप यांनी आजारी असतील त्यांनी रुग्णास भेटायला येऊ नये. रुग्णांनी कोणाशीही हस्तांदोलन करू नये. रुग्ण उल्हासित राहील, अशा विषयांवरच भेटणाऱ्यांनी गप्पा माराव्यात. तसेच रुग्णाने गर्दीच्या किंवा सामाजिक ठिकाणी जाऊ नये. शस्त्रक्रिया जर हार्ट-लंग मशीन वापरून कृत्रिम रक्त प्रवाहाच्या साहाय्याने केली असेल, तर रुग्णाची प्रतिकार शक्ती काही प्रमाणात कमी होत असल्याने जंतुंचा प्रादुर्भाव होण्याची शक्यता असते, त्यामुळे कमीत कमी पहिले सहा आठवडे तरी वरील पथ्ये पाळावीत. शस्त्रक्रियेनंतर व्यायाम किती करावा, हा निर्णय शस्त्रक्रियेच्या प्रकारावर आणि हृदयाच्या आकुंचन क्रियेवर अवलंबून असतो. व्यायामाचे प्रमाण हे डॉक्टरी सल्ल्यानुसार ठरवावे; पण काही महत्त्वाचे ठोकताळे असे आहेत, की वजन उचलण्याचा व्यायाम वर्ष भर तरी करू नये. चालण्याचा व्यायाम उत्तम. सहा महिन्यांनंतर पोहण्यास किंवा योगासने करण्यास बंदी नाही.

३) आहार :

दोन वेळा गच्च पोट भरण्यापेक्षा चार वेळा थोडे-थोडे पचेल असे खावे. आहार सकस, प्रथिनयुक्त आणि कमी मसालेदार असावा. रोजच्या जेवणात कच्च्या पाले भाज्या, फळे, उसळी असाव्यात. मांसाहारी असल्यास 'रेड मीट' (म्हणजेच बोकड, डुक्कर किंवा गाईचे मांस) कटाक्षाने टाळावे. कोंबडी किंवा मासे आठवड्यातून दोन वेळा खाण्यास हरकत नाही; परंतु शाकाहार सर्वोत्कृष्ट. अंडी मात्र उकडून, त्यातील पिवळा बलक काढून खावीत. वरील सर्व पथ्ये बायपास सर्जरी झालेल्या रुग्णांना लागू आहेत; परंतु जन्मजात हृदयदोषदुरुस्ती किंवा संधिवात जन्य झडपांच्या शस्त्रक्रियेचे रुग्ण हे तरुण, अशक्त असतात आणि स्निग्ध पदार्थांचे प्रमाण त्यांच्यात आधीच कमी असल्याने त्यांना ही पथ्ये लागू नाहीत. तंबाखू, मद्यपान यांपासून लांब राहावे.

३२. हृदयशस्त्रक्रियेनंतरची काळजी (भाग २)

हृदय शस्त्रक्रियेनंतर घ्यावयाच्या काळजीचे काही मुद्दे आपण मागील लेखात पाहिले आहेत. अन्य उर्वरित मुद्दे असे गर्भधारणा व संभोग :

जन्मजात हृदय दोष किंवा झडपांच्या शस्त्रक्रियेचे रुग्ण हे बऱ्याचदा अल्पवयीन किंवा लग्नाच्या वयाचे असतात. तरुण, विवाहित स्त्रीरुग्णांनी किमान सहा महिने तरी गर्भ प्रतिबंधक उपाय योजना करावी, गर्भनिरोधक गोळ्या टाळाव्यात. कृत्रिम झडपा बसविलेल्या महिलांची गर्भधारणा व प्रसूती अन्य सामान्य महिलांप्रमाणेच होते. धातुच्या झडपा बसविल्या असल्यास रक्त पातळ ठेवणाऱ्या गोळ्यांचा डोस बदलणे किंवा हिपारिन इंजेक्शन घेणे या बाबी तज्ज्ञांच्या सल्ल्यानुसार करणे महत्त्वाचे आहे. शस्त्रक्रियेनंतर सहा आठवडे तरी संभोग टाळावा. तीन महिन्यांनंतर छातीच्या मधील हाड भरून आल्यावर संभोग करताना काही त्रास होण्याची शक्यता खूपच कमी असते.

काही तक्रारी :

शस्त्रक्रियेनंतर रुग्णांचे शल्यचिकित्सकांना वारंवार काही ना काही सामान्य तक्रारींविषयी दूरध्वनी येत असतात. छाती आवळल्यासारखी वाटणे, अशक्तपणा भासणे, झोप न येणे, भूक न लागणे, हलकेसे डोके दुखणे किंवा जखमेभोवती आग- आग होणे किंवा छातीला बधीरपणा येणे वगैरे सर्व तक्रारी काळजी न करण्यासारख्या असतात. तीन ते चार आठवड्यांनंतर या सर्व तक्रारी नाहीशा होतात. शस्त्रक्रियेनंतर सतत ताप येत असला किंवा खोकला येऊ लागला, चक्कर येऊ लागली, लघवीवाटे रक्त जाऊ लागले, थोडेफार चालल्यावर दम लागू लागला किंवा छातीत जास्त धडधड होऊ लागली, तर ताबडतोब तज्ज्ञांचा सल्ला घ्यावा.

तपासण्या व औषधोपचार :

मधुमेह असलेल्या रुग्णांनी उपाशी पोटीचे रक्तातील साखरेचे प्रमाण शंभरच्या आसपास ठेवावे. जेवणानंतर दोन तासांनी साखर दीडशेच्या पुढे जाऊ देऊ नये.

चित्र सौजन्य : जीडीजी , ओपन आयकॉन , पिक्साबे

मधुमेह तज्ज्ञांचा सल्ला नियमित घ्यावा. स्निग्ध पदार्थांचे प्रमाण लिपिड्स कमी करणारी औषधे घेऊन कोलेस्टेरॉल व ट्रायग्लिसराईड्स एकशेसाठच्या पुढे जाऊ देऊ नये, एल-डी-एल शंभरच्या आसपास व एच.डी.एल पन्नासच्या वर असावे. लिपिड प्रोफाईल व रक्ताची चाचणी दर तीन ते चार महिन्यांनी करून हृदयरोग तज्ज्ञांच्या सल्ल्यानुसार गोळयांत बदल करावा.

झडपा बदललेल्या रुग्णांनी दर दीड ते दोन महिन्यांच्या अंतराने आयुष्यभर प्रोथ्रोंबिन-टाईम टेस्ट ही रक्त किती पातळ झाले आहे, हे स्पष्ट करणारी चाचणी करावी. या चाचणीच्या अहवालाप्रमाणे रक्त पातळ करणाऱ्या गोळयांचा डोस तज्ज्ञांच्या सल्ल्यानुसार निश्चित करावा. रक्त पातळ ठेवण्याच्या गोळया न चुकता आयुष्यभर घ्याव्या लागतात; अन्यथा धातुंच्या कृत्रिम झडपा बंद पडू शकतात, हे लक्षात ठेवणे महत्त्वाचे आहे. संधिवात जन्य हृदयरोग असणाऱ्या रुग्णांनी पेनिसिलिनचे इंजेक्शन दर एकवीस दिवसांनी वयाच्या तीस वर्षांपर्यंत तरी घ्यावे. बायपास सर्जरी झालेल्या रुग्णांनी अँटिप्लेटलेट्स (अॅस्पिरीन) व अँटिऑक्सिडंट्सच्या गोळया आयुष्यभर घ्याव्यात. उच्च रक्तदाब प्रमाणात ठेवण्यासाठीच्या गोळया न चुकता घेणे तितकेच महत्त्वाचे आहे. हृदयशस्त्रक्रियेनंतरची तज्ज्ञांची पहिली तपासणी पंधरा दिवसांनी व्हावी. त्याच बरोबर ई.सी.जी., क्ष किरण तपासणी व एको ह्या चाचण्या करणे महत्त्वाचे असते. त्यामध्ये हृदयाचा वेग, आकार, फुफ्फुसांची स्थिती, हृदयाची आकुंचन क्रिया किंवा झडपांचे कार्य कसे काय आहे, ते समजते. या चाचण्यांच्या निष्कर्षानंतर औषधोपचार कमी-जास्त करावे लागतात. शस्त्रक्रियेनंतरच्या पुढील तपासण्या व तारखा वैद्यकीय सल्ल्यानुसार ठरवाव्यात.

थोडक्यात सांगावयाचे झाले, तर शस्त्रक्रिया झालेल्या रुग्णाला इंजिनचे ओव्हर ऑइलिंग केलेल्या मोटार गाडीप्रमाणे समजावे. जर मोटार गाडी नियमित सर्व्हिसिंग करून घेतली, चांगल्या प्रकारचे पेट्रोल भरले आणि सावधगिरीने चालविली, तर ती जास्त काळ टिकते. हृदयाचेही तसेच आहे.

■■■

३३. पेसमेकर : हृदयाचा जनरेटर

रुग्णालये व कारखान्यांप्रमाणेच हृदयालासुद्धा विजेच्या अखंडित वीज प्रवाहाची आवश्यकता असते. हा वीज प्रवाह हृदय स्पंदने सुरू करण्यासाठी गरजेचा असतो. हृदयात हा नैसर्गिक वीज प्रवाह हृदयाच्या उजव्या कप्प्यावरील 'सायनोएट्रीयल नोड' या केंद्रबिंदूमधून निर्माण होत असतो. यास नैसर्गिक पेसमेकर म्हटले जाते. हा वीज प्रवाह पुढे एका विशिष्ट मार्गाने हृदयाच्या स्नायूपर्यंत पोहोचतो व नंतर हृदयाचे आकुंचन होते. हृदयाच्या ठोक्यांची नियमितता व वेग या पेसमेकरवर अवलंबून असते. अर्थात हा नैसर्गिक पेसमेकर म्हणजेच हृदयाचा नैसर्गिक जनरेटर !

या नैसर्गिक वीज निर्मितीमध्ये किंवा वीज प्रवाहामध्ये कुठल्याही प्रकारचा अडथळा किंवा दोष निर्माण होऊ शकतो. जास्त वयोमान, हृदयाचा तीव्र झटका, औषधाचे दुष्परिणाम किंवा जन्मजात हृदय दोष ही अडथळा निर्माण होण्याची प्रमुख कारणे आहेत. हृदयाचा वेग गरजेपेक्षा कमी झाल्यास हृदयाच्या स्नायूंवर त्याचा ताण पडतो. त्याच बरोबर हृदयाच्या कमी झालेल्या वेगामुळे मेंदूकडे जाणारा रक्त प्रवाह कमी होऊन अंधारी येणे, चक्कर येणे किंवा तात्पुरती बेशुद्धावस्था होणे ही लक्षणे उद्भवतात. ही लक्षणे वारंवार येणे धोक्याचे असते व त्वरित उपाय योजना ही महत्त्वाची असते.

हृदयाचा वेग कमी झाल्यावर प्रथम औषधोपचार करावा लागतो. त्यात यश मिळेलच याची खात्री नसते. जर हृदयाचा वेग हळूहळू कमी न होता अचानक कमी झाला तर लगेच कृत्रिम पेसमेकरची उपाय योजना करावी लागते. कृत्रिम पेसमेकर दोन प्रकारचे असतात. एक तात्पुरत्या स्वरूपाचे, तर दुसरे आहेत कायमस्वरूपी कृत्रिम पेसमेकर, हृदयाचा तीव्र झटका आल्यानंतर हृदयाचा वेग कमी होऊ शकतो. अशा वेळी औषधाने हृदयाचा वेग न वाढल्यास तात्पुरत्या स्वरूपाचा कृत्रिम पेसमेकर हृदयाला जोडावा लागतो. हा कृत्रिम पेसमेकर शरीराच्या बाहेरच असतो. त्याची एक तार छातीच्या किंवा पायाच्या रक्तवाहिनीमधून हृदयाकडे

सरकवली जाते. हा पेसमेकर रुग्णाच्या हाताला किंवा पायाला बांधला जातो. आवश्यकतेनुसार वीज प्रवाह कमी-जास्त करून हृदयाचे ठोके योग्य त्या प्रमाणात ठेवले जातात. काही काळ लोटल्यावर व औषधोपचारामुळे हृदयाची सूज कमी झाल्यावर व हृदयाचा रक्त पुरवठा सुधारल्या नंतर हृदयाचा वेग वाढतो व पूर्ववत होतो. मग हा पेसमेकर काढून टाकता येतो.

कायमस्वरूपाचे कृत्रिम पेसमेकर घातलेले अनेक रुग्ण अवतीभोवती आढळतात. अमेरिकेतील मागील वर्षी ६५ वर्षांवरील दोन लाख रुग्णांना या प्रकारचे पेसमेकर बसविण्यात आले. हे पेसमेकर एका छोट्या डबीसारखे असतात. त्यांचे आकार वेगवेगळे असतात व ते वेगवेगळया कार्य पद्धतीचे असतात. काही 'सिंगल चेंबर' तर काही 'ड्युअल चेंबर' या प्रकारचे असतात. पहिल्या प्रकारात एकाच कप्प्याला वीजपुरवठा होतो, तर दुसऱ्या प्रकारात हृदयाच्या छोट्या व मोठ्या कप्प्यांच्या स्नायूंना वीजपुरवठा होऊन आकुंचन क्रिया होते. त्याच प्रमाणे काही 'फिक्स रेट'चे- म्हणजे हृदयाचा वेग एका विशिष्ट वेगावर स्थिर करता येणारे, तर काही 'डिमांड पेसमेकर' असतात. ते रुग्णाच्या हालचालीच्या वेगाप्रमाणे हृदयाचा वेग आपोआप वाढवितात. या पेसमेकरच्या बॅटरीचे आयुष्य वेगवेगळ्या कंपन्यांनुसार वेगवेगळे असते. अशा प्रकारे या पेसमेकरच्या कार्य पद्धतीनुसार त्यांच्या किंमती कमी- अधिक असतात. अंदाजे वीस हजारांपासून ते दोन लाखांपर्यंत या किमती असतात. सध्या आपल्या देशात ९० टक्के पेसमेकर हे परदेशी बनावटीचे आहेत. भारताची सुद्धा पेसमेकर निर्मितीच्या क्षेत्रात निश्चितच आगेकूच होत आहे.

कृत्रिम कायमस्वरूपी पेसमेकर बसविण्याचे तंत्र अगदी सोपे असते. 'कॅथ लॅब' म्हणजेच एक अत्याधुनिक क्ष किरणांचे यंत्र असलेल्या खोलीत ही उपचार पद्धती केली जाते. रुग्ण अस्वस्थ असल्यास सर्वांत प्रथम एक तात्पुरता कृत्रिम पेसमेकर हृदयाला जोडला जातो. मग छातीच्या वरील भागातील रक्तवाहिनीमधून एक पातळ तार हृदयाच्या उजव्या कप्प्याच्या टोकाला सरकवली जाते. त्याची जागा निश्चित

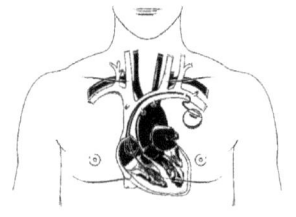

चित्र सौजन्य : स्मार्ट सर्व्हिअर

झाल्यावर ही तार कृत्रिम कायमस्वरूपी पेसमेकरला जोडली जाते. हा पेसमेकर नंतर छातीच्या वरील भागातील स्नायूंच्या मागे बसविला जातो. हे कातडीला भूल देऊन केले जाते. त्यासाठी पूर्ण भूल घ्यावी लागत नाही. वर फक्त दोन ते तीन इंचाचा व्रण दिसतो. या सर्व प्रकाराला एक तासापेक्षा कमी वेळ लागतो. बऱ्याच वेळा हृदयविकारतज्ज्ञ व हृदय शल्यचिकित्सक असे एकत्र येऊन ही छोटी शस्त्रक्रिया करतात. कुठला कृत्रिम पेसमेकर कुठल्या रुग्णाला बसवायचा हे रुग्णाचे वय, त्याची हालचाल, त्याचा दोष, त्याची आर्थिक स्थिती या बाबींवर अवलंबून असतो.

१) पेसमेकर बसविलेल्या जागेची जखम पूर्णपणे भरेपर्यंत काळजी घेणे आवश्यक आहे. जखमेत पू-पाणी होत असल्यास त्वरित डॉक्टरांना भेटावे. त्या ठिकाणी जंतुंचा प्रादुर्भाव झाल्यास लगेचच शल्यचिकित्सकाचे मार्गदर्शन घ्यावे.

२) नियमितपणे फेरतपासण्यांसाठी हृदयविकारतज्ज्ञांकडे जावे. तेथे पेसमेकरचा वीज प्रवाह, हृदयाचे ठोके, पेसमेकरच्या बॅटरीचे आयुष्य वगैरे दृष्टिकोनातून तपासणी केली जाते. पेसमेकरचे कार्य व्यवस्थित आहे, की त्यात दोष निर्माण झाला आहे ते या तपासणीत समजते. त्याच बरोबर ई.सी. जी., रक्तदाब, स्ट्रेस टेस्ट वगैरे तपासण्या गरजेप्रमाणे करून घ्याव्यात.

३) पेसमेकरचे ओळखपत्र नेहमी खिशात असावे. यामध्ये पेसमेकरचे नाव, त्याचे मॉडेल, बॅटरीची कार्यशक्ती अशी माहिती असते. तसेच किती वेगावर पेसमेकर 'प्रोग्रॅम' केलेला आहे हे सुद्धा समजते.

४) काही ठराविक यंत्रांपासून चुंबकीय लहरी निर्माण होत असतात. त्यामुळे पेसमेकरच्या कार्यात अडथळे येऊ शकतात. क्वचित प्रसंगी पेसमेकर निष्क्रिय होऊ शकतो. अशा यंत्रांपासून दूर राहावे. काही यंत्रे पूर्णपणे धोकादायक नसतात तरीही त्यापासून अंतर ठेवावे. ज्या काही यंत्रांमुळे पेसमेकर निष्क्रिय होऊन जीवाला धोका संभवू शकतो त्या यंत्रांची यादी खालील प्रमाणे आहे:

अ) एम. आर. आय. स्कॅन, ब) सर्जिकल डायथर्मी, क) हाडांच्या दुखण्यासाठी वापरणारी शॉर्टवेव्ह डायथर्मी, ड) जास्त व्होल्टचे ट्रान्सफॉर्मर, इ) मोठ्या कार्यशक्तीचे लोहचुंबक, ई) मोबाईल किंवा सेल्युलर दूरध्वनी हे पेसमेकर बसविलेल्या बाजूच्या विरुद्ध कानाने वापरावेत. त्यामुळे धोका कमी असतो. उ) एअर पोर्टमधील 'मेटल डिटेक्टर' मधून जाऊ नये. आपले ओळखपत्र दाखवावे. ऊ)

मोठ्या स्टिरिओ, ध्वनिवर्धकापासून लांब राहावे, रोजच्या जीवनातील वापरले जाणारे संगणक, हेअर ड्रायर, शेवर, मायक्रोवेव्ह ओव्हन, कॉर्डलेस फोन, इलेक्ट्रिकल ब्लँकेट्स, व्ही. सी. आर., एफ एम् रेडिओ, व्हॅक्यूम क्लिनर यापासून धोका हा जवळजवळ नसतो. हृदयाचा एखादा ठोका पुढे-मागे होऊ शकतो, परंतु काही त्रास वाटल्यास या यंत्रांपासून दूर जावे.

५) प्रत्येक रुग्णाने रोज न चुकता, नाडीचे ठोके पूर्ण एक मिनिट भर मोजावेत. त्यात 'प्रोग्रॅम' केलेले ठोके किती आहेत हे रुग्णास माहिती असणे आवश्यक आहे. या प्रोग्रॅम केलेल्या ठोक्यांपेक्षा पाच किंवा जास्त ठोके कमी वाटल्यास लगेचच हृदयरोग तज्ज्ञांना भेटावे.

६) पेसमेकर बसविल्यानंतर खालील तक्रारी उद्भवत असल्यास ताबडतोब तज्ज्ञांना भेटावे. अ) दम लागणे, ब) चक्कर किंवा अंधारी येणे, क) छातीचे स्नायु सतत आकुंचन पावणे, ड) छातीत प्रचंड धडधड वाटणे, इ) पायावर सूज येणे, ई) छातीत दुखू लागणे.

कमीत कमी पाच वर्षे ते जास्तीत जास्त दहा वर्षांपर्यंत सरासरी सर्व पेसमेकर चालतात. डिमाण्ड पेसमेकरची बॅटरी किती काळ चालेल हे त्याच्या वापरावर अवलंबून असते. पेसमेकरच्या सर्व बॅटऱ्या या पेसमेकरमध्ये बसविलेल्या असतात, त्यामुळे दर पाच ते दहा वर्षांनंतर तो पेसमेकर काढून दुसरा घालावा लागतो. पुढील हृदयातील तार बदलावी लागत नाही. बऱ्याच पेसमेकरला 'लाइफ टाइम वॉरंटी' असते. त्यामुळे पुढील पेसमेकरचा खर्च येत नाही.

पेसमेकर बसविलेल्या रुग्णाचा काही काळातच मृत्यू झाल्यास हा पेसमेकर काढून, निर्जंतुक करून दुसऱ्या रुग्णास वापरता येतो. त्याच बरोबर पेसमेकर असलेला रुग्ण दगावल्यास त्याला दहन करण्यापूर्वी पेसमेकर काढावा. कारण त्याचा स्फोट होण्याची शक्यता असते.

डॉ. विल्यम ग्रेट बॅच यांनी १९५० मध्ये जगातील पहिला पेसमेकर शरीरात बसविला. नंतर गेल्या पन्नास वर्षांत खूप सुधारणा होत गेल्या. भल्या मोठ्या आकाराच्या पेसमेकरची जागा आता अगदी लहान डबीने घेतली आहे व त्यात रुग्णाचे पूर्ण आयुष्यच जपून ठेवले आहे. ज्याप्रमाणे व्यवसायासाठी जनरेटरची पर्यायी व्यवस्था ही हवीच, त्याच प्रमाणे शास्त्रज्ञांनी कृत्रिम पेसमेकर या पर्यायी जनरेटरचा शोध लावून मानवाला वरदानच दिले आहे. अन्यथा अतिशय हुशार, अनुभवी, असे सिनिअर सिटिझन-जी देशाची संपत्ती आहे-तिला आपण अकालीच कायमचे मुकलो असतो !

■■■

३४. हृदयशस्त्रक्रियेसाठी लागणारे भूलतंत्र

हृदयशस्त्रक्रियेसाठी लागणारी भूल हे एक वेगळे शास्त्र आता विकसित झाले आहे. एम.बी.बी.एस. नंतर तीन वर्षे अभ्यास करून एम. डी. एनेस्थीसिया ही डिग्री मिळते. यापुढे फक्त हृदयशस्त्रक्रियेसाठी देण्यात येणारी भूल हे त्यातील विकसित झालेले तंत्र आहे. (सुपर स्पेशालिटी) विसाव्या शतकात बाल्यावस्थेत असलेले हृदयशल्यतंत्र विविध अंगांनी विकसित होत गेले. हा विकास भूल शास्त्राच्या सहयोगाशिवाय अशक्य होता. यासाठी आवश्यक असणारी मूलभूत तत्त्वे ही सर्वसाधारण भूलशास्त्रासारखीच असली, तरी रुग्णाला असणारा रोगाचा प्रकार व त्याचे हृदयावर व रुधिराभिसरणावर होणारे परिणाम लक्षात घेऊनच वेगवेगळी भुलीची औषधे द्यावी लागतात. रुग्णाला चालू असलेली औषधे व भुलीसाठी वापरण्यात येणारी औषधे यांचे एक दुसऱ्यावरील परिणाम व प्रतिक्रिया विचारात घ्याव्या लागतात. लहान मुलांवरील शस्त्रक्रियेप्रमाणे भूलसुद्धा जास्त आव्हानात्मक व गुंतागुंतीची असते. थोडक्यात, अनंत अवधाने असणारा, जीव वाचवणारा, डोळ्यांत तेल घालून नाडी व रक्त दाबाकडे लक्ष देणारा, प्रसंगी सर्जन पेक्षासुद्धा महत्त्वाचे काम करणारा, पडद्या मागचा, लोकांपासून अजूनही दूर असणारा असा हा भूल तज्ज्ञ असतो !

हृदयासाठी लागणाऱ्या भुलीसाठी रुग्णाला तीन ते चार दिवस आधी तपासणे आवश्यक असते. याला प्री-ऑपरेटिव्ह - चेक अप म्हणतात. यामध्ये रुग्णाला असणारा हृदय विकार व अन्य विकार यांचा अभ्यास केला जातो. मधुमेह, उच्चदाब, ॲलर्जी, दमा, फेपरे, छातीचे विकार या गोष्टींचा विचार केला जातो. फुप्फुसाची क्षमता बघण्यात येते. या सर्व बाबींवरून रुग्ण शस्त्रक्रियेच्या दृष्टीने योग्य आहे की नाही, हे ठरविले जाते. दात, कान, नाक, घसा यांत काही जंतु बाधा आहे का हे बघण्यात येते. या गोष्टींच्या आधारे रुग्णाला मुख्य भुलीपूर्वी जे झोपेचे औषध घ्यायचे असते त्याचा डोस ठरविला जातो. यामुळे रुग्णाची काळजी कमी होऊन हृदयावरील ताण कमी होतो.

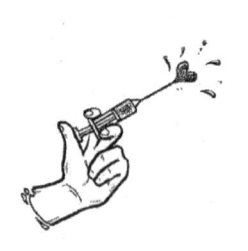

चित्र सौजन्य : सी. डी.डी .२० , पिक्साबे

प्रत्यक्ष भूल देताना, रुग्णाचा रक्तदाब, हृदयाच्या कप्यामधील दाब सतत दिसण्यासाठी, रक्तवाहिन्यांमध्ये छोट्या नळ्या घालून त्या मोठ्या मशिनला जोडल्या जातात. रुग्णाचा कार्डिओग्रॅम सतत बघितला जातो. भुलीची विविध औषधे म्हणजे झोप आणणारी, शैथिलीकरण करणारी विस्मरक व वेदना शामक अशी असतात.

ओपनहार्ट सर्जरीमध्ये हेपॅरीन हे औषध देऊन रक्त गोठविण्याची प्रक्रिया थांबवतात. हृदय बंद करावे लागते. हृदयाचे व फुप्फुसाचे काम हार्ट लंग नावाचे मशीन करते. रुग्णाचे तापमान मुद्दाम कमी करण्यात येते. त्यामुळे सर्व अवयवांना लागणारी प्राणवायुची आवश्यकता कमी होते.

हार्टलंग मशीन चालवणारा हा तंत्रज्ञ असतो. त्याला संजीवन शास्त्रज्ञ म्हणतात. भुलीप्रमाणेच त्याचे कार्यही महत्त्वाचे असते. थोडक्यात, काही काळ रुग्णाचा जीवच त्याच्या हातात असतो. शस्त्रक्रिया पूर्ण व्हायला आली, की रुग्णाचे तापमान वाढविण्यात येते व हे यंत्र बंद करून हृदय व फुप्फुसाचे कार्य परत सुरू करण्यात येते. संपूर्ण वेळ व ऑपरेशननंतर सुद्धा रुग्णाचे श्वसन नियंत्रित करून कृत्रिम श्वास यंत्रा मार्फत देण्यात येतो. त्यासाठी रुग्णाच्या श्वासनलिकेत एक नळी घातलेली असते. ऑपरेशननंतरची काळजीही तेवढीच महत्त्वाची! डोळ्यांत तेल घालून घ्यावी लागणारी !! हृदय व फुप्फुसांना विश्रांती देण्यासाठी कृत्रिम श्वसन यंत्र (Ventilator) चालू ठेवण्यात येते. वेदना थांबवणारी औषधे देण्यात येतात. हृदयाभिसरण, तापमान, मूत्रपिंड व मेंदूचे कार्य लक्षात घेऊन कृत्रिम श्वसन टप्प्या टप्प्याने कमी करून बंद करण्यात येते व श्वासनलिकेत घातलेली नळी काढण्यात येते. त्यानंतर रुग्ण बोलू शकतो. रुग्णाला ४८ ते ७२ तास अतिदक्षता विभागात ठेवण्यात येते. येथील परिचारिका व इतर कर्मचारीसुद्धा निष्णात असतात.

ज्ञान, प्रयत्न आणि काळाची किमया यांचा सुंदर मिलाफ म्हणजे आजच्या यशस्वी हृदय शस्त्रक्रिया. रुग्णाचे हृदय बंद करून ते परत चालू करण्याची अजब किमया म्हणजे दुसरा जन्मच ! त्यासाठी वेगवेगळ्या तज्ज्ञांची टीम व त्यांनी एकजुटीने केलेले एक महान कार्य हा प्रत्येक ओपन हार्टसाठी केलेला एक यज्ञच आहे. भूल तज्ज्ञ हा ऑपरेशनच्या पूर्व तपासणीपासून नंतर अतिदक्षता विभागातून रुग्ण बाहेर पडे पर्यंत या यज्ञात काम करत असतो. हा एक यज्ञ, की ज्यामध्ये वॉर्डबॉयपासून मुख्य हार्ट सर्जन या सर्वांचे महत्त्व अमूल्य आहे !

■■■

३५. हृदयशस्त्रक्रियागृह

'ऑपरेशन थिएटर' हा शब्द ऐकताच कोणालाही भीती वाटते. त्यात 'हृदयशस्त्रक्रियागृह' म्हटले, की सामान्य माणसाच्या अंगावर काटा तर येतोच, पण कुतूहलही वाटते. बऱ्याच डॉक्टर मंडळींनी सुद्धा हृदयशस्त्रक्रियागृहात कधी प्रवेश केलेला नसतो.

जीवन-मरणाचा अंतिम निर्णय होत असणारे ते एक अद्वितीय व अद्भुत ठिकाणच म्हणावे लागेल.

कुठलेही हृदयशस्त्रक्रियागृह हे सर्व अद्ययावत यंत्रसामग्रींनी सुसज्ज असते. वातानुकूलित वातावरण हे अत्यावश्यक असते. स्वच्छ, थंड व जंतुविरहित हवा हे त्याचे वैशिष्ट्य असते. या शस्त्रक्रिया गृहाच्या भिंती हिरव्या गार किंवा आकाशी रंगाच्या असतात. काही ठिकाणी न चकाकणाऱ्या स्टेनलेस स्टीलच्यासुद्धा असू शकतात. अतिदक्षता विभागातील रुग्णाची कॉट सरकवत आत येऊ शकेल, एवढे मोठे दरवाजे असतात. प्राणवायु, भुलेचा वायू व हवा शोषण करणाऱ्या नळया छताकडून खाली येत असतात. शस्त्रक्रिया गृहातील प्रकाश योजना खूप महत्त्वाची असते. हा प्रकाश शस्त्रक्रिया गृहातील तापमान न वाढविणारा असा आगळा वेगळा असतो. या प्रकाशाच्या दिव्याच्या खाली ऑपरेशन टेबल असते. हे टेबल रिमोट कंट्रोलच्या साहाय्याने सर्व बाजूंनी हालचाल करू शकेल, असे असते. रुग्णाला शस्त्रक्रियेसाठी त्यावर झोपविले जाते. रुग्णाच्या डोक्याच्या बाजूला भूल तज्ज्ञ मंडळी असतात. डाव्या बाजूला परफ्युजनिस्ट म्हणजे हृदय-फुफ्फुस-यंत्र चालविणारे तंत्रज्ञ असतात. रुग्णाच्या उजव्या बाजूला हृदय शल्यचिकित्सक व परिचारिका असतात.

सर्व यंत्र सामग्री व्यवस्थितपणे वेगवेगळया कप्प्यांच्या ट्रॉलीवर मांडलेली असते. टीव्हीसारखे दोन पडदे असलेले यंत्र असते. या पडद्यावर रुग्णाच्या तब्येतीसंबंधीची सर्व माहिती रंगीबेरंगी आकड्यांमध्ये दिसते. उदाहरणार्थ, रुग्णाचा विद्युत स्पंदन आलेख, रक्तदाब, हृदयाच्या कप्यामधील दाब, रुग्णाचे शारीरिक तापमान, श्वासाचा आलेख वगैरे, सर्व महत्त्वाची औषधे ही 'सिरींज

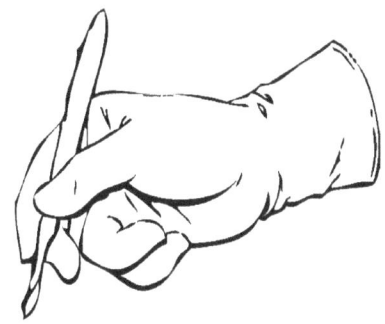

पंप्स' या यंत्राच्या साहाय्याने दिली जातात.हे सर्व पंप्स एकावर एक अशा पद्धतीने एका सलाईनच्या स्टँडवर लावलेले असतात. भूल तज्ज्ञांचे भुलीचे यंत्र रुग्णाच्या डोक्याच्या बाजूला असते. कृत्रिम श्वासोच्छवासाचे यंत्र असते. भुलेचे वायू व भुलीची औषधे ही मोजूनमापून दिली जातात. हे कौशल्याचे काम असते. रुग्णाच्या डाव्या बाजूला असते हृदय- फुफ्फुस-यंत्र. हृदय बंद केलेले असताना हृदय व फुफ्फुसाचे काम हे यंत्र करते. हे खऱ्या अर्थाने हृदयाचे एक पर्यायी 'कृत्रिम हृदय' असते. रुग्णाच्या उजव्या पायापाशी शस्त्रक्रियेसाठी लागणारी हत्यारे असतात. निष्णात परिचारिका ही हत्यारे शल्यचिकित्सकाला देत असतात. मदतीला काही परिचारिका व शस्त्रक्रिया गृह मदतनीस हे सेवेला हजर असतात. सर्व जण आपापल्या ठिकाणी आपली कामे मन लावून करत असतात. एखाद्या क्रिकेटच्या संघा इतकी मंडळी आत असतात.

चित्र सौजन्य : क्लकर फ्री वेक्टर , पिक्साबे

हृदयशस्त्रक्रियागृहातील वातावरण खूपच धीरगंभीर असते, असा सर्वसामान्यांचा समज असतो. वस्तुत: अतिशय खेळकर वातावरण बरेचदा असते. आपुलकी, एकमेकांना मदत करण्याची प्रवृत्ती व आपल्या कामातील अतिदक्षता सर्व जण पाळत असतात. मुख्य हृदय शल्यचिकित्सकाला एखाद्या चित्रपटाच्या दिग्दर्शकाप्रमाणे आपली कामगिरी बजावावी लागते. हा दिग्दर्शक मन मोकळा व न चिडणारा असला, तर सर्व वातावरण प्रसन्न, दिलखुलास असे राहते. कोणाचेही मानसिक संतुलन बिघडू नये, याची सतत दक्षता शल्यचिकित्सकाला घ्यावी लागते. आपापल्या घरच्या समस्या व अडचणी घरीच ठेवून यावे लागते. त्याचा परिणाम कामावर होऊ दिला जात नाही. सर्वांच्या कामगिरीवर रुग्णाचे आयुष्य व त्याचा संसार अवलंबून आहे, याची सतत जाणीव सर्व मंडळी बाळगत असतात. परस्परांतील मतभेद असल्यास शस्त्रक्रियेच्या वेळी ते बाजूला ठेवले जातात. कोणी तरी हलके फुलके विनोद करत असतो. काही ठिकाणी रीतसर संथ आवाजात शास्त्रोक्त गायनाच्या रेकॉर्ड

सुरू असतात. थोडक्यात, सर्व जण आपला मानसिक ताण वाढू न देण्याचा प्रयत्न करत असतात. अशा तणाव मुक्त वातावरणात सर्वांचीच कामगिरी उत्कृष्ट होते. कोणालाच मग अशा लांबलचक शस्त्रक्रियेनंतर थकवा जाणवत नाही. सर्वांचे एकमेव उद्दिष्ट असते, की रुग्ण लवकरात लवकर बरा व्हावा. त्यातच सर्वांचे समाधान, यश व प्रगती अवलंबून असते.

अशी सुसज्ज हृदयशस्त्रक्रियागृहे एखाद्या रुग्णालयात प्रस्थापित करायला लागणारा खर्च हा काही कोटींमध्ये असू शकतो. अशी शस्त्रक्रियागृहे बऱ्याच इस्पितळांना परवडणारी नसतात, त्याच बरोबर त्यात काम करण्यासाठी लागणारा कर्मचारी वर्ग ही बाबही खर्चिक असते. या समस्येवर तोडगा म्हणून दक्षिण भारतामधील काही शल्यचिकित्सकांनी 'मोबाईल कार्डिॲक ऑपरेशन थिएटर' हा प्रयोग केला. यामध्ये एका मोठ्या सहा चाकी ट्रकमध्ये एक सुंदर, टुमदार, आवश्यक यंत्रसामग्रींनी सज्ज असे शस्त्रक्रिया गृह बनविले. हे हिंडते-फिरते ऑपरेशन थिएटर शहराबाहेरील गावांमध्ये असलेल्या सुसज्ज इस्पितळांच्या आवारात नेले जाते. परदेशात सहलीसाठी नेल्या जाणाऱ्या 'मोबाईल-लिव्हिंग रूम' अर्थात, 'कॅरॅव्हॅन' सारखी ही संकल्पना आहे. गावातील इस्पितळांमधून पाण्याचा व विद्युतप्रवाहाचा पुरवठा केला जातो. शस्त्रक्रिया झाल्यानंतर रुग्णाला त्याच इस्पितळातील अतिदक्षता विभागात ठेवण्यात येते. शस्त्रक्रियेसाठी लागणारी सर्व तज्ज्ञ मंडळी बरोबर असतात. रुग्ण धोक्या बाहेर आला, की हा संच पुढे दुसऱ्या गावात सरकतो. हृदय शस्त्रक्रियेतील वाढत्या यशामुळे, ही संकल्पना कमी खर्चाची व रुग्णांच्या सोयीची असल्यामुळे, शहराबाहेरील इस्पितळांतील तज्ज्ञांना आकर्षक वाटून आपल्या देशात लोकप्रिय होईल, असा काहींचा अंदाज आहे.

एखाद्या देवस्थानाप्रमाणे हृदयशस्त्रक्रियागृहाचे पावित्र्य असते. सर्व जण शुचिर्भूत होऊन, काही ठिकाणी तर आंघोळी करूनच या गृहात प्रवेश करतात. आतील वातावरण शांत, निरामय, आनंदी व उल्हासित असते. हृदय शल्यचिकित्सकाला जरी नातेवाईक व मित्रमंडळी खरोखर परमेश्वरच मानत असले, तरी खरे पाहता बरेच हृदय शल्यचिकित्सक परमेश्वराचे सतत मनन करत असतात. शस्त्रक्रिया करताना एक नि : स्वार्थीपणाची जाणीव असते. "आम्ही फक्त एक निमित्त असतो, एक माध्यम असतो व तोच खरे सर्व काही करतो आणि करवितो, "अशी सद्भावना बऱ्याच हृदय शल्यचिकित्सकांच्या अंतर्मनी असते. प्रत्येक हृदय शस्त्रक्रिया ही एक महापूजा असते व प्रत्येक हृदयशस्त्रक्रियागृह हे एक मंदिर असते.

३६. हृदयशस्त्रक्रिया आणि यंत्रसामग्री

हृदय शस्त्रक्रियेतील यश हे शल्यचिकित्सक, रुग्ण आणि शस्त्रक्रियेला लागणाऱ्या महत्त्वाच्या यंत्र सामग्रीवर अवलंबून असते. या शस्त्रक्रियेत अनेक प्रकारची उपकरणे आवश्यक असतात.

रिमोट कंट्रोलच्या साहाय्याने हालचाल होणाऱ्या एका ऑपरेशन टेबलवर एक 'थर्मल ब्लँकेट' असते, ज्यावर रुग्णाला झोपविले जाते. शस्त्रक्रियेच्या वेळी ऑपरेशन टेबलची उंची किंवा बाजु सोईप्रमाणे बदलता येते. ब्लॅकेटच्या साहाय्याने रुग्णाचे तापमान कमी-अधिक करता येते. शस्त्रक्रिया गृहामध्ये उत्कृष्ट एअरकंडिशनिंगची आवश्यकता असते. त्यामुळे शस्त्रक्रिया गृहाचे तापमान सुख कारक राहते. हवा ही थोडी खेळती असणे आवश्यक असते. नाहीतर जंतुंचा प्रादुर्भाव होऊ शकतो. शस्त्रक्रिया गृह हे जंतु नाशक वायु, औषधे व अल्ट्रावायलेट लाईट्सचा वापर करून निर्जंतुक केलेले असते.

रुग्ण शुद्धीवर असताना रुग्णाला शस्त्रक्रिया गृहात नेल्यावर प्रथम त्याच्या छातीवर इ.सी.जी. ची बटणे लावली जातात. त्यामुळे एका पडद्यावर कार्डियोग्राम सतत दिसतो. त्यानंतर हातातील व मानेतील अशुद्ध रक्तवाहिनीमध्ये प्लास्टिकच्या नळया घातल्या जातात. यामधून औषधे, सलाईन व रक्त देता येते. त्याच बरोबर हृदयाच्या उजव्या कप्प्यातील रक्तदाबसुद्धा मोजता येतो. त्यानंतर आपण नाडीपरीक्षा जेथे करतो तेथील हातावरील 'रेडियल' नावाच्या शुद्ध रक्तवाहिनीमध्ये एक प्लास्टिक नळी घालून शरीरातील रक्तदाब हा सतत पडद्यावर बघता येतो. रुग्णाचे तापमान बघण्यासाठी तापमानमापक नळया गुदद्वारात व नाकात घातल्या जातात. या सर्व बाबी एका 'मल्टिचॅनल मॉनिटर' वर स्पष्टपणे दिसतात. रुग्णाला बेशुद्ध करून त्याच्या श्वासनलिकेत एक नळी घालून ती श्वसनाचे कार्य करणाऱ्या एका यंत्रास जोडली जाते, त्याला ' एनेस्थीसिया मशीन' म्हटले जाते. याच यंत्रातुन भूल देणारे वायू दिले जातात. एक लांब नळी अन्ननलिकेमध्ये घातली जाते, ज्यामधून पोटातील पाणी व वायु

बाहेर काढला जातो. एक कॅथेटर लघवीच्या जागेत घालून लघवीचे प्रमाण दर तासाला मोजले जाते.

रुग्णावर शस्त्रक्रिया करण्याची जागा निर्जंतुक केल्यावर छातीचे हाड हे एका 'इलेक्ट्रिक सॉ'ने कापले जाते. त्यानंतर 'सर्वोकंट्रोल्ड सर्जिकल डायथर्मी' नावाच्या यंत्राच्या मदतीने छोट्या रक्तवाहिन्या जाळून रक्तस्राव थांबविला जातो. या यंत्राचा अति महत्त्वाचा उपयोग म्हणजे बायपास शस्त्रक्रियेसाठी लागणाऱ्या शुद्ध रक्तवाहिन्या रक्तस्राव न होता काढण्यासाठी होतो. छाती उघडल्यावर हृदय हे प्लास्टिक नळयांच्या साहाय्याने 'कृत्रिम श्वासोच्छवास करणाऱ्या फुफ्फुसाला' म्हणजेच 'ऑक्सिजनेटर' ला व हृदयाचे कार्य करणाऱ्या 'हार्ट-लंग मशीन'ला जोडले जाते . हृदय बंद करून त्यावर शस्त्रक्रिया होत असताना हृदय व फुप्फुसाचे कार्य हे मशीन करते. या मशीनला जोडलेली सर्व यंत्रसामग्री ही एकदाच वापरता येते व नंतर फेकून द्यावी लागते. शस्त्रक्रियेच्या वेळी जमा झालेले रक्त हे मशिनमध्ये शोषून घेऊन परत वापरले जाते.

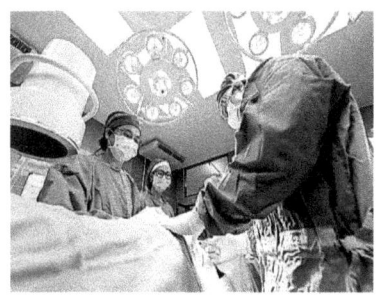

चित्र सौजन्य : ससिंत , पिक्साबे

हार्ट-लंग मशीन न वापरता केलेल्या बायपास शस्त्रक्रियेसाठी हृदय स्थिर करणारी उपकरणे (स्टॅबिलायझिंग डिव्हायसेस) वापरावी लागतात. शस्त्रक्रियेसाठी लागणारे वेगवेगळे टाके, सुया, क्लिपा, तारा, पेसिंग वायर्स वेगवेगळया आकाराच्या व जाडीच्या असतात. बायपास सर्जरीसाठी लागणारे टाके हे केसांच्या रुंदीइतके सूक्ष्म असतात. हे नाजूक शिवणकाम व जोड काम सोपे होण्यासाठी शल्यचिकित्सक दुर्बिणयुक्त चष्मे वापरतात. ज्यामुळे सूक्ष्म रक्तवाहिन्या तीन ते चार पट मोठ्या दिसतात. शिवणकाम, कापा कापी, ओढाताण वगैरे करण्याकरिता लागणारी हत्यारे ही वेगवेगळ्या धातुंची, आकारांची व कार्यक्षमतेची असतात. झडपांवरील शस्त्रक्रिया करण्याकरिता वेगवेगळ्या कृत्रिम झडपा आवश्यक असतात. काही

प्राण्यांच्या हृदयापासून, तर काही धातुंपासून बनवल्या जातात. शस्त्रक्रियेनंतर हृदयाचा वेग कमी राहत असल्यास तो वाढविण्याकरिता 'कृत्रिम पेसमेकर' ची आवश्यकता असते.

हृदयामध्ये महत्त्वाची औषधे एका विशिष्ट नियंत्रित वेगाने देता यावीत या करिता 'सिरींज पंप्स' नावाची उपकरणे आवश्यक असतात. रक्तदाब वाढीसाठी महागडी पण जीवनावश्यक अशी 'बलून पंप्स' किंवा 'ॲसिस्ट डिव्हायसेस' उपयोगी पडतात. हृदय शस्त्रक्रियेच्या वेळी वीजपुरवठा अखंडित असणे महत्त्वाचे असते. त्यासाठी लगेच सुरू होणारा शक्तिशाली जनरेटर असणे अतिशय आवश्यक असते. शस्त्रक्रिया गृहातील विद्युतप्रकाशयोजना चांगली असावी लागते. 'कोल्ड लाईट्स' वापरण्याने हृदयाभोवती व शस्त्रक्रिया गृहातील तापमान वाढत नाही. शस्त्रक्रिया होत असताना रक्तातील प्राण वायूचे प्रमाण, लाल पेशींची संख्या व पोटॅशियम नावाच्या क्षाराचे प्रमाण वारंवार बघावे लागते. त्याला लागणारी उपकरणे शस्त्रक्रिया गृहाच्या जवळपास व चोवीस तास उपलब्ध असावी लागतात. अतिदक्षता विभागात रुग्णाला आणल्यावर श्वासोच्छवासाचे यंत्र सुरु असते. हृदयातील वेगवेगळ्या कप्प्यांमधील रक्तदाब, कार्डिओग्राम, तापमान टीव्हीसारख्या फलकावर दिसते. आपल्या देशात निष्णात शल्यचिकित्सक आहेत; पण प्रश्न असतो तो या महागड्या यंत्र सामग्रीचा ! शस्त्रक्रियेसाठी लागणारी नव्वद टक्के उपकरणे, यंत्रसामग्री, डिस्पोझेबल्स व झडपा या परदेशी बनावटीच्या आहेत व त्या आयात कराव्या लागतात. दुर्दैवाने आपल्या देशात बनत नाहीत. हृदय शस्त्रक्रियेचा हा मोठा खर्च आपल्या देशात कमी करायचा असेल आणि परकीय चलन वाचवायचे असेल, तर तरुण-तडफदार इंजिनियर्स, डॉक्टर्स आणि उद्योजकांनी एकत्रित येऊन भारतीय बनावटीची उत्कृष्ट उपकरणे तयार करणे अत्यंत गरजेचे झाले आहे; तरच ही शस्त्रक्रिया सामान्य गरीब जनतेला परवडणारी होईल. अन्यथा शस्त्रकियेसाठी आर्थिक मदतीच्या कितीही योजना निघाल्या; तरी त्या अपुऱ्या पडणार आहेत.

■■■

३७. भूलतंत्रज्ञ व परफ्युजनिस्ट

हृदय शल्यचिकित्सकाच्या बरोबरीने महत्त्वाची कामगिरी बजावणारे असतात, 'भूलतंत्रज्ञ' व 'परफ्युजनिस्ट'. हृदयाच्या शस्त्रक्रियेसाठी भूलतंत्रज्ञ होण्यास प्रचंड अनुभवाची आवश्यकता असते. सध्या एम.डी. किंवा डी.एन.बी. (एनेस्थीसिया) या पदवीनंतर देशात किंवा परदेशातील हृदय शस्त्रक्रियेच्या प्रस्थापित केंद्रात काही वर्षे काम केल्यावर हा अनुभव येतो. आपल्या देशात सध्या डी.एम. (कार्डियक एनेस्थीसिया) अशी उच्च पदवी उपलब्ध आहे . खरे पाहता भूल तंत्रज्ञाला हृदय शल्य चिकित्सकापेक्षा बऱ्याच वेळा जास्त तास काम करावे लागते; पण याची जाणीव रुग्ण व नातेवाईकांना बिलकूल नसते. 'रुग्णाला झोपवणारे क्लोरोफॉर्मचे डॉक्टर' असा त्यांचा उल्लेख केला जातो. आता स्थिती बदलली आहे. भूल तंत्राचे शास्त्र प्रचंड विकसित झाले आहे. अशा भूल तंत्रज्ञांना 'कारडियॅक एनेस्थीसियालॉजिस्ट' म्हणतात.

भूल तंत्रज्ञांना हृदय शस्त्रक्रियेव्यतिरिक्त अँजिओग्राफी व शस्त्रक्रियेविना होणाऱ्या उपचार पद्धतीच्या वेळी सुद्धा आपली कामगिरी बजावावी लागते. त्याच बरोबर बऱ्याच केंद्रांत शस्त्रक्रियेनंतरची काळजीसुद्धा भूल तंत्रज्ञांवरच सोपविली जाते. भूल देण्या अगोदर रुग्णास व्यवस्थित तपासून भूल योजना ठरवावी लागते. रुग्णाच्या तब्येतीप्रमाणे शस्त्रक्रियेपूर्वी औषधोपचाराची योजना करावी लागते. भूल देण्यासाठी रुग्णाची पात्रता ठरवावी लागते. त्याचे दात खिळखिळे आहेत का? श्वासनलिकेत नळी घालण्यात काही अडचण आहे का ? शरीरात कुठे जंतुंचा प्रादुर्भाव आहे का? हृदय व फुफ्फुसाची कार्यक्षमता कशी आहे? मधुमेह व रक्तदाब प्रमाणात आहेत का ? रुग्णास कुठल्या औषधांचा विपरीत परिणाम किंवा कुठली अॅलर्जी आहे का ? रक्ताची व रक्ताच्या घटकांची पूर्व तयारी झाली आहे का ? रुग्णाची मानसिक स्थिती अनुकूल आहे का ? त्याच बरोबर हृदय शस्त्रक्रियेची पूर्ण माहिती घेऊन रुग्ण व नातेवाईकांनी संमती दिली आहे का? हे सर्व बारकाईने पाहावे लागते.

भूलतंत्रज्ञ हा शल्यचिकित्सेपूर्वी शस्त्रक्रिया गृहात हजर असतो. भुलीची सर्व औषधे, हृदयावरील सर्व औषधे, त्यासाठी लागणारी सर्व उपकरणे व हृदयाच्या कार्याची मोजमाप करणारी सर्व यंत्रे तपासून तयार ठेवावी लागतात, रुग्ण शस्त्रक्रिया गृहात आल्यावर विद्युत स्पंदन आलेख जोडला जातो. हृदयाच्या कप्प्यातील दाब बघण्यासाठी व औषधे देण्यासाठी काही विशिष्ट नळ्या मानेच्या किंवा जांघेच्या रक्तवाहिन्यांमधून सरकवल्या जातात. त्याच बरोबर शरीरातील रक्तदाब बघण्यासाठी शुद्ध रक्तवाहिनीमध्ये प्लॅस्टिकच्या सुया घालून त्या एका टीव्हीसारख्या पडद्याला जोडल्या जातात. रुग्णाचे शारीरिक तापमान, श्वासोच्छवासाचा वेग, रक्तातील प्राण वायूचे प्रमाण व 'कर्बद्विप्राणिल (कार्बन डाय ऑक्साईड) वायूचे प्रमाण' या बाबींवर कटाक्षाने 'ईगल्स आय'च्या दृष्टीने बघितले जाते. रुग्णाच्या श्वासनलिकेत एक प्लॅस्टिकची नळी सरकवून ती श्वासोच्छवासाच्या कृत्रिम यंत्राला जोडली जाते.

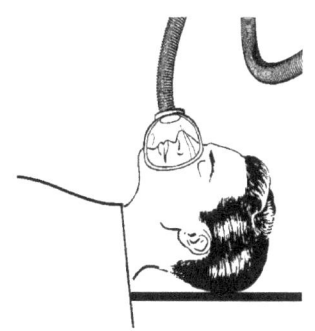

चित्र सौजन्य : तुमिसु , पिक्साबे

वेगवेगळी औषधे पंप्सच्या मदतीने हळूवार दिली जातात. हृदयाची कार्यक्षमता सतत बघण्यासाठी नवनवीन उपकरणे सध्या उपलब्ध आहेत. अगदी अलीकडे 'नॉन इनव्हेसिव्ह कार्डीयाक आऊटपुट मॉनिटरिंग' हे उपकरण काही ठिकाणी वापरले जात आहे. या सर्व गोष्टीं व्यतिरिक्त कृत्रिम हृदय फुप्फुस तंत्रज्ञांना हृदय बंद असलेल्या स्थितीत असताना मार्गदर्शन करावे लागते. शस्त्रक्रिया संपल्यावर देखील अतिदक्षता विभागात जाऊन रुग्ण स्वत: कृत्रिम यंत्राशिवाय श्वासोच्छवास घेई पर्यंत भूल तंत्रज्ञाचे काम सुरूच असते.

पूर्वी भुलीचे तंत्र विकसित नव्हते. भुलीच्या औषधांमुळे व भुलीच्या वायूमुळे प्रचंड मळमळ, उलट्या व अस्वस्थता निर्माण होत असे, परंतु सध्या हळुवारपणे अगदी नकळत निद्रेच्या स्वाधीन केले जाते व तितक्याच कौशल्याने भुलीतून बाहेर काढले जाते. सर्व अद्ययावत उपकरणे व औषधांच्या उपलब्धतेमुळे हे शक्य होत आहे. भूलतंत्रज्ञ भुलीच्या

औषधांव्यतिरिक्त हृदयाच्या इतर औषधोपचार योजनांमध्ये सुद्धा पारंगत असतो. थोडक्यात म्हणजे शस्त्रक्रियेच्या काळातील तो हृदयविकारतज्ज्ञच असतो. भूल तंत्राबरोबरच हृदय शल्यचिकित्सकाची मर्जी सांभाळावी लागते, शल्यचिकित्सकांना सतत व लवकर शस्त्रक्रिया करण्याची खुमखुमी असते. काही वेळा अतिशय अवघड शस्त्रक्रियेचा धोका शल्यचिकित्सक पत्करत असतात, म्हणून भूलतंत्रज्ञ मोलाचा सल्ला देण्याचे कार्य करून शल्यचिकित्सकाला ती शस्त्रक्रिया करण्यापासून परावृत्त करतात. क्वचित शस्त्रक्रियेत रुग्णाची स्थिती गंभीर झाल्यास नातेवाईकांशी बोलण्याचे जनसंपर्काचे काम सुद्धा त्यांना करावे लागते, 'परफ्युजनिस्ट' म्हणजे हृदय-फुप्फुस यंत्र चालविणारे तंत्रज्ञ. बी. एस्सी. झाल्यानंतर दोन वर्षांचा हा अभ्यासक्रम असतो. हृदय बंद करून शस्त्रक्रिया करत असताना शल्यचिकित्सक रुग्णाच्या हृदयाचे व फुफ्फुसाचे कार्य परफ्युजनिस्टच्या हाती सोपवत असतो. म्हणजेच या काळात रुग्णाचा जीव परफ्युजनिस्टच्या हातात असतो. ही अत्यंत जबाबदारीची कामगिरी असते. डोळ्यात तेल घालून संपूर्ण लक्ष या उपकरणाच्या कार्य पद्धतीवर द्यावे लागते. रक्तातील प्राण वायूचे प्रमाण, रक्तदाब, लघवीचे प्रमाण इत्यादी बाबींवर लक्ष केंद्रित करावे लागते. परफ्युजनिस्ट ही पदवी प्राप्त केल्यानंतर त्याला अनुभवी तंत्रज्ञांबरोबर काही वर्षांचा अनुभव घ्यावा लागतो. शल्यचिकित्सक व भूलतंत्रज्ञ यांचा आत्मविश्वास संपादन करावा लागतो. हा तंत्रज्ञ डॉक्टर नसला तरी काही वेळा डॉक्टरांइतकीच महत्त्वाची कामगिरी पार पाडत असतो. हृदय शस्त्रक्रियेच्या वाढत्या प्रमाणाबरोबरच या पडद्या मागील कलाकारांची उणीव मात्र सध्या भासत आहे.

■■■

३८. हृदयशस्त्रक्रिया: खर्च आणि उपाययोजना

'हृदयशस्त्रक्रिया' हा शब्द ऐकल्यावर सर्वसामान्यांची प्रतिक्रिया म्हणजे एक खर्चिक, धोका दायक आणि खूप बाटल्या रक्त लागणारे ऑपरेशन, अशी होते; पण वस्तुस्थिती वेगळी आहे.

हृदयशस्त्रक्रियेसाठी लागणारा खर्च हा खालील पाच घटकांमध्ये विभागता येतो.

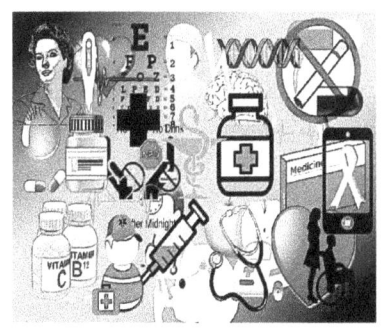

चित्र सौजन्य : गेराल्ट , पिक्साबे

१) तज्ज्ञ डॉक्टरांची फी:

हृदयाच्या ऑपरेशनसाठी एक निष्णात हृदय शल्यचिकित्सक आणि त्याच्या सहकाऱ्यांचा संच आवश्यक असतो. एक प्रमुख हार्ट सर्जन, एक प्रमुख भूल तज्ज्ञ व प्रत्येकाचे एक एक सहकारी, त्याच बरोबर एक कार्डिओलॉजिस्ट, एक इंटेन्सिव्हिस्ट, फिजिओथेरपिस्ट आणि कृत्रिम रक्त प्रवाहासाठी हार्टलंग मशिन चालविणारा तंत्रज्ञ. या सर्व मंडळींच्या फीचे आकारमान खर्चात धरावे लागते.

हृदयशस्त्रक्रिया जर सरकारी हॉस्पिटलमध्ये झाली तर वरील सर्व खर्च रुग्णास माफ होतो. कारण, तिथे काम करणारी वरील सर्व मंडळी एक तर पगारी किंवा मानसेवी असतात. मात्र, शस्त्रक्रिया खासगी रुग्णालयात झाली, तर हा सर्व खर्च बऱ्याच बाबींवर अवलंबून असतो. प्रामुख्याने शल्यचिकित्सकाचे शिक्षण, त्याचा अनुभव, त्याचे यशस्वी शस्त्रक्रियेचे प्रमाण, आत्मविश्वास आणि त्याचा सामाजिक दृष्टिकोन यांवर फीचे प्रमाण लागू होते. तज्ज्ञांनी आपली व्यावसायिक फी किती आकारावी, याला कुठल्याही नियमांची पाबंदी नाही; पण

सरासरी ती रुग्णाची आर्थिक स्थिती, हॉस्पिटलमधील क्लासचे वर्गीकरण आणि हृदय शस्त्रक्रियेतील गुंतागुंत यांवर ठरवली जाते.

२) रुग्णालयाचा खर्च :

या खर्चामध्ये हॉस्पिटलमधील रूम किंवा वॉर्ड व 'आय.सी.यु.' चे भाडे, वेगवेगळ्या उपकरणांची भाडी, अनेक तपासण्या आणि औषधे यांचा खर्च प्रामुख्याने धरला जातो. औषधांमध्ये प्रामुख्याने जंतु नाशक (ॲन्टिबायोटिक्स) आणि हृदयाचा दाब नियमन करणारी इंजेक्शने ही महागडी असतात आणि बरीचशी परकीय बनावटीची असतात. त्याच बरोबर इतर सुविधांचा खर्च (उदा. टेलिफोन, जेवणखाण, चहापाणी, अँब्युलन्स, रक्तपेढी इत्यादी) होत असतो. सरकारी रुग्णालयात हा सर्व खर्च रुग्णास माफ केला जातो; परंतु खासगी रुग्णालयात हा, प्रायव्हेट खर्च जनरल वॉर्ड, सेमी प्रायव्हेट किंवा डिलक्स रूम या वर्गीकरणावर अवलंबून असतो. हा खर्च वेगवेगळ्या हॉस्पिटलमध्ये क्लासप्रमाणे जवळपास सारखाच असू शकतो.

३) डिस्पोझेबल्स आणि झडपांचा खर्च :

जगात भारतीय शल्यचिकित्सकाचे स्थान त्याच्या कौशल्याच्या आणि परिश्रमाच्या बाबतीत सर्वांत अग्रगण्य आहे. परदेशात देखील नामवंत हृदय शल्यचिकित्सक सुद्धा स्थायिक भारतीयच आहेत; पण दुर्दैवाने या शस्त्रक्रियेला लागणारी बहुतेक सर्व यंत्रसामग्री ही परदेशातून आयात करावी लागते. ओपन हार्ट सर्जरीच्या वेळी हृदय स्पंदने बंद केल्यावर रुग्ण हार्टलंग मशिनला लागणाऱ्या प्लॅस्टिकच्या डिस्पोझेबल यंत्र सामग्रीवर अवलंबून असतो. फुप्फुसाचे रक्तशुद्धीकरण करण्याचे कार्य एक प्लॅस्टिकचा 'ऑक्सिजनेटर' करत असतो. या सर्व साहित्याचा खर्च बराच होतो आणि हे सर्व भाग शस्त्रक्रियेनंतर फेकून द्यावे लागतात. या बाबतीत काटकसर करणे किंवा हलक्या प्रकारच्या यंत्र सामग्रीचा वापर करणे हे जीवाला धोकादायक ठरू शकते. त्याच प्रमाणे शस्त्रक्रियेसाठी लागणारे नाजूक टाके, दोरे, पेसमेकर वायर्स, स्टर्नल वायर्स, ड्रेन पाईप्स वगैरे वस्तूंचा खर्च आवश्यक असतो. धोका न पत्करता हा

खर्च कसा कमी करता येईल, यावर सर्व शल्यचिकित्सक सतत प्रयत्न आणि संशोधन करत असतात.

हृदयात कुठली झडप बसवावी हे त्या हृदयाचे आकारमान, रोगाचे प्रमाण, रुग्णाचे वय, लिंग, आर्थिक स्थिती या सर्व बाबींचा विचार करून ठरवावे लागते. एक चकती असलेली, भारतात बनविलेली 'टी.टी. के. श्रीचित्रा' नावाची एकच झडप वापरात आहे. ही गौरवाची गोष्ट आहे; परंतु बाकी सर्व प्रकारच्या कृत्रिम झडपा या परदेशातून आयात कराव्या लागतात. झडपा वा वेगवेगळ्या धातुपासून बनवल्या जातात किंवा काही प्राण्यांच्या हृदयापासून बनवल्या जातात. एका झडपेचा खर्च हा कमीत कमी अठरा हजारांपासून ते साठ हजार रुपयांपर्यंत असतो.

४) रक्ताचा खर्च :

हृदय शस्त्रक्रियेसाठी लागणारे ताजे रक्त आणि रक्ताचे घटक मिळवण्यासाठी खर्च होतो. रक्तगट चाचणी केल्यापासून ते रक्तावरील सर्व चाचण्या आणि रक्त दात्यांची नेण्या-आणण्याची सोय करेपर्यंतचा सर्व खर्च हिशेबात घ्यावा लागतो. रक्त किती लागेल व त्याचा खर्च किती होईल; हे शस्त्रक्रियेच्या प्रकारावर, रुग्णाच्या लाल पेशींच्या प्रमाणावर आणि रक्त गोठण्यास मदत करणाऱ्या पेशींच्या प्रक्रियेवर अवलंबून असते.

५) इतर खर्च :

हृदयशस्त्रक्रिया म्हणजे जीवन-मरणाचा खेळ ! भेटायला येणारे नातेवाईक आणि मित्रमंडळी ही आलीच. त्यांचा काही अंशी राहण्याचा, भोजनाचा आणि येण्या- जाण्याचा खर्च आलाच. त्याच बरोबर रुग्णास शस्त्रक्रियेनंतर आठवडाभर शहरात राहण्याचा व नंतर आपल्या घरी नेण्याचा खर्च हा सहजासहजी लक्षात येत नाही; पण हिशेबात धरावा लागतो. त्याच बरोबर रुग्ण शस्त्रक्रियेच्या काळात नोकरी किंवा व्यवसायापासून दूर राहिल्यामुळे काही प्रमाणात आर्थिक नुकसान हे होतेच.

■ ■ ■

३९. शस्त्रक्रियेसाठी खर्चाची उपाययोजना

जो रुग्ण स्वत: श्रीमंत आहे किंवा कंपनीचा मोठा अधिकारी आहे किंवा सरकारी नोकर आहे त्याला शस्त्रक्रियेचा आर्थिक ताण जाणवत नाही. तो परदेशात किंवा सरकार मान्य रुग्णालयात शस्त्रक्रिया करून घेऊ शकतो, जिथे शासन हॉस्पिटलचा खर्च पेलते. त्याच प्रमाणे 'इ.एस.आय.एस.', 'सी.जी.एच.एस.' नोकर वर्गास हृदयशस्त्रक्रिया मोफत करून घेता येते.

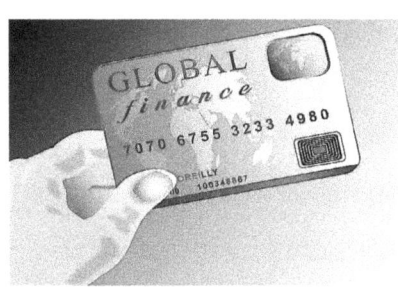

चित्र सौजन्य : प्रॉनी, पिक्साबे

गरीब रुग्णास काही पर्याय नसल्याने तो सरकारी रुग्णालयाची पायरी गाठतो. तेथे मदतसुद्धा सरकारी आणि खासगी संस्थांद्वारा उपलब्ध होते. त्यामुळे गरीब रुग्णाची ही शस्त्रक्रिया जवळजवळ मोफतच होते. मोठा गहन प्रश्न येतो तो मध्यमवर्गीय पांढरपेशा रुग्णाचा ! त्याला सरकारी रुग्णालयात जाणे इष्ट वाटत नाही आणि मोठ्या हॉस्पिटलमध्ये जाण्याची ताकद नसते. शिवाय कुठलीही योजना किंवा सरकारी नोकरी नसल्यास त्याची परिस्थिती बिकट होते. अशा काळात नातेवाईक किंवा मित्र परिवारसुद्धा रुग्णांना सहजासहजी आर्थिक मदत करत नाहीत. अशा रुग्णांना आर्थिक मदत मिळवून देण्यासाठी बऱ्याच सामाजिक संस्था आणि व्यक्ती सढळ हाताने मदत करत असतात.

मदतीचा मार्ग :

अ) **सरकारी निधी** : १) सरकारची जीवनदायी योजना किंवा महात्मा जोतिबा फुले योजने तर्फे सर्व हृदय शस्त्रक्रिया पुर्णपणे मोफत होते. या सर्व शस्त्रक्रिया ठराविक मान्यताप्राप्त हॉस्पिटल मध्येच केल्या जातात.

२) **पंतप्रधान निधी** : ही मदत मिळण्याकरिता उत्पन्नाचा दाखला, डॉक्टरचे सर्टिफिकेट आणि खासदारांचे शिफारस पत्र आवश्यक असते. साधारण दहा ते तीस हजारांपर्यंत मदत अपेक्षित धरावी.या निधीमधे काल सुसंगत बदल संभवतात .

३) **मुख्यमंत्री निधी** : या निधीकरिता आमदाराचे शिफारस पत्र लागते. पाच ते दहा हजार रुपयांपर्यंत मदत मिळते. या निधीमधे काल सुसंगत बदल संभवतात .

४) **महापौर निधी** : महापालिकेतर्फे आर्थिक मदत मिळते.

महत्त्वाच्या धार्मिक संस्था :

१) सिद्धिविनायक मंदिर ट्रस्ट, प्रभादेवी मुंबई: साधारण दहा ते वीस हजारांपर्यंत मदत मिळते. काल सुसंगत बदल संभवतात.

२) साईबाबा संस्थान शिर्डी पंधरा हजार रुपये मदत मिळते.काल सुसंगत बदल संभवतात.

३) श्री महालक्ष्मी टेंपल ट्रस्ट:पाच हजार रुपये मदत मिळते. काल सुसंगत बदल संभवतात

इतर संस्था :

पुणे - मुंबई मध्ये शस्त्रक्रियेसाठी सढळ हाताने मदत करणाऱ्या आणि योग्य मार्गदर्शन देणाऱ्या बऱ्याच संस्था अस्तित्वात आहेत. काही प्रसिद्धीच्या झोतात आहेत, तर काही सुप्तपणे कार्यरत आहेत. आपल्या अनमोल कार्यात पूर्णपणे वाहून घेतलेल्या काही नामांकित संस्थांची नावे खालील प्रमाणे आहेत १) हृदयमित्र प्रतिष्ठान, २) हृदयांकित, ३) ओसवाल बंधू समाज ट्रस्ट, ४) एन. आर. बलदोटा फाउंडेशन, ५) अतुर फाउंडेशन, ६) इंडियन रेड क्रॉस सोसायटी, ७) द हेल्पिंग हॅण्डस्, ८) हरे कृष्ण मंदिर ट्रस्ट, ९) महावीर हार्ट रिसर्च फाउंडेशन, १०) सर दोराबजी टाटा ट्रस्ट, ११) सर रतन टाटा ट्रस्ट, १२) भाभा चॅरिटीज, १३) जी. डी. बिर्ला फाउंडेशन, १४) शेठ मफतलाल चॅरिटेबल ट्रस्ट, १५) व्यंकटेश्वरा हॅचेरिज ट्रस्ट इत्यादी. कुठल्याही संस्थांकडे अर्ज करण्यासाठी सर्व कागदपत्रांची पूर्तता योग्य रित्या करणे आणि आपली खरी खरी माहिती देणे हे नैतिकदृष्ट्या बंधन कारक आहे, हे लक्षात ठेवावे. हृदय

शस्त्रक्रियेचा खर्च कमी व्हावा यावर सर्वतोपरी प्रयत्न डॉक्टर मंडळी, रुग्णालये आणि बायोमेडिकल इंजीनियर्स करतच आहेत. तथापि यावरील चांगला उपाय म्हणजे 'आरोग्य विमा'! परदेशात अनेक इन्शुरन्स कंपन्या आर्थिक मदतीसाठी कार्यरत आहेत. आपल्या देशात सुद्धा नव्या मेडिकल इन्शुरन्स कंपन्यांची वाढ अपेक्षित आहे. प्रत्येक व्यक्तीला आपला आरोग्य विमा उतरविणे हे बंधन कारक केल्यास ते एक समाजोपयोगी पाऊल ठरेल, असे मला वाटते. लेखाचा निष्कर्ष असा आहे, की महागड्या शस्त्रक्रियेचा खर्च वाचवायचा असेल, तर सल्ल्यानुसार व्यायाम, योग्य आहार निद्रा आणि नियमित हृदयाची तपासणी करणे अत्यंत आवश्यक आहे.

■■■

४०. विमा योजना, कायदा व हृदयविकार

एखादी नवीन मोटार विकत घेतली, तर त्याचा विमा उतरविल्याशिवाय ती चालवण्यास बंदी असते. एखाद्या बँकेचे कर्ज काही उपकरणांसाठी घेतल्यास ते वापरण्यापूर्वी त्याचा विमा उतरविणे बंधन कारक असते. लंडन मध्ये मी उच्च शिक्षणासाठी गेलो असताना, मला आरोग्य विम्याचे कार्ड दाखवल्याशिवाय शस्त्रक्रिया गृहात प्रवेश नाकारला होता; परंतु आपल्या देशात आपल्या आरोग्याशिवाय सर्व गोष्टींचे विमे सहजपणे उतरविले जातात. त्याचे कारण कदाचित लोकांकडे वाजवीपेक्षा जास्त पैसे असावेत किंवा स्वत:च्या हृदयाकडे अर्थात आरोग्याकडे पूर्णपणे दुर्लक्ष करून निःस्वार्थीपणाचे जीवन जगण्याची प्रवृत्ती असावी किंवा विमा योजनांबद्दल पूर्णपणे अज्ञान असावे. हृदय विकाराच्या वाढत्या प्रमाणाबरोबरच हृदय विकाराच्या उपाय योजनांचा खर्चसुद्धा दिवसेंदिवस वाढतच आहे. त्याच प्रमाणे पैशाची ओढाताण रुग्णास न होता जेव्हा उपचार योजनेचा यथायोग्य मोबदला रुग्णालय व डॉक्टरांना मिळतो, तेव्हा सेवेचा दर्जासुद्धा उत्कृष्ट होतो. ही परिस्थिती अमेरिकेत आहे. आपल्या देशात या दृष्टीने आमूलाग्र बदल घडत आहेत.

भारतात १९७३ पासून विमा कंपन्यांचे राष्ट्रीयीकरण झाले. जनरल इन्शुरन्स कॉर्पोरेशनच्या देखरेखीखाली चार प्रमुख राष्ट्रीयीकृत कंपन्या अस्तित्वात आल्या. त्या म्हणजे १) युनायटेड इन्शुरन्स (मुख्य कार्यालय, चेन्नई), २) न्यू इंडिया इन्शुरन्स (मुंबई), ३) ओरिएंटल इन्शुरन्स (दिल्ली), ४) नॅशनल इन्शुरन्स (कोलकाता), नंतर १९९९ मध्ये आय. आर.डी.ए. (इन्शुरन्स रेग्युलेटरी डेव्हलपमेंट ऑथॉरिटी) नावाच्या नियंत्रण समितीची स्थापना झाली, जी सर्व विमा कंपन्यांवर देखरेख करते. खासगी विमा कंपन्यांना सुद्धा परवानगी दिली आहे. आरोग्यासाठी 'मेडिक्लेम' नावाची विमा योजना सर्वांना माहीत आहे. सर्व कंपन्यांचे सरासरी प्रीमियमचे टॅरिफ सारखेच आहेत. साधारणपणे एका व्यक्तीसाठी, एका वर्षाकरिता, एक लाखाच्या आरोग्य विम्यासाठी एक हजार रुपये खर्च धरता येतो. हप्त्याची किंमत

वयानुसार बदलते, हे महत्त्वाचे आहे. जास्तीत जास्त पाच लाखांचा आरोग्य विमा उतरविता येतो. या कमाल मर्यादेच्या आरोग्य विम्यासाठी सरासरी चार ते साडेचार हजार रुपये वार्षिक खर्च येतो. या प्रीमियमसाठी केलेल्या खर्चास प्राप्ति कर विभागाकडून सूट असते. ही सूट जास्तीत जास्त दहा हजार रुपयांपर्यंत असते.

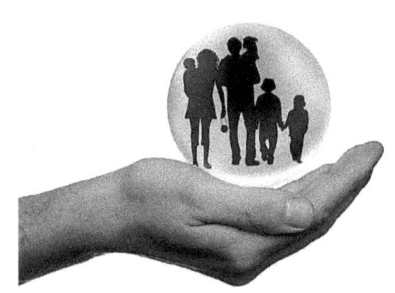

चित्र सौजन्य : *तुमिसु, पिक्साबे*

आरोग्याचा विमा हा सुदृढ स्थितीत असतानाच उतरवावा. कुठल्याही रोगाचे निदान झाल्यावर विमा उतरविणे फायद्याचे ठरत नाही. त्यात दरवर्षी न चुकता पॉलिसी सुरू ठेवावी या आरोग्य विम्यात जन्मजात हृदयरोग असल्यास त्याच्या उपचाराचा खर्च विमा कंपनी देत नाही, हे लक्षात ठेवावे.

हृदयरोगाच्या कुठल्याही तपासणी किंवा उपचार पद्धतीसाठी दाखल करण्यापूर्वी तीस दिवस व रुग्णालयातून रजा दिल्यापासून नंतरच्या साठ दिवसांपर्यंत लागणाऱ्या औषधोपचार व तपासण्यांचा सर्व खर्च हा रुग्णालयातील खर्चाबरोबर कंपनीकडून मिळत असतो हे पैसे मागत असताना कुठलीही असत्य माहिती दिल्यास किंवा महत्त्वाची माहिती दडवून ठेवल्याचे कंपनीस आढळल्यास विशेषतः रोग निदान झाल्यावर विमा उतरविल्यास हा खर्च कंपनीकडून दिला जात नाही. चार वर्षे आरोग्य विम्याचे हप्ते न चुकता भरून कुठलाही 'क्लेम' न केल्यास काही फायदे असतात. उदाहरणार्थ, विम्याच्या किमतीच्या एक टक्का किमतीच्या आरोग्य तपासण्यांचा खर्च कंपनी देते. काही खासगी कंपन्या या क्षेत्रात शिरत आहेत. त्यातील काही परदेशी कंपन्यांच्या सहकार्याने येत आहेत. टाटा-ए.आय.जी., बजाज आलियांज, रिलायन्स जनरल इन्शुरन्स वगैरे विमा क्षेत्रात पुढे येऊ पाहत आहेत. लवकरात लवकर 'क्लेम सेटलमेंट' व्हावे, तत्काळ व उत्कृष्ट सेवा असावी, पॉलिसी रिन्युअलची जबाबदारी द्यावी, वगैरे अपेक्षा सर्वसाधारण विमा धारकांच्या असतात. या दृष्टिकोनातून आता वेगवेगळ्या विमा कंपन्यांत

चुरशीची स्पर्धा होईल, असे चित्र आहे. ग्राहक पंचायत समितीची स्थापना झाल्यानंतर रुग्ण व डॉक्टर यांच्या संबंधात 'दुकानदार' व 'गि-हाईक' असे एक नवीन नाते निर्माण झाले. रुग्ण व डॉक्टरांच्या मानसिकतेत बरेच बदल दिसून येऊ लागले. डॉक्टराच्या रुग्णसेवेत माणुसकीच्या भावनेने भीतीयुक्त कार्यक्षमता निर्माण झाली. रुग्णांचे दृष्टिकोन बदलले, हे सर्व इष्ट आहे का नाही, हा एक मोठा वादाचा, परिसंवादाचा व न संपणारा विषय आहे, पण सद्यः स्थिती लक्षात घेता, ती अमेरिकेच्या वाटचालीवर जाऊ नये, असे सर्वांना मनापासून वाटते. दोन वर्षांपूर्वी अमेरिकेतील माझ्या डॉ. जॉन नावाच्या भूल तज्ज्ञ मित्राच्या घरी मी गेलो असताना, त्याच्या पत्नीने अगदी सहजपणे सांगितले की, "जॉन इज इन जेल." खटला हरल्यामुळे स्वत: पैसे भरावेत किंवा तुरुंगात जावे, असे न्यायालयाने सांगितले. "तुरुंगात त्याला आराम आहे व तो संशोधन पर निबंध लिहीत आहे." असे ती पुढे म्हणाली. ज्या डॉक्टर वर जास्त खटले तोच उच्च दर्जाचा डॉक्टर, असे विचित्र गणित अमेरिकेत दिसून येते. त्यातून थोडासा धडा घेऊन भारतातील डॉक्टर मंडळींनी व्यावसायिक नीतिमत्तेची काळजी घेणे गरजेचे झाले आहे. त्याचे प्रीमियम तज्ज्ञतेच्या क्षेत्रानुसार कमी अधिक असते. सर्वांत जास्त प्रीमियम भूल तज्ज्ञ, प्लॅस्टिक सर्जन, हृदय शल्यचिकित्सक यांना असते. व्यक्तिगत पॉलिसीबरोबरच इस्पितळाचाही विमा असणे हिताचे असते. त्यात परिचारिका, पगारी व मानद डॉक्टर्स व तंत्रज्ञसुद्धा धरले जातात. रुग्णसेवा पूर्णपणे शास्त्रीय तत्त्वांवर आधारित असावी. गरज असल्यास जास्त तज्ज्ञांचे मत किंवा मदत घ्यावी. रुग्णांचे बारीकसारीक बदल, रिपोर्टस् व उपाय योजनांची काटेकोरपणे नोंद ठेवावी, शस्त्रक्रियेपूर्वी त्यातील धोके रुग्णास, जवळच्या नातेवाईकांना समजावून सांगावेत. 'प्रिऑपरेटिव्ह कौन्सलिंग' हा शस्त्रक्रियेइतकाच महत्त्वाचा भाग समजावा, रुग्ण व उपचार करणाऱ्या तज्ज्ञांमध्ये पारदर्शकता असल्यास कुठल्याही काळ्या कोटाची गरज कोणालाही पडत नाही, हे सर्वांचे अनुभवाचे बोल आहेत. रुग्ण व डॉक्टरांच्या बाबतीत सर्व जगात कमीत कमी म्हणजे बोटावर मोजण्या इतके खटले जपान या राष्ट्रामध्ये आहेत, असे समजते. भारतात 'मृत्यू' ची व्याख्या आता पाश्चात्यांप्रमाणे करण्यात आली आहे. पूर्वी हृदय व मेंदू दोन्हीही अकार्यक्षम झाल्यावरच मृत्यू जाहीर केला जात असे.

सध्या कायद्यातील बदलानंतर मेंदू निकामी झाल्यास व हृदय-फुफ्फुस कार्यरत असल्यास मृत्यू जाहीर करता येतो. या कायद्यातील बदलामुळे आता हृदय, यकृत, मूत्रपिंड इत्यादी अवयवांचे दान करून काही गरजू, रुग्णांना जीवदान मिळू लागले आहे. हृदय रोपण शस्त्रक्रिया किंवा अवयवांचे स्थलांतर करण्या अगोदर रुग्णालयांना मंजुरी असणे आवश्यक असते, नाहीतर तो गुन्हा ठरतो. मृत रुग्णाच्या अवयवांचा व्यवहार करण्यास किंवा दलाली करण्यास कायद्याने बंदी आहे. या सर्व कायद्यांच्या तरतुदी व नियमावली लक्षात घेऊन हृदयरोग शस्त्रक्रिया प्रगतीची वाटचाल करत आहे.

भारतीय डॉक्टर, रुग्ण व नातेवाईक यांची मानसिकता, संस्कार व सांस्कृतिक घडण लक्षात घेता, परस्परांतील संबंधाची परिस्थिती अमेरिकेइतकी बिघडू शकेल, असे वाटत नाही. ती अवास्तव भीती आहे. जेव्हा आरोग्य सेवेत डॉक्टर, रुग्ण व नातेवाईक यांच्या व्यतिरिक्त कुठलाही दलाल, पोलीस, पुढारी किंवा वकील यांचा प्रभाव नसतो तेव्हाच सेवा, विश्वास व माणुसकीचे शिखर गाठले जाते, असे बऱ्याच जणांचे मत आहे.

■■■

४१. हृदयरोगी व नातेवाईकांची मानसिकता

कुठल्याही कुटुंबात जेव्हा एखादा हृदयरुग्ण असतो तेव्हा एक प्रकारची उदासीनता असते. सर्वांची मने अस्वस्थ असतात. सतत अनिश्चितता आढळते. हृदयरोगोपचाराचे अनेक मार्ग आपल्याकडे उपलब्ध असल्यामुळे दिशाहीन वृत्ती होते. कुठले शास्त्र किंवा कुठला सल्ला इष्ट समजावा, ते कळेनासे होते. एक विचित्र संभ्रमावस्था निर्माण होते. विश्वास कोणावर ठेवावा हेच कळत नाही. अशा परिस्थितीची तीव्रता विशेषतः आपल्या देशात जास्त प्रमाणात जाणवते. मी स्वत: अशा समस्यांमधून गेलेलो आहे. मी आज हृदय शल्यचिकित्सक आहे; परंतु रुग्णाचा नातेवाईक या भूमिकेतून मी माझ्या वडिलांच्या हार्ट अटॅक व बायपास शस्त्रक्रियेच्या काळात बरेच अनुभव घेतले, त्यामुळे नातेवाईकांची मानसिकता कशी असते याची मला पूर्ण कल्पना आहे.

'हृदय रोग्यास शस्त्रक्रिया आवश्यक आहे,' असे तज्ज्ञांनी सांगितल्यावर पहिल्यांदा पायाखालची जमीन सरकते. रुग्ण व नातेवाईकांना एक तीव्र धक्काच बसतो. मग निदानाबद्दलच शंका येते. त्यात 'सेकंड ओपिनियन' अर्थात दुसऱ्या तज्ज्ञांचा सल्ला घेतला जातो. दुसरे मत घेणे हे इष्टच आहे.

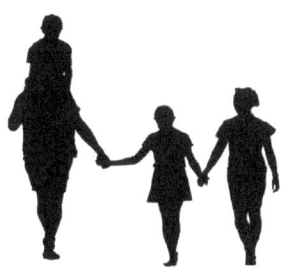

चित्र सौजन्य : जी.डी.जे , पिक्साबे

त्यात जर दुसऱ्या डॉक्टरने 'शस्त्रक्रियेची आवश्यकता नाही,' असे सांगितले तर मग रुग्ण व नातेवाईक संभ्रमात पडतात. बऱ्याच वेळा शस्त्रक्रियेच्या सल्ल्याविरुद्ध सांगणाऱ्या तज्ज्ञांकडे रुग्ण व नातेवाईकांचा ओढा असतो. ते स्वाभाविकच आहे; परंतु काही हृदयरोगात शस्त्रक्रिया ही अपरिहार्य असते हे लक्षात ठेवावे. विशेषतः जन्मजात हृदय दोषात व खराब झालेल्या झडपांच्या रोगात शस्त्रक्रियेने नवीन जीवदान मिळते. शस्त्रक्रिया करायची, असा निर्णय घेतल्यास पुढील प्रश्न असतो, शल्यचिकित्सक व रुग्णालयाची निवड. मग हृदय

शल्यचिकित्सकाचा 'बायो डाटा' शोधला जातो. रुग्णालयाची माहिती गोळा केली जाते. त्यात आपण निश्चित केलेल्या तज्ज्ञांबद्दलचे किंवा रुग्णालयाचे वाईट अनुभव ऐकिवात आल्यास आपल्या निर्णयाबद्दल फेरविचार केला जातो. कित्येकदा जवळचे नातेवाईक किंवा मित्रसुद्धा एखाद्या डॉक्टरची किंवा विशिष्ट रुग्णालयाची फार जोराने शिफारस करत नाहीत. कारण, काही कमी-जास्त झाल्यास ती जबाबदारी स्वत: घेण्याची तयारी नसते.

मग येतो, आर्थिक प्रश्न. एकूण खर्चाची तरतूद कशी करायची याकडे रुग्ण व त्याच्या कुटुंबाचे लक्ष लागते. आर्थिक बोजा आवाक्या बाहेर असल्यास आर्थिक मदत करणाऱ्या संस्थांकडे धाव घेतली जाते. त्यासाठी लागणाऱ्या कागदपत्रांची व शिफारशींची पूर्तता करण्यात नातेवाईकांचा खूप वेळ जातो. अनेकांच्या पाया पडावे लागते. हृदय शस्त्रक्रियेच्या अंदाजे खर्चाची ऐंशी टक्के रक्कम तरी आगाऊ जमा करावी लागते. मग रुग्णाच्या जवळच्या नातेवाईकांकडून व मित्रांकडून पैशाची अपेक्षा केली जाते. बऱ्याचदा धक्कादायक व कटू अनुभव हे सर्वांनाच येतात. ज्यांना सरकारी नोकरी असते किंवा वैद्यकीय मदतीच्या स्किम्स लागू पडत असतात त्यांना आर्थिक ताण जाणवत नाही. त्यानंतर रक्त दात्यांची जमवा जमव करणे हे एक महत्त्वाचे काम असते. शस्त्रक्रियेला पाच ते सहा बाटल्या ताजे रक्त लागत असल्यामुळे व एड्सच्या वाढत्या प्रमाणामुळे हे काही सोपे काम नसते. त्यात रक्तगट असामान्य असल्यास खूप धावपळ करावी लागते. रक्त दात्यांबद्दलचे अनेक चांगले-वाईट अनुभव नातेवाईकांना येतच असतात. ती सर्व पळा पळी करण्याकरिता मनुष्यबळाची आवश्यकता असते. बऱ्याच ठिकाणी नवरा-बायको नोकरीस असतात. नातेवाईक सुद्धा जास्त काळ सहकार्य करू शकत नाहीत. ढासळत्या शेजारधर्मामुळे व विश्वासू नोकरांच्या अभावामुळे अवघड परिस्थिती होते. लहान मुले असलेल्या स्त्रीची शस्त्रक्रिया असल्यास मुलांचे हाल होण्याची शक्यता असते. त्यानंतर महत्त्वाची बाब असते, रुग्णाची शस्त्रक्रियेसाठीची मानसिक तयारी ! काही वेळा नातेवाईक करत असलेल्या मदतीमुळे रुग्णास अति उपकृत झाल्यासारखे वाटते व तडकाफडकी शस्त्रक्रिया न करण्याचा निर्णय रुग्ण घेतो. अशा घटनेमुळे नातेवाईक जास्त अस्वस्थ होतात. हृदय रोग्यांचे प्रमाण वाढतच आहे. त्याच

बरोबर रुग्णाचे जवळचे नातेवाईक व आप्तेष्टांमधील मानसिक असंतुलनाचे प्रमाणही झपाट्याने वाढत आहे.

बालकात जर जन्मजात हृदय दोष आढळला, तर मातेच्या मानसिक वेदना असह्य होतात. त्यात कुटुंबनियोजनाच्या वाढत्या प्रभावामुळे मुलांचे प्रमाणही कमी असते. जर जन्मजात हृदय दोष साधासुधा असला तर थोडक्यात निभावते; पण दोष गुंतागुंतीचा असला तर आयुष्यभर टांगती तलवार असते. अशा अवघड शस्त्रक्रियेत धोकाही जास्त असतो व खर्चही अवाढव्य असतो. काही पालकांना शस्त्रक्रियेसाठी एवढा खर्च एका मुलावर करणे अनिष्ट वाटते. त्यापेक्षा दुसरे अपत्य जन्मास घालणे परवडणारे वाटते. काही नातेवाईक हे उघड बोलूनही दाखवितात.

संधिवात जन्य हृदयरोगाचे प्रमाण भारतात प्रचंड आहे. त्याचे ऐंशी टक्के प्रमाण हे स्त्रियांमध्ये असते. साधारण पंधरा ते तीस या वयोगटांतील या स्त्रिया असतात. लग्नानंतर लगेचच हृदयरोग निदर्शनास आल्यास कौटुंबिक कलह सुरू होतात. मुलेबाळे होऊ शकतील की नाही, ही समस्या असते. शारीरिक संबंध दुरावतात. मुलेबाळे असलेली स्त्री हृदयरोगाने पछाडली असल्यास तिची मानसिक स्थिती अस्थिर होते. घरकाम, पतिधर्म व मुलांकडे लक्ष देता देता तिची तारांबळ उडते. शारीरिक ताण पडतो. अशा रुग्णावर झडप बदलण्याची शस्त्रक्रिया झालेली असल्यास नियमितपणे न चुकता दर महिना दीड महिन्याला रक्त पातळ असल्याचे प्रमाण तपासावे लागते. झडपेची व्यवस्थित काळजी न घेतल्यास हृदय अचानक बंद पडू शकते. या सर्व बाबींचा ताण नातेवाईकांवर सतत पडत असतो.

रक्तवाहिन्यांचा हृदयरोग किंवा हार्ट अटॅकचे प्रमाण पुरुषांमध्ये जास्त असते. पस्तीस ते पन्नास या वयोगटात हे रुग्ण असतात. ऐन तारुण्यात हा रोग उद्भवतो. घरातील कर्ता, आधार स्तंभ असलेला पुरुष या रोगाचा बळी असतो. अशा कुटुंबातील प्रमुख व्यक्ती जेव्हा हार्ट अटॅकने आजारी पडते किंवा बायपास शस्त्रक्रियेला जात असते तेंव्हा त्या व्यक्तीला व नातेवाईकांना असह्य ताण असतो. हा ताण शस्त्रक्रिया होऊन व रुग्ण पूर्णपणे बरा होऊन

पूर्ववत कामाला लागेपर्यंत कमी होत नाही. शस्त्रक्रियेत अनपेक्षित अडचणी निर्माण झाल्यास खर्च वाढतो. नातेवाईकांचे मनोधैर्य खालावते.

शस्त्रक्रियेत किंवा हार्ट अटॅकमध्ये कुठलाही रुग्ण दगावल्यास मात्र नातेवाईक खिन्न होतात. काही नातेवाईक आपल्या निर्णयाबद्दल पश्चात्ताप व्यक्त करतात. मग डॉक्टर व रुग्णालय हे शत्रुस्थानात येतात. त्यात रुग्ण अति महत्त्वाचा व मित्र परिवारातील अति लाडका असल्यास हितचिंतक बेभान होऊ शकतात. पांढऱ्या कोटाच्या विरोधात काळा कोट उभा राहतो. रुग्णाच्या मृत्यूनंतर होणाऱ्या ताण तणावांचे मूळ कारण आहे, वास्तवतेचा अभाव. वैद्यकीय शास्त्राचे अर्धवट ज्ञान व पाश्चात्य प्रवृत्तीचा वाढता पगडा ! मनाची सुदृढ व आध्यात्मिक घडण हेच या समस्यांवरचे परिपूर्ण उत्तर आहे, असे मला वाटते. डॉक्टर व इस्पितळ हे रुग्णास काही काळ जीवदान देऊ शकतात; पण चिरंजीवी करू शकत नाहीत!

■■■

४२. हृदयरोगतज्ज्ञ होणे हे सतीचे वाण

एखादी हृदय शस्त्रक्रिया करत असताना जे लोकांना देवासारखे असतात; यशस्वी शस्त्रक्रिया पार पाडल्यानंतर एक निष्णात मानव म्हणविले जातात, इस्पितळातून जाताना हातात बिल पडल्यावर पैशाच्या मागे लागलेले दानव असतात व शस्त्रक्रियेत अपयश आल्यास त्यांना अपराधी ठरविण्याचे प्रयत्न केले जातात, ते म्हणजे हृदय शल्यचिकित्सक ऊर्फ हार्ट सर्जन. हृदयावर शस्त्रक्रिया करणारे डॉक्टर यांचे बंधू असतात कार्डिओलॉजिस्ट ऊर्फ हृदयरोगतज्ज्ञ ! म्हणजेच हृदयावर शस्त्रक्रियेविना उपचार पद्धती वापरणारे व त्याच बरोबर औषधोपचार व निदान करणारे डॉक्टर.

हार्ट सर्जन व कार्डिओलॉजिस्ट यांना एकत्रितपणे लोक हृदयरोगतज्ज्ञ म्हणतात. समाजाला या मंडळींबद्दल हेवा आणि आकर्षणही वाटते; पण ही तज्ज्ञ बनण्याची वाटचाल सोपी नसते. ती स्पर्धात्मक, लांबलचक, खडतर व आव्हानात्मक असते. आपल्या देशातील कार्डिऑलॉजिस्ट होण्याच्या पदवीला डी. एम. (कार्डिऑलॉजी) असे म्हटले जाते. हा तीन वर्षांचा अभ्यासक्रम एम्.डी. (मेडिसीन) या पदवीनंतर असतो. यापुढे काही वर्षे परदेशात नावाजलेल्या केंद्रात काम करणे उपयोगी ठरते. भारतात हार्ट सर्जन होण्याच्या पदवींना एम्.सी.एच्. (कार्डिऑथोरेंसिक सर्जरी) असे म्हटले जाते. हाही तीन वर्षांचा अभ्यासक्रम असतो. तत्पूर्वी एम्. एस्. (जनरल सर्जरी) ही परीक्षा उत्तीर्ण व्हावी लागते. हा अभ्यासक्रम करत असताना इस्पितळात दिवस-रात्र काम करावे लागते. कित्येक वेळा सूर्योदय किंवा सूर्यास्त बघायला मिळत नाही. सर्व तारूण्य ऑपरेशन थिएटर व अतिदक्षता विभाग यात निघून जाते. या हृदयरोग तज्ज्ञांच्या पदवी प्रवेशासाठी अखिल भारतीय पातळीवर स्पर्धात्मक परीक्षा असते. त्यासाठी गुणानुसार प्रवेश दिला जातो. हृदयरोगतज्ज्ञ होण्यासाठी दिल्लीच्या नॅशनल बोर्डाची डी.एन.बी. (कार्डिऑलॉजी किंवा कार्डिओथोरॅसिक सर्जरी) ही पदवीही घेता येते. यात सुद्धा प्रचंड स्पर्धा असते. हृदयरोग तज्ज्ञाची मूलभूत पदवी मिळेपर्यंत वय तिशीच्या

आसपास जाते. पुढे परदेशात काही वर्षे उच्च शिक्षण घेणे उपयोगी ठरते. असे करून जेव्हा एखादा शल्यचिकित्सक लांबलचक पदव्या घेऊन खासगी व्यवसायात उतरतो, तेव्हा त्याने वयाची पस्तिशी ओलांडलेली असते. त्यानंतर एखाद्या नवीन तज्ज्ञाला कोणी रुग्ण आपले हृदय सहजासहजी हाताळण्यास देत नाही. तज्ज्ञाला काही दिवस वाट बघावी लागते. त्यात सुरुवातीला दुर्दैवाने अपयश आल्यास त्याचा आत्मविश्वास ढासळतो. इतके शिक्षण घेतल्याचा पश्चात्ताप होतो. काही मंडळी परत परदेशात जाऊन स्थैर्याची नोकरी शोधतात.

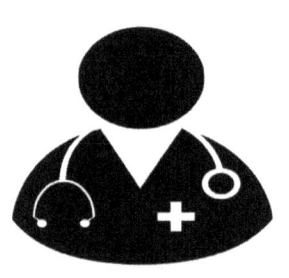

चित्र सौजन्य : तुक तुक डिझाईन , पिक्साबे

या तज्ज्ञांचे अस्तित्व एखाद्या हिमनगासारखे असते, वर दिसते ते फक्त ग्लॅमर; पण त्याच्याखाली असते प्रचंड तपःश्चर्या, कष्ट, आयुष्याची वेचलेली अनेक वर्षे, कौटुंबिक त्याग, या मंडळींना शारीरिक व मानसिक ताण तणाव किती सहन करावा लागतो, याची कल्पना त्यांच्याबरोबर दोन -तीन दिवस सलग राहिल्यावरच येऊ शकते. एका शस्त्रक्रियेसाठी कमीत कमी चार ते सहा तास उभे राहावे लागते. त्यात रुग्णाच्या कुठल्या एकाच अवयवाचा धोका नसून प्रत्यक्ष जीवन-मरणाचाच प्रश्न असतो. एखाद्या शस्त्रक्रियेला जेव्हा दीड ते दोन लाखांचा खर्च सांगितला जातो, तेव्हा इस्पितळाचा खर्च, डिस्पोझिबल सामानाचा व औषधांचा खर्च प्राधान्याने असतो. हे सर्व पैसे शल्यचिकित्सकालाच मिळतात, अशी काही लोकांची गैरसमजूत असते. खरे तर त्यात काही अंशच फक्त फीचा भाग असतो. बऱ्याच तज्ज्ञांना मात्र त्यांच्या कष्टाच्या मानाने पुरेसा मोबदला मिळत नाही. मनात आणले तरी जीवनाला शिस्त लागू शकत नाही. नातेवाईक व मित्रमंडळींची नाराजी पत्करावी लागते. कौटुंबिक सण, समारंभ यांना वेळेवर जाता येत नाही. जेवणाच्या वेळा बदलत असतात. पत्नी व मुलेबाळे यांच्याकडे लक्ष कमी पडल्यामुळे कौटुंबिक जीवन विस्कळित होण्याची शक्यता असते. त्यांच्या वाट्याला शांत झोप येत नाही.

रात्री-अपरात्री इस्पितळात जावे लागते. घड्याळाकडे न बघता काम करावे लागते. हा सर्व ताण तणाव आपल्या कह्यात ठेवावा लागतो. अन्यथा अकाली वृद्धत्व दिसू लागते. म्हणूनच योगासने, प्राणायाम व ध्यानधारणा यांचा प्रचंड फायदा होतो. रुग्णाच्या शरीरातील रक्ताशी सतत संबंध येत असल्यामुळे कावीळ किंवा एड्ससारख्या रोगाच्या लागणीचा धोका असतो. यासाठी पूर्णपणे काळजी घ्यावी लागते. कार्डिऑलॉजिस्ट मंडळींना शस्त्रक्रियेचा ताण नसला, तरी हृदय विकाराचा झटका, कॅथ-लॅबमधील उपचार पद्धती, इतर तपासण्या यासाठी धावपळ करावी लागते. कष्टाची कामे असतात. चोवीस तासांत केव्हाही गरज असल्यास इस्पितळात जावे लागते. इमर्जन्सी पेसिंगसाठी सतत तत्पर राहावे लागते. कॅथ लॅब मध्ये काम करत असताना क्ष किरणांच्या दुष्परिणामांचा काही अंशी धोका असतो. त्यात अविरत खणखणणारे रुग्णांचे दूरध्वनी असतातच. या सर्वांवर कळस म्हणजे न्यायालयाची पायरी कधीही न चढलेल्या या हृदयरोग तज्ज्ञांना आता तर त्याचीही मानसिक, शारीरिक व आर्थिक तयारी करावी लागत आहे. वैद्यकीय शास्त्रांतील प्रचंड बदलांप्रमाणे नवे सिद्धांत, शोधनिबंध व निष्कर्ष यांकडे कानाडोळा करूनही चालत नाही. वाचन सतत करावेच लागते. त्यासाठी बराच वेळ द्यावा लागतो. कुठल्याही तज्ज्ञाचे खरे यश आर्थिक धन लाभ, सामाजिक प्रतिष्ठा व कार्य आणि स्वत:चे कामातील आंतरिक समाधान या निकषांवर अवलंबून असते.

हृदय शल्यचिकित्सक बनणे, हे सतीचे वाण आहे. दुर्दैवाने या अवघड अभ्यासक्रमाकडे आज विद्यार्थ्यांचा पूर्वी इतका ओढा दिसत नाही, ही खेदाची बाब आहे. वस्तुत: हृदयरोगाचे वाढते प्रमाण लक्षात घेता हृदयरोग तज्ज्ञांचे प्रमाण वाढते असले पाहिजे. समाजाने या तज्ज्ञांना बारकाईने समजून घेऊन प्रोत्साहन द्यावे. कारण ही आपली देशाची बौद्धिक संपत्ती आहे, हे विसरू नये.

४३. कार्डियॅक ॲम्ब्युलन्स सेवा-काळाची गरज

रुग्णालयात मृतावस्थेत आणलेल्या रुग्णाकडे बघून डॉक्टर म्हणतात, "रुग्ण हयात नाही. आम्ही आता काहीच करू शकत नाही. रुग्णालयात आणायला उशीर झाला." त्यावर "आम्ही तरी काय करणार ? रुग्णवाहिका मिळण्यात व आणण्यात वेळ गेला," अशी नातेवाईकांची खंत असते. अशा प्रकारचे प्रसंग अनेकदा अनुभवायला मिळतात. अत्यावश्यक उपकरणांनी व सेवेने सुसज्ज असलेली व वेळेत पोचलेली रुग्णवाहिका म्हणजेच 'कार्डियॅक ॲम्ब्युलन्स.' अत्यावश्यक सेवा जोडीला नसल्यास ती एक साधी रुग्णवाहिका होते. मग वेळ प्रसंगी ती शववाहिकासुद्धा ठरू शकते.

रुग्णाला रुग्णालयात हलविण्यात जो वेळ जातो त्याची अनेक कारणे आहेत. बऱ्याच लोकांच्या घरी सुसज्ज रुग्णवाहिकेचे दूरध्वनी क्रमांक सहजासहजी मिळणारे नसतात, ते शोधावे लागतात. दूरध्वनी वारंवार करावा लागतो. कधी फोन लागत नाही. रात्री अपरात्री फोन उचलला जात नाही. काही वेळा

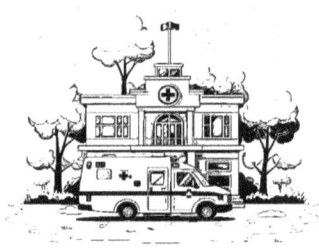

चित्र सौजन्य : पिक्सेलिशस, पिक्साबे

वाहनचालक जागेवर नसल्याचे समजते. पोलिस व अग्निशामक दलांप्रमाणे कार्डियक ॲम्ब्युलन्ससाठी एकच ध्वनि क्रमांक असावा. शहरातील सर्व रुग्णवाहिका चालविणाऱ्या सेवा भावी संस्थांनी, सरकारी व खासगी रुग्णालयांनी या सेवेचे एकत्रित केंद्री करण करावे. एकच ध्वनि क्रमांक घ्यावा. जवळची ॲम्ब्युलन्स रुग्णाच्या घरी पाठवावी, असे माझे मत आहे. त्यामुळे हा अति महत्त्वाचा वेळ वाचू शकेल. या वेळेला 'गोल्डन अवर', असे म्हटले जाते. काही ठिकाणी रुग्णवाहिकेला काड्या पेट्यांप्रमाणे बांधकाम केलेल्या इमारतीपर्यंत अरुंद रस्त्याने पोचण्यास वेळ लागतो. त्याही पेक्षा गहन प्रश्न असतो, तो म्हणजे फ्लॅटमधून

रुग्णाला रुग्णवाहिकेपर्यंत देणे. काही वेळा जिने अरुंद असतात. लिफ्ट छोटी असते. अत्यवस्थ रुग्णाला तर झोपवुनच आणावे लागते. स्ट्रेचर धरायला लोक कमी पडतात. फ्लॅट संस्कृतीमुळे शेजारधर्माचा ऱ्हास होत आहे. त्यामुळे मनुष्यबळाचा अभाव अशावेळी जाणवतो. मग समस्या असते, रस्त्यावरील रहदारीची. पाश्चात्य देशातील रस्त्यांवर पोलिस, रुग्णवाहिका व अग्निशामक दलांच्या लाल बत्ती सायरनच्या गाड्या प्रामुख्याने दिसतात. त्यांना बऱ्याच सवलती असतात. आपल्याकडे मात्र लोक नेत्यांच्या व पदाधिकाऱ्यांच्या लाल दिव्याच्या सायरनच्या गाड्यांचे प्राधान्य जाणवते !

खऱ्या अर्थाने सुसज्ज रुग्णवाहिकेत प्राण वायूचे दोन सिलेंडर तरी असावेत, सिलेंडर उघडण्याचे पाने व प्राणवायूचा मास्क तयार असावा, सलाईनच्या बाटल्या व शिरेत लावण्याच्या सुया असाव्यात. श्वासनलिकेत नळी घालण्यासाठीची सर्व उपकरणे असावीत. कृत्रिम श्वासोच्छवास देण्याच्या 'अम्बू बॅग्ज' असाव्यात. कृत्रिम श्वासाचे यंत्र असणे फार चांगले. सर्व जीवनावश्यक औषधे एका ठिकाणी वर्गीकरण करून असावीत. बंद हृदयाला शॉक देण्याचे यंत्र असलेच पाहिजे. त्यात हृदयाचा वेग कमी झाल्यास तो वाढविण्यासाठीची सोय असावी. त्याला आम्ही 'एक्सटर्नल पेसमेकर' असे म्हणतो. इसीजी काढण्याचे यंत्र; हृदयाचे ठोके व आलेख दर्शविणारा कार्डियॅक मॉनिटर, रक्तातील प्राण वायूचे प्रमाण मोजणारा 'पल्स ऑक्सिमीटर' असणे नितांत गरजेचे असते. ही सर्व उपकरणे बॅटरीवर चालतात. ती निर्दोष असल्याची खात्री केलेली असावी. नुसती अत्याधुनिक उपकरणे असून चालत नाही. ही यंत्रे हाताळणारे तंत्रज्ञ अति महत्त्वाचे असतात. त्यांना 'पॅरमेडिक्स' असे म्हटले जाते. पाश्चात्य देशांत या तज्ज्ञांचा एक शिक्षण क्रम असतो. आपल्याकडे त्याची गरज भासते. त्याच बरोबर रुग्णवाहिकेत एक परिचारिका व डॉक्टर असल्यास ती एक उत्कृष्ट-परिपूर्ण सेवा होते. कधी कधी हृदय बंद असलेले आढळल्यास त्यात बाहेरून कृत्रिम मसाज करत रुग्णालयात न्यावे लागते. त्यासाठी रुग्णवाहिका मोठी असणे खूप सोयीचे असते. अडचण होत नाही. रुग्णवाहिकेकडे मोबाईल दूरध्वनी असावा. म्हणजे रुग्णाच्या स्थितीची कल्पना रुग्णालयाला व

तज्ज्ञांना लगेच देता येते. तज्ज्ञांचा सल्ला घेता येतो. अतिदक्षता विभागात लगेच एक खाट राखीव ठेवता येते.

छातीत दुखू लागल्यास किंवा हार्टअटॅकची लक्षणे वाटल्यास ताबडतोब कार्डियक ॲम्ब्युलन्स बोलवावी, रुग्णास धीर द्यावा. त्याला आडवे झोपवावे. उठून बसवू नये. नाडीचा वेग बघावा. हृदयरोग असल्याचे सिद्ध झाल्यास 'आयसॉरडिल' किंवा 'सोरबिट्रेट' ची गोळी चघळण्यास द्यावी. रुग्णवाहिका घरी आल्यावर प्राथमिक तपासणीनंतरच परिस्थितीचा अंदाज घेता येतो. रक्तदाब कमी असल्यास, नाडीचे ठोके मंदावले असल्यास किंवा प्रचंड घाम येऊन दम लागत असल्यास तातडीचे वैद्यकीय औषधोपचार करून नंतरच रुग्णालयात हलवावे. रुग्णाची स्थिती गंभीर नसल्यास एक विद्युत आलेख (इसीजी) काढून अटॅक असल्याचे निदान करावे. त्यानंतरच रुग्णालयात दाखल करण्याच्या बाबतीतला निर्णय घ्यावा.

'कार्डियक एअर ॲम्ब्युलन्स'ची सुविधा आपल्या देशात सहजपणे उपलब्ध होणारी व परवडणारी होण्याकरता प्रयत्न व्हावेत. विशेषतः शहराबाहेरील वस्ती, फार्म हाऊस, थंड हवेचे ठिकाण किंवा हमरस्ता या ठिकाणी जर एखाद्याला हृदय विकाराचा तीव्र झटका आला, तर एअर ॲम्ब्युलन्स सेवा ही अतिशय उपयोगी ठरते. परदेशात असते त्याप्रमाणे रुग्णालयाच्या आवारात किंवा रुग्णालयाच्या गच्चीवर 'हेलिपॅड' असणे लवकरच गरजेचे होणार आहे.

खासगी सुसज्ज रुग्णालये, सरकारी रुग्णालये व सेवा भावी संस्थांनी 'कार्डियक ॲम्ब्युलन्स' या विषयाकडे जास्त लक्ष केंद्रित करणे आवश्यक आहे. हृदयाच्या झटक्याच्या वाढत्या प्रमाणाबरोबरच अत्यावश्यक सेवेने युक्त अशा सुसज्ज रुग्णवाहिन्यांची संख्या व दर्जा वाढविणे आवश्यक आहे. या सेवेत व्यवसायी करण नसावे. दर माफक व परवडणारे असावेत. अत्यवस्थ स्थितीच्या रुग्णांसाठी वेळ ही एक महत्त्वाची बाब असते. जीवन-मरणाचा प्रश्न असतो. 'डायल-ए-पिझ्झा 'पेक्षा 'डायल-ए-ॲम्ब्युलन्स' ही सेवा जास्त तत्पर व प्रभावी असावी, ही काळाची गरज आहे.

४४. अन्य उपचारपद्धती

"तुम्हाला हृदयविकार आहे!" हे विधान ऐकायला नेहमीच धक्कादायक वाटते. कुणालाही पहिला प्रश्न उद्भवतो तो हा की, 'हे विधान बरोबर आहे का ?'
मग अनेक तज्ज्ञांची मते घेतली जातात. हृदयरोगाचे निदान सिद्ध झाल्यावर हताश झाल्यासारखे वाटते. तज्ज्ञांकडून व मित्रमंडळींकडून वेगवेगळे उपाय सुचविले जातात. शेवटी उपचाराचा जो सोपा, सरळ, कमी त्रासाचा व बिन खर्चिक उपाय असेल, तेथे धाव घेतली जाते.

हृदय विकारासाठी 'ॲलोपॅथी' ची उपचारपद्धती ही जग भर, जगन्मान्य झाली आहे. कुणावर ॲलोपॅथीची औषधोपचार पद्धती करावी, कुणावर अँजियोप्लास्टी करावी किंवा कुणावर हृदय शस्त्रक्रिया करावी, यासाठी शास्त्रात काही निकष आहेत.या उपचारपद्धती काही पुराव्यांवर अवलंबून असतात. या पद्धतींचा भरपूर प्रसारही झाला आहे आणि सतत संशोधनही सुरू आहे; परंतु आपल्या देशात, ॲलोपॅथीशिवाय इतर अनेक उपचार पद्धतींचे मार्ग सहजासहजी उपलब्ध आहेत.

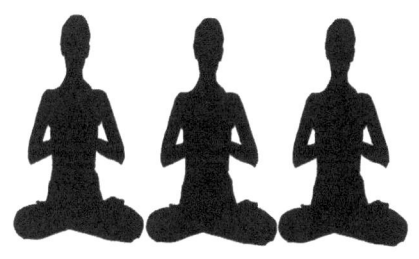

चित्र सौजन्य : क्लकर फ्री वेक्टर , पिक्साबे

इतर उपचारपद्धती अशा १) आयुर्वेद, योगोपचार, निसर्गोपचार,२) शिवांबू थेरपी, ३) होमियोपॅथी, बायोकेमिक, ४) ॲक्युपंक्चर, ॲक्युप्रेशर, रिफ्रेक्सोलॉजी, ५) मॅग्नेटोथेरपी, ६) लेसर थेरपी, ७) सायकिक किंवा स्पिरीट्युअल हिलींग, हिप्नोथेरपी, आर्ट ऑफ लिव्हिंग, एस. एस. वाय., ट्रान्सेडेंटल मेडिटेशन, ८) डायट थेरपी, हायड्रोथेरपी, ९) युनानी मेडिसिन, १०) आणि अगदी अलीकडे हृदयरोग टाळण्याच्या दृष्टिकोनातून वास्तुशास्त्र व फेंगशुईचा उपाय

सुद्धा सुचवला जात आहे. हृदयरोग टाळण्याकरिता किंवा त्यावर उपचारार्थ आम्ही कुठली उपचारपद्धती स्वीकारावी, कुठल्या पद्धतीत धोका नाही किंवा कुठली उपचारपद्धती ॲलोपथीबरोबर सुरक्षित आहे, वगैरे अनेक प्रश्न विचारले जातात. त्यांचे उत्तर देणे सोपे नसते.

सुदृढ स्वास्थ्याची तीन मूलभूत अंगे मानली जातात. तन, मन आणि आत्मा त्यांचा एकमेकांशी घनिष्ट संबंध असतो. एक अंग बिघडल्यास त्याचा दुष्परिणाम दुसऱ्या अंगावर निश्चितपणे होतो. या सिद्धांताच्या अनुमानावर बऱ्याच उपचारपद्धती अवलंबून आहेत. आयुर्वेदीय औषधोपचार शास्त्र, योगोपचार पद्धती आणि निसर्गोपचार प्रणाली यांचा उगम भारतात पाच हजार वर्षांपूर्वी झाला. त्याचा प्रसार व त्यावर संशोधन भारतापेक्षा परदेशांत मोठ्या प्रमाणावर होत आहे. आयुर्वेदामध्ये कफ, वात, पित्त या तीन दोषांनी शरीराचे संघटन झाले आहे, असे समजले जाते. त्यांपासून सात प्रकारच्या प्रकृतींच्या व्यक्ती निर्माण होतात. मानसिक स्वभाव हा सात्विक, राजस आणि तामस या तीन गुणांवर अवलंबून असतो. या गुण-दोषांचा समतोल राखणे महत्त्वाचे असते. हृदयरोगसुद्धा काही विशिष्ट प्रकृतिमानाचा दोष समजला जाऊन, त्याप्रमाणे यथायोग्य आयुर्वेदिक औषधोपचार दिले जातात. योगोपचाराची आठ अंगे आहेत. यम, नियम, आसन, प्राणायाम, प्रत्याहार, धारणा, ध्यान आणि समाधी. या राजयोगाच्या उपचार पद्धतींमुळे मन स्थिरावते, एकाग्रता वाढते व हृदयाला हानिकारक असणाऱ्या रक्तातील स्रावांचे प्रमाण कमी वाहते. रक्तदाब काबूत राहतो. हार्ट अटॅकचे प्रमाण व तीव्रता कमी होते.

काही प्राणी स्वत:ची लघवी स्वत: चाटून त्याचे प्राशन करतात व रोग मुक्त होतात. या निरीक्षणावरून शिवांबू थेरपी अर्थात स्वत:च्या लघवीचे प्राशन करण्याची उपचारपद्धती अस्तित्वात आली. लघवीमधील 'युरोकायनेज' या घटकामुळे हृदयाभोवतीच्या रक्तवाहिन्या निरोगी आणि स्वच्छ राहात असाव्यात, असा काहींचा दावा आहे. या पद्धतीत सखोल संशोधनाची आवश्यकता आहे.

होमियोपॅथी आणि बारा क्षार हे एक प्रगत शास्त्र आहे. सर्व शरीर बारा क्षारांनी बनले आहे, असे समजून त्यातील संतुलन ठेवण्याकरिता योग्य क्षार, योग्य प्रमाणामध्ये दिले जातात.

होमिओपाथीचा शोध जरी जर्मनीत लागला असला, तरी आपल्याकडे त्याचा भरपूर प्रसार आहे. हृदय विकाराच्या रुग्णाच्या तक्रारी, ज्या औषधांमुळे होणाऱ्या तक्रारींशी मिळतात, जुळतात, ती औषधे अति सूक्ष्म प्रमाणामध्ये दिल्यास रुग्णाच्या तक्रारी नाहीशा होतात, हा खरा मूलभूत होमियोपाथीचा सिद्धांत आहे. रुग्णाच्या तक्रारींचा, प्रकृतिमानाचा अचूक आराखडा करून, हृदयरोगावरील योग्य औषधे निवडणे हे अनुभवाचे, ज्ञानाचे आणि कौशल्याचे काम असते. ही औषधे साबूदाण्यासारख्या आकाराच्या, जिभेवर चघळणाऱ्या गोड गोळयांच्या रूपात किंवा पाण्यातून थेंबाच्या रूपात दिली जातात.

ॲक्युपंक्चर किंवा ॲक्युप्रेशर पद्धतीमध्ये शरीरातील महत्त्वाच्या अवयवांचे नियंत्रण करणारे काही विशिष्ट उत्तेजक बिंदू शरीरात विशिष्ट ठिकाणी असल्याचे मानले जाते. या बिंदूंचा अभ्यास करून, ते बिंदू शोधून, त्या बिंदूंना सुयांनी किंवा हाताच्या दाबाने उत्तेजित केल्यास त्या अवयवाचे (उदाहरणार्थ हृदयाचे) कार्य सुधारते, असा या शास्त्राचा पाया आहे.

मॅग्नेटोथेरपी उपचार पद्धतीमध्ये वेगवेगळया आकारांचे लोहचुंबक छातीवर हृदयाच्या जवळपास ठेवले जातात. रक्तांमधील लाल पेशींमध्ये लोखंड सूक्ष्म प्रमाणात असते. अर्थातच लोहचुंबक जवळ ठेवलेल्या अवयवात रक्ताभिसरण वाढून, हृदयाची कार्यक्षमता वाढावी, असे या उपचार पद्धतीचे तत्त्व असावे, यामध्येही अधिक संशोधनाची गरज आहे.

लेसरचा उपयोग हृदय विकारावर अगदी अंतिम स्थितीत केला जातो. हृदयाची आकुंचन क्रिया खूप कमी झाली असल्यास किंवा कुठलीही हृदय शस्त्रक्रिया करणे अशक्य असल्यास 'टी.एम.आर' (ट्रान्स मायोकार्डियल रिव्हॅस्कुलरायझेशन) या पद्धतीचा उपयोग भारतात काही विशिष्ट केंद्रांतच (दिल्ली, चेन्नई) केला जात आहे. हे 'टी.एम.आर.' चे उपकरण अतिशय महागडे असते. त्यामध्ये लेझरच्या किरणांचा उपयोग करून हृदयाच्या स्नायूमध्ये नव्या नैसर्गिक रक्तवाहिन्या निर्माण केल्या जातात. दुसऱ्या एका प्रकारात लेझरचे किरण वाहणारे सूक्ष्म कण रक्ताभिसरणामध्ये प्रविष्ट केले जातात, त्यामुळे हृदयाचा रक्त पुरवठा वाढतो, असा काहींचा दावा आहे. येथेही सखोल संशोधनाची गरज आहे.

इतर उपचार पद्धतींमध्ये संयम, आहार नियंत्रण, व्यायाम, ध्यानधारणा आणि बदललेली जीवनशैली या बाबींवर विशेष भर दिला जातो. डीन ऑरनिशचे 'रिव्हर्सल ऑफ हार्ट डिसीज' हे याच तत्त्वांवर आधारित आहे. या उपचार पद्धतीचे फायदे शास्त्रीयदृष्ट्या ॲन्जिओग्राफीच्या आणि इतर तपासण्यांच्या पुराव्यांनी स्पष्ट केले गेले आहेत.

कुठली उपचारपद्धती हृदय विकाराच्या रुग्णांनी स्वीकारावी, हे त्यांनीच ठरवावे, हा निर्णय घेत असताना, आपल्याला कुठल्या प्रकारचे जीवन जगायचे आहे, आपले वय किती आहे, हृदयाव्यतिरिक्त इतर काही अवयवांचे रोग आहेत का? आपल्याला किती दिवसांत बरे व्हायचे आहे? खर्चाचा बोजा हे कारण आहे का, ॲलोपथी किंवा हृदय शस्त्रक्रियेची अवाजवी भीती वाटत आहे का आणि सरतेशेवटी जी उपचारपद्धती आपण निवडत आहात, ती शास्त्रीय दृष्टिकोनातून सिद्ध झाली आहे का नाही? या सर्व गोष्टींचा विचार करूनच उपचार पद्धतींची निवड करावी.

काही उपचारपद्धती उत्कृष्ट आहेत, सोप्या आहेत, लाभदायक आहेत, पण सखोल अभ्यास आणि सखोल संशोधनाची गरज आहे. प्रत्येक उपचार पद्धतीला आपापल्या मर्यादा आहेत. एकापेक्षा जास्त पद्धतींचा उपयोग या वेळी करता येतो, परंतु त्यांचे परस्परां मधील दुष्परिणाम होण्याची शक्यता असू शकते हे लक्षात ठेवावे. या अत्यंत नाजूक विषयावर सर्व उपचार पद्धतीच्या तज्ज्ञांनी एकत्र येऊन आपापल्या अनुभवांवर, शास्त्रीय स्तरांवर विचारविनिमय केल्यास, हृदयरोगाचे निर्मूलन होण्याच्या दृष्टीने योग्य पाऊल पडेल.

■■■

४५. हृदयरोपण शस्त्रक्रिया : एक जीवनदान

हृदयरोपण शस्त्रक्रिया म्हणजे एका मृत व्यक्तीचे हृदय काढून ते दुसऱ्या गरजू रुग्णाला बसविणे व त्याला जीवदान देणे. खरे पाहता ही शस्त्रक्रिया जगात २७ वर्षांपूर्वी डॉ. ख्रिश्चन बर्नाड या हृदय शल्यचिकित्सकाने १९६७ मध्ये पहिल्यांदा केली. त्यानंतर जगात बऱ्याच राष्ट्रांमध्ये ही शस्त्रक्रिया गेली दहा वर्षे नियमितपणे सुरू आहे. मग प्रश्न सर्वांच्या मनात येतो, की भारतात ही हृदय शस्त्रक्रिया सुरू व्हायला १९९४ साल का उजाडले? त्याचे कारण असे, की आपली मृत्यूची व्याख्या जुनीच होती व इंद्रिय प्रत्यारोपण कायदाही अस्तित्वात नव्हता.

काही हृदय रोग्यांना हृदयाचा त्रास इतका जबरदस्त असतो, की कुठल्याही प्रकारच्या शस्त्रक्रियेने फायदा होत नाही. काही रुग्णांच्या हृदयाची आकुंचन क्रिया इतकी कमी झालेली असते, की तो स्नायू बऱ्याच अंशी निकामी झालेला असतो. अशा रुग्णांच्या हृदयांना 'हृदयरोपण शस्त्रक्रिया' हा एकमेव पर्याय उरतो.

या शस्त्रक्रियेसाठी चांगल्या निरोगी हृदयाची आवश्यकता असते. त्यासाठी अपघातात मेंदूच्या इजेमुळे मृत्यू पावणाऱ्या 'दात्या'ची आवश्यकता असते. यामध्ये 'दात्या'चे (मृत्युमुखी झालेल्या व्यक्तीचे) व 'घेत्या'चे (अंतिम स्तरावरील हृदयरोगाने पछाडलेल्या व्यक्तीचे) रक्तगट व त्याच बरोबर पेशींची तपासणी बरोबर जमणे आवश्यक असते. हृदय शल्यचिकित्सकांच्या दोन संघांची आवश्यकता असते. एक टीम हृदय काढू लागते, तर दुसरी टीम 'घेत्या'चे जुने हृदय काढून टाकून नवे हृदय स्वीकार करण्यास तयार राहते. दात्याचे हृदय नातेवाईकांच्या कायदेशीर परवानगीनंतर काढले जाते. काढलेले हृदय थंड औषधाने स्वच्छ करून एका शीत पेटीतून 'घेत्या'च्या ऑपरेशनच्या खोलीत आणले जाते. 'घेत्या'च्या हृदयात एकदा नवे हृदय बसले, की पुढे तीन प्रमुख गोष्टींची काळजी असते. पहिली म्हणजे 'जंतु'चा संसर्ग होता कामा नये, त्यासाठी उच्च दर्जाची जंतु नाशक औषधे दिली जातात व त्याच बरोबर अतिशय कडक निर्जंतुक अशा ऑपरेशन थिएटर व आय.सी.यू. मध्ये ठेवले जाते. दुसरी काळजी 'हार्ट फेल्युअर'ची.

हृदयक्रांति : हृदयरोगांवर विजय 149

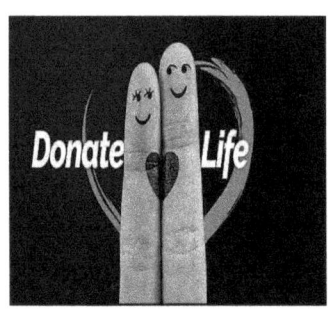

चित्र सौजन्य : गेराल्ट, पिक्साबे

यासाठी हृदय काढल्यापासून नवीन ठिकाणी बसविण्याची वेळ कमीत - कमी ठेवल्याने हा धोका खूप कमी होतो व तिसरी भीती असते रीजेक्शनची. हे नवीन हृदय रुग्णाच्या शरीरयष्टीला परकेच असते व त्यामुळे 'घेत्या'चे शरीर ते फेकण्याचा प्रयत्न करू पाहते. यालाच रिजेक्शन म्हणतात. पण सध्या 'सायक्लोस्पोरिन' सारखी औषधे प्रतिक्षम संस्थेचे दमन करतात व त्यामुळे 'घेत्या'च्या शरीरात उफाळून येणारा विरोध ओसरतो. त्यामुळे दात्याचे हृदय घेत्याच्या शरीरात टिकाव धरते व घेत्याची आयुर्मर्यादा वाढवते.

आयुष्य किती वाढते ? :

यशस्वी हृदयरोपण झाल्यापासून एका वर्षापर्यंतच्या काळात साधारणपणे ९० टक्के रुग्ण जगतात. अंदाजे दहा ते पंधरा वर्षांपर्यंत आयुष्य वाढते; पण औषधे नियमितपणे व आयुष्यभर घ्यावी लागतात.

खर्चाचा अंदाज :

या शस्त्रक्रियेला परदेशात खूपच खर्च येतो. साधारण कमीत कमी दहा ते पंधरा लाख डॉलर्स एवढा खर्च येतोच व त्याच बरोबर मोठी प्रतीक्षा यादीही असते. नुकतेच भारतात सुरू झालेल्या हृदयरोपण शस्त्रक्रियेमुळे एक नवे दालन उघडले आहे. भारतात सर्वसाधारणपणे फक्त दहा ते सोळा लाख रुपये खर्च येत आहे.

रुग्णाला शस्त्रक्रियेनंतर मात्र दरमहा अंदाजे दहा हजार रुपयांची औषधे घेणे आवश्यक असते; यापुढे या महागड्या औषधांची निर्मिती भारतात वाढून त्याची किंमत निश्चितच कमी होऊ शकते.

भारतातील पहिली यशस्वी हृदयरोपण शस्त्रक्रिया :

भारतात नुकतीच ही पहिली शस्त्रक्रिया ऑल इंडिया इन्स्टिट्यूट ऑफ मेडिकल सायन्सेस (दिल्ली) मधील डॉ.पी. वेणु गोपाळ यांनी यशस्वीरीत्या केली. प्रत्येक भारतीयाला

अभिमान वाटावा, अशी ही घटना आहे. भारतात बऱ्याच ठिकाणी ही शस्त्रक्रिया सहजतेने उपलब्ध होईल.

■ ■ ■

४६. कृत्रिम हृदय

कृत्रिम हृदय ही एकविसाव्या शतकातील वैद्यकशास्त्राची सर्वांत मोठी झेप आहे. कुठल्याही हृदय रोग्यास प्रथम औषधोपचार केला जातो. मग येते शस्त्रक्रियेविना उपचार पद्धती किंवा हृदय शस्त्रक्रिया; परंतु बऱ्याच प्रमाणात निकामी झालेल्या हृदयावर मात्र वरील सर्व उपचार पद्धती अयशस्वी ठरू शकतात. अशा रुग्णांना कृत्रिम हृदय हे एक वरदानच आहे. एवढेच नव्हे, तर उतारवयातही चांगली शरीरयष्टी असल्यास निकामी व वृद्ध झालेल्या हृदयाला कृत्रिम हृदय जोडण्याचा एक उपाय आहे.

चित्र सौजन्य : टेक क्रंच

सध्या हृदय पूर्णपणे निकामी व नादुरुस्त झालेल्या हृदय रोग्यावर हृदय रोपण शस्त्रक्रिया केली जाते. यासाठी मेंदूच्या रोगाने मृत्यू आलेल्या दात्याचे हृदय वापरले जाते. गेल्या वर्षी अमेरिकेत अंदाजे अडीच हजार हृदय रोपण शस्त्रक्रिया झाल्या. या शस्त्रक्रियेत अडचणी बऱ्याच येतात. दात्यांचे व घेणाऱ्यांचे रक्तगट जुळणे आवश्यक असते. हृदयाचा आकार जुळणे आवश्यक असते. तसेच ते योग्य वेळी उपलब्ध होणेही गरजेचे असते. या शस्त्रक्रियेसाठी योग्य दात्यांची वाट पाहता पाहता कित्येक रुग्ण दगावू लागले. यावर तोडगा काढण्यासाठी कृत्रिम हृदय बसवण्याच्या प्रयत्नांना सुरुवात झाली. काही अंशी त्यात यश आले. १९८२ मध्ये जारव्हिक-७ नावाचे एक कृत्रिम हृदय डॉ. क्लार्क नावाच्या रुग्णाला अमेरिकेत बसवण्यात आले. तो रुग्ण फक्त एकशे बारा दिवस जगला. हे कृत्रिम हृदय खूप मोठे व अडगळीचे होते. रुग्णच एका यंत्राला जोडल्यासारखा दिसत होता. ते हवेच्या दाबावर चालत असल्याने हवेच्या सिलिंडरला रुग्ण

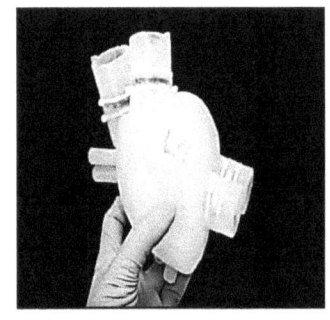

खिळून होता. या विचित्र कृत्रिम हृदयाचा खरा उपयोग हृदय रोपणासाठी योग्य हृदय मिळे पर्यंत रुग्णास जिवंत ठेवण्यासाठीच तात्पुरत्या स्वरूपाचा होता.

रक्तस्राव, जंतुंचा प्रादुर्भाव, अर्धांगवायुचा झटका व तांत्रिक अडचणींमुळे या प्रकारचे कृत्रिम हृदय अयशस्वी ठरले, त्याच्या जोडीला शास्त्रज्ञांपुढे दोन मोठ्या समस्या उद्भवत होत्या. पहिली समस्या होती, दात्यांच्या हृदयांचा अतोनात तुटवडा व दुसरी होती, हृदय रोपणानंतरच्या रिजेक्शनची. त्यासाठी लागणारी प्रचंड महागडी औषधे व त्यांचे दुष्परिणाम हा वेगळाच मुद्दा होता. पूर्वीच्या अयशस्वी कृत्रिम हृदयाच्या प्रयोगाच्या अनुभवावर या दोन्ही समस्यांवर मात करायला एक पर्यायी व पूर्णपणे कृत्रिम तत्त्वावर चालणाऱ्या एका छोट्या आकाराच्या हृदयाची नितांत आवश्यकता होती. प्राण्यांच्या हृदयावर कृत्रिम हृदयाचे संशोधन जोराने सुरूच होते. शेवटी अतोनात प्रयत्नांनंतर यश पदरात पडले. तेही तब्बल वीस वर्षांनंतर !

दोन जुलै २००१ मध्ये अमेरिकेतील लुईसविले केनटक्की येथे ज्युईश हॉस्पिटलमध्ये ५९ वर्षांच्या रॉबर्ट टूल्स नावाच्या रुग्णास पहिले पूर्णपणे कृत्रिम व कायमस्वरूपी हृदय बसवण्यात आले. या हृदयाचे नाव आहे, 'ॲबियोकोर', अंदाजे नऊशे ग्रॅम वजनाचे हे हृदय आहे. त्यात एक गिअरची मोटार असते. ती मिनिटाला दहा हजार वेळा फिरते . त्यामुळे एक प्रकारचा दाब निर्माण होतो. एका झडपेच्या साहाय्याने हा दाब एकदा उजवीकडे व एकदा डावीकडे असा कमी-जास्त होत असतो. उजव्या कप्प्यातील दाबामुळे रक्त फुफ्फुसात फेकले जाते, तर डाव्या कप्प्यातील दाबामुळे रक्त शरीर भर ढकलले जाते. थोडक्यात म्हणजे, उंच इमारतीमधील गच्चीवरील पाण्याच्या टाक्यांमध्ये पाणी चढविण्यासाठी लागणाऱ्या पंपासारखे हे कार्य असते. हृदयाची ही मोटर बॅटरीवर चालते. त्याचे दोन संच असतात. एक बॅटरी पोटाच्या चरबीत व दुसरी बाहेर एका कमरपट्ट्यावर असते. या बाहेरच्या बॅटऱ्या चार्ज कराव्या लागतात. बाहेरील बॅटरीपासून आतील बॅटऱ्या आपोआप चार्ज होतात. या शस्त्रक्रियेत रुग्णाचे निकामी झालेले हृदय छातीचे मध्यभागाचे हाड कापून काढले जाते. महा रोहिणी व

फुप्फुसाची नलिका कृत्रिम हृदयाला स्टॅपलरच्या सोप्या पद्धतीने जोडल्या जातात. या शस्त्रक्रियेला अंदाजे सात ते आठ तास लागतात.

लवकरच जास्त काळ टिकणाऱ्या व छोट्या आकाराच्या बॅटऱ्या उपलब्ध होतील. सध्याची किंमत जरी एक लाख डॉलर असली, तरी काही काळानंतर ती कमी होण्याची शक्यता आहे. या कृत्रिम हृदयामुळे दाता शोधण्याचा प्रश्न नाही. शिवाय हृदय दात्याच्या शरीराकडून नाकारले जाण्याचा धोका नाही. जसजसे प्रयोग यशस्वी होतील तस तशा जास्त कंपन्या व अनेक देश याच्या उत्पादनात व संशोधनात सहभागी होतील. भारतात ही हृदये येण्यास मग जास्त काळ लागणार नाही. शस्त्रक्रियेचे तंत्र सुधारेल. अशा रीतीने हृदयाचे यांत्रिकीकरण होण्याचे नवे पर्व सुरू होत आहे.

■■■

४७. यंत्रमानवाकडून शस्त्रक्रिया

विज्ञानाने सर्वच क्षेत्रांत प्रगती केली आहे. अंतराळात याने गेली. चंद्रावर माणसाचे पाऊल पडले. विस्तृत संगणकी करण झाले, तसेच वैद्यकीय शाखांत यंत्रमानव व कृत्रिम हृदय आले. यंत्रमानवाच्या साहाय्याने हृदय शस्त्रक्रिया करणे हे साकार झालेले एक स्वप्न आहे. सन २००१ साली , जर्मनीत या प्रकारच्या शस्त्रक्रियेत सहभागी होण्याची संधी मला मिळाली. यंत्रमानवाला बघून धन्य वाटले. शास्त्राच्या प्रगतीचे पाऊल किती वेगाने पडत आहे, याचा अनुभव घेतला.

हृदयावरील शस्त्रक्रिया इतर शस्त्रक्रियांपेक्षा किचकट, अवघड व कष्टाची असते. त्यात हृदय शल्यचिकित्सकाच्या मानसिक व शारीरिक स्थैर्याची परीक्षाच असते. शल्यचिकित्सक हा एक मानवच असतो. हा ताण आवाक्या बाहेर गेल्यास त्याचा दुष्परिणाम शस्त्रक्रियेवर घडण्याची शक्यता असते. अशा वेळेला यंत्रमानवाचे फायदे लक्षात येतात. यंत्रमानवाचे हात स्थिर असतात. भावनांचा किंवा कुठल्याही तणावाचा त्याच्यावर परिणाम होत नाही. त्याला शीण येत नाही. यंत्रमानवाचा उपयोग केल्यास हृदय शस्त्रक्रियेला कमी लोक लागतात. शल्यचिकित्सागृहात गर्दी होत नाही. छातीचे पुढील हाड कापावे लागत नाही. दोन ते तीन छोट्या छिद्रांच्या वाटेने शस्त्रक्रिया यंत्रमानवाच्या हाताने केली जाते. रुग्णाची प्रगती फार लवकर होते. रुग्णाला लवकर घरी पाठवता येते. नेहमीच्या शस्त्रक्रियेनंतर लागणाऱ्या विश्रांतीपेक्षा रुग्ण लवकर ताजातवाना होतो. शस्त्रक्रियेनंतरची लांबलचक रजा, नातेवाईक व मित्रांची गर्दी, मर्यादित हालचाली यांपासून रुग्ण लवकर मुक्त होतो. खूप मोठी शस्त्रक्रिया झाली आहे अशी जाणीव त्याला होत नाही.

या शस्त्रक्रियेसाठी शल्यचिकित्सागृह फार मोठे असावे लागत नाही. नेहमीच्या शस्त्रक्रियेप्रमाणे भूल दिली जाते. रुग्णाची छाती साफ करून ड्रेपिंग केले जाते. त्यानंतर निर्जंतुक केलेले दोन कृत्रिम हात व मधील कॅमेरा यंत्रमानवाला जोडला जातो. छातीच्या

उजव्या बाजूला तीन छोटी छिद्रे पाडून त्यातून कॅमेरा व दोन्ही कृत्रिम हात छातीमध्ये सरकवले जातात. रुग्णाच्या शेजारी एक भूल तज्ज्ञ व एक परिचारिका असते. काही मदत लागल्यास एक साहाय्यक शल्यचिकित्सक हजर असतो. प्रमुख शल्यचिकित्सक एका कन्सोलवर बसलेला असतो. हे कन्सोल शल्यचिकित्सागृहाच्या एका कोपऱ्यात किंवा शेजारच्या खोलीत असते. त्यात एक व्ह्यू फाइंडर बसवलेला असतो. त्यातून शल्यचिकित्सकाला छातीतील सर्व अवयव स्पष्टपणे त्रिमिती पद्धतीने दिसतात. शल्यचिकित्सकाच्या दोन्ही हातांत संगणकाच्या माऊससारखी दोन यंत्रे असतात. या माऊससारख्या यंत्राच्या साहाय्याने या यंत्रमानवाचे हात छातीत शस्त्रक्रिया करतात. हे वेगवेगळे हात गरजेप्रमाणे शल्यचिकित्सकाच्या आदेशाप्रमाणे परिचारिका बदलत असतात. उदाहरणार्थ, टाके शिवण्याचे हात, रक्तस्राव थांबवण्याचे हात वगैरे.

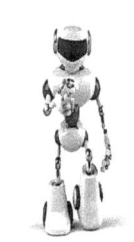

चित्र सौजन्य : ज्युलियन ,पिक्साबे

कन्सोलच्या खाली पायाच्या ठिकाणी फूट कंट्रोल पॅनेल असते. मोटार गाडीच्या पायाच्या पॅडलप्रमाणे ते दाबल्यास छातीत हवा भरली जाते किंवा सलाइनचा फवारा उडविला जातो किंवा रक्त-सलाईन शोषले जाते. कॅमेऱ्याची भिंगे स्वच्छ ठेवली जातात. शस्त्रक्रिया करताना झालेला रक्तस्राव वाया जात नाही. हे रक्त शोषून, साफ करून पुन्हा रुग्णाला दिले जाते. अशा रीतीने शुद्ध रक्तवाहिन्या काढणे, हृदयावरील रक्तवाहिनी उघडणे व जोड काम करणे हे सर्व यंत्रमानवाच्या हातांनी केले जाते. जोड कामास नेहमीसारखे टाके न वापरता सर्जिकल स्टॅपलर्स वापरले जातात. हृदयाच्या मागील किंवा खालील रक्तवाहिन्यांस जोड काम करावयाचे असल्यास त्यानुसार छिद्रे पाडली जातात . यंत्रमानवाचे हात छातीत सरकवले जातात. यंत्रमानवाच्या साहाय्याने शिवणकाम करायला बऱ्याच तासांचा सराव करावा लागतो. हा सराव प्राण्यांच्या हृदयावर करून शल्यचिकित्सक प्रभुत्व प्राप्त करतो. नेहमीच्या शस्त्रक्रियेपेक्षा जास्त कौशल्य पूर्ण, आव्हानात्मक व थोडा जास्त वेळ घेणारे हे तंत्र आहे. जर

बायपास शस्त्रक्रिया हृदय बंद न करता करावयाची असेल, तर हार्ट-लंग मशीनची गरजच पडत नाही. क्वचितच काही अपघाती परिस्थिती निर्माण झाल्यास छाती उघडावी लागते. मग नेहमीसारखी बायपास शस्त्रक्रिया करावी लागते.

यंत्रमानवाचा उपयोग आता फक्त बायपास सर्जरीपुरताच मर्यादित नाही. झडपा बदलणे किंवा जन्मजात दोषांवरील शस्त्रक्रिया करणे हेही शक्य होत आहे. यासाठी जांघेमधील शुद्ध व अशुद्ध रक्तवाहिन्यांमध्ये प्लॅस्टिकच्या नळ्या घातल्या जातात. त्या हार्ट-लंग मशीनला जोडल्या जातात. याला पोर्ट ॲक्सेस सर्जरी म्हणतात. या पद्धतीने छाती न उघडता हृदय बंद करता येते. यामध्ये छाती फक्त दोन ते तीन इंचच फाडली जाते. या छोट्या वाटेतून झडपा बदलणे किंवा जन्मजात दोषांची दुरुस्ती करणे शक्य होते. रुग्णास दोन ते तीन दिवसांनी घरी पाठविण्यात येते शस्त्रक्रियेपासून आठ ते दहा दिवसांनंतर तो कामावर रुजू होऊ शकतो. दोन आठवड्यांतच तो चार चाकी चालवू शकतो.

सध्या पाश्चात्य देशांत विशेषतः अमेरिका व युरोप मधील काही देशांत- यंत्रमानवाच्या साहाय्याने केलेली शस्त्रक्रिया ही एक आकर्षक बाब बनली आहे. यंत्रमानवाचा खर्च खूप असतो. त्यासाठी लागणारी यंत्र सामग्री व जोड कामाचे टाकेसुद्धा प्रचंड महाग असतात. आपल्या देशात या प्रकारच्या शस्त्रक्रियेची उपलब्धता होण्यास सुरूवात झाली आहे.

एक पाऊल अजून पुढे जाऊन इंटरनेटचे साहाय्य घेतले जात आहे. हृदय शल्यचिकित्सक दूरवर असला, तरी इंटरनेटच्या मदतीने लांब अंतरावरूनही तो शस्त्रक्रिया करू शकेल असे प्रयत्न जोरात सुरू आहेत. काही तांत्रिक अडचणी निर्माण झाल्यासच तेथील स्थानिक शल्यचिकित्सकाला नेहमीच्या पद्धतीने शस्त्रक्रिया करावी लागेल. येत्या काही वर्षांत या क्षेत्रात प्रचंड घडामोडी अपेक्षित आहेत. अशा त-हेने प्रेमाचे व भावनिक प्रतीक समजले जाणारे 'दिल' एका भावना शून्य यंत्रमानवाच्या हाती दिले जाणार आहे असे चित्र दिसते.

■■■

४८. कृत्रिम बुद्धीमत्ता व हृदय !

एक अतिशय महत्त्वाचा टप्पा मानव जातीने गाठला आहे, तो म्हणजे, कृत्रिम बुद्धीमत्तेचा हृदयरोगांवरील उपचारासाठी केलेला उपयोग! असे म्हणतात की हृदय विकाराचा झटका कधी येणार याचा अंदाज हा AI – Artificial Intelligence म्हणजेच कृत्रिम बुद्धिमत्ता वापरून करता येईल ! आत्ता पर्यंत हृदय विकाराचा झटका कोणाला येईल याचा एकमार्गी ठोकताळा अस्तित्वात नव्हता म्हणजे त्यासाठी खूप सारी कारणे असतात की ज्यामध्ये आपण म्हणतो की या लोकांना हृदय विकाराचा झटका येण्याचे प्रमाण जास्त आहे. ती कारणे म्हणजेच मधुमेह, जाडेपणा, बैठी जीवनशैली, Smoking, तंबाखू, ब्लड प्रेशर , वगैरे वगैरे ! पण आता AI हे तंत्रज्ञान हृदयाला रक्त पुरवठा करणाऱ्या धमन्यांमध्ये जो चरबीचा थर आहे त्याचा अतिशय सूक्ष्मपणे अभ्यास करून पुढील पाच वर्षात हृदयाचा झटका येणार की नाही हे ते सांगणार !!

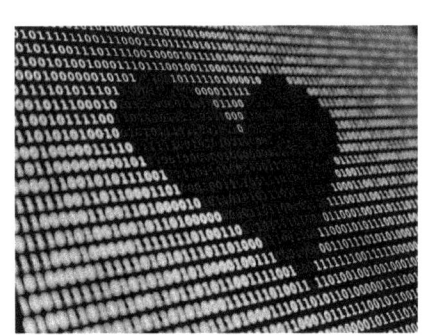

चित्र सौजन्य : अलेक्झांडर सिन्न , अनस्प्लॅश

CCTA म्हणजेच 'कोरोनरी कॉम्प्युटेड टोमोग्राफी ॲन्जिओग्राफी' ही एक वैद्यकीय तपासणी आहे. त्यामध्ये हृदय व धमन्यांची 3D image मिळते व त्यावरून डॉक्टर ती धमनी किती अरूंद आहे याचा अंदाज लावतात . या तपासणीस अर्धा तास वेळ लागू शकतो. पण अद्ययावत AI तंत्रज्ञान वापरून हीच तपासणी ५ सेकंदात करता येऊ शकते !

जसे सध्या आपल्या हातातील घड्याळामध्ये आपला ECG म्हणजेच कार्डीओग्राम दिसतो, नाडीचे ठोके कळतात, हे सर्व त्या घड्याळात बसवलेल्या सेन्सरची कमाल आहे. त्याच प्रमाणे आता यामधूनच हृदयाचा attack येणार का? हे देखील आता आपले घड्याळ

जे आपण हातावर लावतो ते सांगू शकेल ! या दृष्टीने विज्ञानाची जोरात वाटचाल सुरू आहे . त्यामुळे रूग्णांना ‘गोल्डन अवर’ मध्ये उपचार घेणे शक्य होईल.

अद्ययावत AI तंत्रज्ञानाच्या मदतीने खेड्या पाड्यातील रुग्णांचे ECG – कार्डीओग्राम हे क्लाउड स्टोरेज सिस्टम मध्ये अपलोड करता येतात . त्यामध्ये हृदयाचे तज्ञ हे , तो ECG बघून त्याचे निदान करतात . हे सर्व १० मिनिटांच्या आत घडल्यामुळे सदर रूग्णाला वेळीच उपचार मिळणं सहज शक्य होऊन जातं !

तसेच वैद्यकीय चाचण्या व रूग्णांच्या प्राथमिक तपासणीच्या तक्त्यानुसार अद्ययावत AI तंत्रज्ञान डॉक्टरांना झडपांबद्दल सुध्दा लवकर व अचूक निदान करण्यास मदत करू शकतं .

हार्ट फेल्युअर म्हणजे हृदयाची क्षमता कमी असणाऱ्या रूग्णांमध्ये सुद्धा ही कृत्रिम बुद्धीमत्ता आपले कौशल्य पणाला लावून त्याचे जलद गतीने निदान करून प्रत्येक रुग्णाच्या तब्येतीनुसार त्या प्रमाणे औषध उपाय योजना पण आखुन देणार!

हया अति मानवी यंत्राचा शेवटी मनुष्य जातीच्या भल्यासाठीच उपयोग करावयाचा आहे जेणे करून हार्ट ॲटॅक मुळे जी प्रचंड जीवीतहानी होत आहे तिला रोखणं शक्य होईल !

अमेरिकेत मेयो क्लिनिक व अजून बऱ्याच ठिकाणी या अद्ययावत AI तंत्रज्ञानाने सिद्ध असलेल्या मशीनचा उपयोग केला जात आहे. लवकर निदान व अचूक उपाय योजना , ती सुद्धा अति जलद असे याचे फायदे आहेत. Apple कंपनीचे घड्याळ हे अशक्त हृदयाचे निदान करू शकते !!

ह्या अतिशय आधुनिक अशा system मुळे डॉक्टरांना खूपच मदत मिळत आहे व ते रुग्णांना जास्त वेळ देऊ शकत आहेत! आणि अर्थातच ही आधुनिक यंत्रणा विकसित करण्यासाठी मनुष्याचे अथक प्रयत्नच कारणीभूत आहेत.

हृदयातील गुठळीमुळे होणारा पक्षाघात, हृदयाच्या ठोक्यांची अनियमितता, atrial fibrillation सारख्या गंभीर रोगाची शक्यता अशा अनेक गोष्टी, ज्यामुळे रुग्णाचा जीव धोक्यात येऊ शकतो, या प्रभावी यंत्रणेमुळे लवकर जाणता येणं शक्य होत आहे.

ही यंत्रणा जगभर अतिशय वेगाने विकसित होत आहे व येत्या भविष्यात याचा उपयोग हृदय विकार कमी कसा होईल व लवकर लक्षात येऊन आटोक्यात कसा आणता येईल यावरच भर दिला जात आहे. ही अतिशय आशादायी बातमी आहे. जगभर हृदय विकाराने पछाडलेल्या मानवाला ही अतिशय आशादायी व आनंदाची बातमी आहे !!

■■■

४९. कोविड व हृदय,

सन २०२० व २०२१ ह्या वर्षात कोविड-१९ या व्हायरस अर्थात विषाणूच्या महामारीने संपूर्ण जगाला ग्रासून टाकले होते. खूप लोकं त्यात दगावली. अगदी १०० वर्षापूर्वी १९२० साली जो स्पॅनीश फ्लु झाला होता त्याची आठवण झाली . संपूर्ण जग हादरून गेले . अगदी आगळ्या वेगळ्या स्वरूपातल्या हया रोगाने परत एकदा दाखवून दिले की मी अजूनही तुम्हाला त्रास देऊ शकतो. " Bug Vs Drug " म्हणजेच "जंतू विरुद्ध औषधे" ह्या अनादी कालापासून सुरू असलेल्या लढाईत जणू त्याने आपल्याला चीतच केले !!

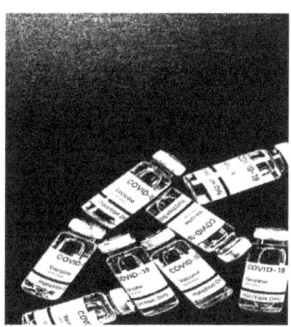

चित्र सौजन्य : मॅक्सिम , पिक्सेल

कोविड-१९ हा जरी प्रथमतः फुफ्फुसाला घेरत असला तरी सुध्दा त्याने इतर अनेक अवयवांवरसुद्धा स्वारी केलेली आहे. त्यामध्ये हृदयावरील परिणाम हे सर्वात महत्त्वाचे आहेत कारण हृदय हे अव्याहतपणे चालणारे , सर्व शरीर भर शुद्ध रक्ताचा पुरवठा करणारे असे एकच अवयव आहे! त्याला replacement किंवा पर्यायी अवयव नाही!

शास्त्रज्ञांना व जगातील डॉक्टरांना असे दिसून आले की जर कोविडने हृदयाकडे आपली वक्र नजर फिरवली तर तो रूग्ण बरा होण्यास खूप वेळ लागतो . तसेच त्यामध्ये गुंता गुंत पण होऊ शकते.

कोविड झाल्यानंतर जर रूग्ण बरेच दिवस छातीत धडधडणे, चक्कर येणे, छातीत दुखणे , दम लागणे अशा तक्रारी करत असेल तर या करोना व्हायरसने हृदयाला सूज आणली आहे असे आपण म्हणू शकतो.

आपण आता हा रोग हृदयाला कुठल्या प्रकारे ग्रासू शकतो ते बघू !

- एक म्हणजे प्राण वायूची कमतरता.! फुप्फुसाला सूज आणून त्यामध्ये पाणी साठून प्राणवायू देण्याची क्षमता कमी होते. हृदयाला काम करण्यासाठी प्राणवायू आवश्यक

असतो. त्यामुळे हृदयाला जास्त काम करावे लागते. ज्या लोकांना आधीच हृदय विकार आहे त्यांचे हृदय अजून कमकुवत होते व कधी कधी पूर्ण बंद पडू शकते .

- करोना जंतू हा हृदयाच्या स्नायूंना direct कमकुवत करू शकतो. त्यांना सूज येते याला myocardial inflammation असे म्हणतात.
- कोविड मुळे हृदयाला रक्त पुरवठा करणाऱ्या नळया (arteries) यांना आतून सूज येते. त्यामुळे त्यातील रक्त गोठू पण शकते. Severe COVID-19 हा असा रोग आहे जो रक्त पुरवठा करणाऱ्या नळयांच्या आतील पापुद्रयालाच नष्ट करतो.
- स्ट्रेस कार्डिओमायोपथी ' हा असा रोग आहे की ज्यामुळे आपल्या शरीरात स्ट्रेस हार्मोन्स तयार होऊन त्याचा विपरीत परिणाम हृदयावर होतो. म्हणजे जसा एखादा मानसिक आघात झाल्यावर रूग्णाच्या मेंदूवर तात्पुरता किंवा कायमचा परिणाम होतो तसाच हा काहीसा प्रकार आहे. ‘ Cytokine storm' म्हणजे आपल्या शरीरात जी रोग प्रतिकार शक्ती असते त्याचा खूपच अतिरेक होतो. तो काही रूग्णांमध्येच होतो व त्यामध्ये खूप अवयव कायमचे निकामी होऊ शकतात. खरं म्हणाल तर प्रतिकार शक्ती ही जंतूशी लढायला तयार होते पण काही रूग्णांमध्ये हीच शक्ती त्या रूग्णांसाठीच संहारक बनते ! यामध्ये रूग्ण दगावू शकतो , हृदयाचे ठोके अतिशय चुकीचे पडतात, जणू काही नुसता थरथराटच होतो (ventricular arrythmia).
- कोविड बरा झाल्यानंतर बऱ्याच दिवसांनी रूग्णाला छातीत धडधडणे , दुखणे, चक्कर येणे, या समस्या उद्भवतात. यांना Long haulers' (कोविडनंतर होणारे) असे म्हणतात.
- कोविड मध्ये अचानक जर छातीत दुखले तर हृदयाकडून फुप्फुसाकडे जाणाऱ्या रक्तवाहिनीत (Pulmonary artery) रक्ताची गुठळी झालेली आहे असे समजावे, यासाठी त्वरीत angioplasty करून गुठळी काढता येते . थोडक्यात वरील जे वर्णन केलेले symptoms आहे ते असतील तर हृदयविकारतज्ञाला दाखवणे हेच शहाणपणाचे ठरेल .
- कधी कधी Stent बसवलेल्या रूग्णांमध्ये Stent Block व्हायचे प्रमाण पण जास्त असते.

थोडक्यात पण महत्त्वाचे म्हणजे ज्यांना कोविड झालेला आहे त्यांनी २-३ वर्षे तरी ह्दयविकार तज्ञांना दाखवून त्या बाबतच्च्या योग्य त्या तपासण्या नियमितपणे करणे आवश्यक आहे. जेणेकरून पूर्ण ह्दयाचे कार्य सुस्थितीत आणण्यास मदत होईल . परत एकदा याची आठवण करून देणे अतिशय प्रशस्त होईल की ह्दय हे आपल्याला एकच आहे व ते २४x७ तास अव्याहत काम करीत आहे . मग त्याकडे आधीच लक्ष देणे नितांत गरजेचे आहे.

■■■

५० . हृदयरोगोपचार व व्यावसायीकरण

'हृदयरोगोपचाराच्या बाबतीत आपल्या देशात व्यावसायीकरण होत आहे' अशी विधाने अनेक वेळा ऐकायला मिळतात. त्यात किती तथ्य आहे हे आजमावणे आवश्यक आहे. कुठलाही रुग्ण व नातेवाईक जेव्हा एखाद्या तज्ज्ञाकडे पहिल्यांदा जात असतो, तेव्हा काही विशिष्ट अपेक्षा बाळगत असतो. जर या अपेक्षा अपूर्ण राहिल्या किंवा योग्य तो विश्वास तज्ज्ञ संपादन करू शकला नाही, तर त्या भेटीला एक प्रकारच्या व्यावसायिकपणाचा वास येतो. रुग्ण व डॉक्टर यांचे संबंध हृदयस्पर्शी व्हावेत, असे सगळयांनाच वाटते. रुग्ण व नातेवाईक तज्ज्ञांच्या भेटीस प्रथम जात असताना थोडे बिचकलेलेच असतात. त्या तज्ज्ञाचे नाव ऐकलेले असते किंवा कदाचित कुणी डॉक्टरांनी त्याला पाठवलेले असते. तज्ज्ञाकडून पुरेसा वेळ मिळावा ही पहिली अपेक्षा असते. रुग्णाच्या सर्व तक्रारी ऐकून घ्याव्यात, शंका-कुशंकांचे व्यवस्थित निरसन व्हावे, तज्ज्ञांनी रोग निदान व रोगोपचाराच्या बाबतीत चर्चा करताना पारदर्शकता ठेवावी, सर्व काही सांगावे, काही लपवून ठेवू नये, गोडीने बोलावे, उपचारातील धोके स्पष्ट करावेत, पैशाच्या बाबतीत एकवाक्यता असावी, या सर्व अपेक्षा रास्त आहेत. सुदैवाने आपल्या देशात अजून तरी रुग्ण व डॉक्टरांचे संबंध बऱ्याचदा घनिष्ट दिसून येतात. डॉक्टर मंडळी जर सर्व औपचारिकपणा पाळत असतील तर रुग्ण व नातेवाईक म्हणतात, "डॉक्टर, आमचा तुमच्या वर संपूर्ण विश्वास आहे. तुम्ही सांगता ते आम्हाला काहीच समजत नाही. समजून घ्यायची इच्छा नाही. आपण कराल ते योग्यच असेल." खरे पाहता अशा वाक्यांनी डॉक्टरांचे नैतिक सामर्थ्य वाढते. घरोब्याचे संबंध प्रस्थापित होतात. रोगोपचारात एक अव्यावसायिकपणाची भावना निर्माण होते.

डॉक्टर मंडळी कारण नसताना किंवा वाजवीपेक्षा जास्त तपासण्या सुचवत नाहीत ना, अशी शंका अनेकांच्या मनात असते. खरे म्हणजे कुठलाही तज्ज्ञ हा फक्त स्टेथोस्कोप छातीवर ठेवून कुठल्याही हृदयरोगाचे किंवा हृदयरोग नसल्याचे निदान ठामपणे करू शकत नाही.

त्यास काही ठराविक तपासण्यांची जोड अत्यावश्यक असते. त्या तपासण्यांमधून यदाकदाचित डॉक्टरांना फायदा मिळत असल्याचे कुणाला वाटल्यास तो क्षुल्लक असतो, तपासण्या न करता निदान अस्पष्ट राहिल्यास त्या तपासण्या का सुचविल्या नाहीत, असे सुद्धा रुग्ण नंतर विचारतात . त्यात अलीकडे ग्राहक पंचायतीचा बडगासुद्धा डॉक्टरांना दिसत असतो. या सर्व परिस्थितीत सुवर्णमध्य काढणे मोलाचे ठरते.

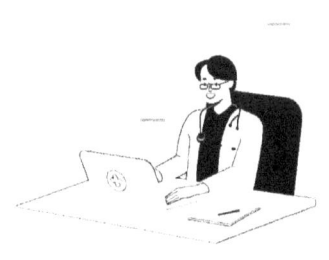

चित्र सौजन्य : मेगन , पिक्साबे

तपासणी केंद्रांची जाहिरात बाजी मात्र रुग्णांना खूपच आक्षेपार्ह वाटते. उदाहरणार्थ, डिस्काउंट कार्ड, तपासणी केंद्रांचे डिजिटल डिस्प्ले, हॅण्डबिल, केबल वरील प्रसिद्धी या बाबतीत रुग्णांची प्रतिक्रिया फारशी चांगली नाही. त्यात 'तुम्ही अमुक संख्येने रुग्ण आणल्यास तुमची तपासणी मोफत' वगैरे प्रकारची 'चेन मार्केटिंगची कल्पनासुद्धा रुग्णांना नैतिकदृष्ट्या ग्राह्य वाटत नाही. रुग्ण मिळवण्यासाठी आर्थिक तडजोडी, प्रसिद्ध माध्यमांचा दुरुपयोग, रुग्णांना खोट्या आशा दाखविणे, दिशाभूल करणे वगैरे बाबी निश्चितपणे टीकात्मक आहेत. रुग्णसेवेच्या बाबतीत कुठल्याही प्रकारचा निष्काळजीपणा व तडजोड कोणालाही असह्य होते, याबाबत काहीच दुमत नाही. कुठलाही तज्ज्ञ हा शास्त्राच्या तत्त्वाला धरून सल्ला देत असतो. शस्त्रक्रिया किंवा इतर उपचार पद्धती न केल्यास त्याचे दुष्परिणाम काय होतील हे स्पष्ट केले जाते. हे करत असताना काही तज्ज्ञ सौम्य पद्धतीने, तर काही उग्र स्वरूपात ते मांडत असतात. या मांडणीच्या पद्धतीवर डॉक्टरांबद्दलची मते बनतात खरे पाहता रुग्णावर कुठलीही सक्ती नसते. शंका असल्यास धीटपणे अजून दोन सल्ले घेणे समाधान कारक ठरते.

'हृदयाची तज्ज्ञ डॉक्टर मंडळी पैसे फार घेतात', अशी भावना सर्वत्र दिसून येते. वयाच्या अडतीस वर्षांपर्यंत उच्च शिक्षण घेऊन जेव्हा एखादा तज्ज्ञ व्यवसायात शिरतो तेव्हा त्याची

काही किंमत मोजावी लागते. ही किंमत परदेशातील तितक्याच प्रतीच्या तज्ज्ञ डॉक्टरच्या तुलनेत खूपच कमी असते. किंबहुना उत्तम प्रकारच्या हृदय शस्त्रक्रियेसाठीचा लागणारा रुग्णालयाचा खर्च व डॉक्टरांची फी ही पाश्चात्य देशांच्या तुलनेत खूपच कमी आहे, हे समजून घ्यावे, डॉक्टरी पेशातील अर्थार्जन किती कष्टाचे व मोलाचे असते, डॉक्टरांचे पालक आप्तेष्टच सहजपणे समजू शकतात. कुठल्या डॉक्टरांनी आपली फी किती घ्यावी, हे रुग्ण व डॉक्टर यांच्या मधील एकप्रकारचे 'कॉन्ट्रॅक्ट' असते. ही फी त्या डॉक्टरच्या शिक्षणावर, अनुभवावर, नावावर व शस्त्रक्रियेच्या यशावर अवलंबून असते. नामांकित तज्ज्ञांनी आपल्या खासगी व्यवसायात जर फीचे प्रमाण अगदी जास्त ठेवले, तर रुग्ण येणार नाहीत व खूप कमी ठेवले तर प्रचंड रीघ लागेल. वास घेण्यास वेळ मिळणार नाही. डॉक्टरांच्या मोबदल्याचा आर्थिक ताण आपल्या देशात रुग्णांना निश्चितपणे जाणवतो. त्याचे प्रमुख कारण म्हणजे पाश्चात्य देशांप्रमाणे आपल्या देशात वैद्यकीय विमा योजना अजून संपूर्णपणे कार्यरत नाही. खूपच कमी रुग्णांना अन्य ठिकाणाहून अर्थ साहाय्य मिळते. खासगी क्षेत्रातील तज्ज्ञ मंडळींनी वैद्यकीय व्यवसायातील पावित्र्य व सामाजिक ऋण लक्षात घेतले पाहिजे. त्याचे भान ठेवून आपल्या जीवनातील कमीत कमी दहा टक्के वेळ मोफत कार्यास द्यावा किंवा दहा टक्के रुग्णांवर अल्प दरात किंवा मोफत शस्त्रक्रिया कराव्यात. असे केल्यास तज्ज्ञांच्या 'बँक ऑफ ब्लेसिंग्स'मधील खाते-जमा निश्चितच वाढेल. ही जमा त्यांना चिरकाल उपयोगी ठरेल. मगच डॉक्टरी व्यवसाय हा व्यावसायिकपणा नसलेला, खऱ्या अर्थाने वैद्यकीय व्यवसाय आहे, हे सिद्ध होईल.

५१. चमत्कारिक हृदय

हृदयशस्त्रक्रियेच्यावेळी किंवा नंतर रुग्णाच्या तब्येतीत सर्व प्रकारचे चढउतार होत असतात. हे अपेक्षितच असते. आवाक्यातले असते; पण काही वेळा रुग्णाची तब्येत गंभीर होते. अनेक तज्ज्ञांची मते घेतली जातात. सर्व प्रकारचे प्रयत्न केले जातात, पण अपयश येते. मग जवळच्या नातेवाईकांना बोलावून घेण्यास सांगितले जाते. नातेवाईकांच्या मनाची तयारी होते. डॉक्टरांनी काही तासांचा कालावधी असल्याचे जाहीर केलेले असते. अशाच सुमारास अचानक रुग्णाची तब्येत सुधारू लागते. सर्वांनाच सुखद धक्का बसतो. प्रत्येक शल्य विशारद हा चमत्कार कधी ना कधी अनुभवत असतो.

मला दोन वर्षांपूर्वी असाच अनुभव आला. एका ७० वर्षांच्या रुग्णाची बायपास शस्त्रक्रिया मी केली होती. शस्त्रक्रिया सुरळीत पार पडली. रुग्ण दोन दिवस अतिदक्षता विभागात राहून तिसऱ्या दिवशी त्याला त्याच्या खोलीत हलवण्यात आले होते. छातीच्या आत ठेवलेल्या नळ्यांमधून काही स्राव येत असल्यामुळे त्या काढल्या नव्हत्या. चौथ्या दिवशी सकाळी अचानकपणे रुग्णाला चक्कर आली. त्याची शुद्ध हरपली. हृदयाचे ठोके मंदावले. लगेचच रुग्णास अतिदक्षता विभागात हलविले गेले. त्याच बरोबर रुग्णास सीपीआर म्हणजेच एक्सटर्नल कार्डियाक मसाज देण्यात आला. अशा रीतीने बंद हृदय सुरू केल्यानंतर एकाएकी छातीतील नळ्यांमधून प्रचंड रक्तस्राव होऊ लागला. जोड काम केलेल्या हृदयाच्या रक्तवाहिन्यांना इजा होऊन रक्तस्राव होऊ लागला असावा, असा प्राथमिक अंदाज होता. छातीतील नळ्यांना जोडलेल्या तिन्ही बाटल्या रक्ताने भरल्या. बघता बघता अडीच ते तीन लिटर रक्तस्राव झाला. तोपर्यंत भरपूर सलाईन दिले,

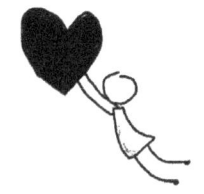

चित्र सौजन्य : एलिजा , पिक्साबे

रक्तही लवकर उपलब्ध झाले. रुग्णाला कृत्रिम श्वास यंत्र जोडले, हृदयाचे ठोके सुधारले; परंतु रक्तदाब खूप कमी झाला होता. सर्व प्रकारच्या औषधांची उपाय योजना सुरूच होती. जसा रक्तदाब औषधांनी वाढायचा तसा रक्तस्रावही जास्त होत होता. छाती परत उघडण्याचा निर्णय घेण्यात येत होता, परंतु त्यात ही धोका होताच. रुग्णाच्या बेशुद्धावस्थेचे निदान झालेच नव्हते. मेंदूतील रक्तस्रावामुळे बेशुद्धावस्था आहे का मेंदूतील रक्तवाहिनीत अडथळा निर्माण झाल्यामुळे आहे, हे समजणे अवघड होते. सीटी स्कॅन या तपासणीची आवश्यकता होती, पण रुग्णास हलविणे अशक्य होते. अशा स्थितीत रक्त गोठण्याची औषधे दिली तरी मेंदूला हानिकारक व त्याउलट मेंदूतील रक्तवाहिन्यांत अडथळा असल्याचे गृहित धरून रक्त पातळ ठेवण्याची औषधे दिली, तर रक्तस्राव वाढण्याचा धोका होता. रक्ताच्या बाटल्या दिल्या जात होत्या. रुग्ण फटफटीत पांढरा पडला होता. रक्तदाब सुधारत नव्हता. लघवी येण्याचे प्रमाण मंदावले होते. मेंदूच्या तज्ज्ञांनी गंभीर स्थिती जाहीर केली. मूत्रपिंडाच्या तज्ज्ञांनी मूत्रपिंड बिघडल्याचे सांगितले. डायलिसिस करण्याचा सल्लाही दिला. त्या मार्गाने उपचार सुरू होतेच. आम्ही रक्तदाब वाढविण्यामागे होतो. रुग्णाचा विद्युत स्पंदन आलेख निर्दोष होता, त्यामुळे बायपास शस्त्रक्रिया चांगली झाली, एवढीच चांगली गोष्ट होती. सात दिवस सतत धडपड करूनही यश येत नव्हते. रक्तदाब कमीच होता. रुग्ण डोळे उघडत नव्हता. सर्वांनी आशा सोडली. आता सर्व नातेवाईकांना बोलावून घेण्यास सांगण्यात आले. रुग्ण आता मात्र काही तासच जगेल, असे वाटू लागले. सर्व तज्ज्ञांचे हेच मत पडले.

आठव्या दिवशी पहाटे अतिदक्षता विभागातील निवासी डॉक्टरांचा फोन घरी आला. मला वाटले, आता रुग्ण दगावल्याची बातमी असणार; परंतु अत्यंत हर्ष युक्त आवाजात त्या डॉक्टरांनी सांगितले की, 'रुग्ण शुद्धीवर आला आहे. रक्तदाब वाढला आहे. लघवी वाहू लागली आहे व रक्तस्राव पूर्णपणे थांबला आहे.' माझा विश्वासच बसेना. क्षणभर स्वप्नातच असल्यासारखे वाटले. लगेचच मी घरून अतिदक्षता गृहात गेलो. रुग्णास डोळ्यांनी बघितले. हात लावून पाहिले. खात्री करून घेतली. खरोखरच हा एक दैवी चमत्कारच होता. सर्वांनीच ते मान्य केले. सध्या तो रुग्ण अतिशय सशक्त आहे. हृदयशस्त्रक्रियेपूर्वी त्याची मानसिक स्थिती

अतिशय खंबीर होती. मी निश्चितच जगणार, अशी त्याची खात्री होती. त्याच्या कुलदैवतावर त्याची अतोनात श्रद्धा होती. तो ते वारंवार बोलूनही दाखवायचा. अशा चमत्कारिक घटना अनुभवल्यावर शरीराबद्दलची भावना बदलते . हृदय हे तन, मन व शास्त्रीय सिद्धांताच्या पलीकडे असलेला खरोखरच एक अद्वितीय अवयव आहे, याची खात्री पटते. हृदय शल्यचिकित्सक जसजसे यशस्वी हृदय शस्त्रक्रिया करू लागतात तसे ते नास्तिक बनू लागतात. क्षणभर स्वत:च परमेश्वर असल्याची भावना येऊ लागते , परंतु कठीण प्रसंगांना तोंड देताना 'थैंक गॉड, अरे देवा' हे शब्द सहजपणे त्यांच्या तोंडून येतात. रुग्ण चांगला झाला तर तो माझ्या हृदय शस्त्रक्रियेमुळे आणि काही वाईट घडल्यास देवाची इच्छा असे सांगितलेले बऱ्याचदा दिसते.

कोरोनरी आर्टरी डिसीज होण्याच्या संभाव्य कारणांची यादी दिवसेंदिवस वाढतच आहे. रोज एक नवीन सिद्धांत येत आहे, पण अचूक कारण सापडलेले नाही. शास्त्रीय ज्ञान हृदयाच्या बाबतीतही अपुरे आहे. ज्या रुग्णांचा स्वत:वर, उपचार करणाऱ्या तज्ज्ञांवर व परमेश्वरावर विश्वास असतो, त्यांच्यावरच्या अपप्रसंगांचे प्रमाण कमी असल्याचे निरीक्षण आहे. अशा रुग्णांची तब्येत खालावली तर तो चमत्कार घडल्याप्रमाणे सुधारल्याचे दिसून येते. हृदयशस्त्रक्रियेपूर्वीची सकारात्मक मानसिक स्थिती अत्यंत महत्त्वाची असते. या विषयावर जोरदार संशोधन होत आहे. शस्त्रक्रियेपूर्वी स्वसंमोहनशास्त्राची योजना, प्रिऑप सायकोथेरपी, म्युझिक थेरपी, ॲरोमा थेरपी, रेकी वगैरे मानसिक शक्ती वृद्धिंगत करण्याच्या दृष्टिकोनातून विचारविनिमय व प्रयोग सध्या सुरू आहेत. असे हे चमत्कारिक हृदय, त्याच्यावर खंबीर मनाचा व काही अज्ञात शक्तींचा प्रभाव असल्याचे निश्चितपणे वारंवार अनुभवास येते.

■■■

५२. 'हृदय' : एक प्रेमाचे प्रतीक

हृदयाचा स्नायू हा शरीरातील इतर स्नायूंपेक्षा अगदी आगळा वेगळा असतो. हा स्नायू एकदा निकामी झाला, की परत पूर्ववत होत नाही. जोड काम केले तरी इजा पोहोचतेच. व्रण हा राहतोच. आकुंचन क्रिया कायमची कमी होते. म्हणजेच हृदय हे खऱ्या अर्थाने एखाद्या आरशाप्रमाणे असते. पारदर्शक असते. फुटलेल्या आरशाचे जोड काम करता येते, पण त्यात चेहरा विद्रुप दिसतो. तेव्हा कोणाच्याही हृदयास भावनिक इजा करू नये. कायमचा तडा पडतो. ज्या गोष्टी मनाने, विचाराने, बुद्धीने केल्या जातात, त्या मेंदूच्या संदेशावरून होत असतात. तेथे व्यवहार असतो. फायदा-तोटा आजमावला जातो; पण ज्या गोष्टी भावनांनी केल्या जातात, त्या थेट हृदयापासून असतात. तेथे व्यवहार नसतो. हिशेब नसतो. देवाणघेवाण नसते. म्हणूनच प्रेमाचे, करुणेचे, वात्सल्याचे व प्रति शोधाचे सुद्धा मूळ केंद्र हृदय हेच असते. जो निर्णय मनुष्य हृदयाने घेतो तेथे शक्ती असते, उत्साह असतो. ध्येय प्राप्तीची आग असते. ते एका वणव्यासारखे असते. ते कोणी ही थांबवू शकत नाही.

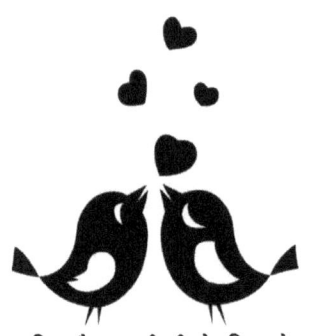

चित्र सौजन्य : जी.डी. जे, पिक्साबे

कुठलेही काव्य घ्या, कादंबरी घ्या, गायन घ्या किंवा चित्रपट घ्या; त्यात हृदयाचे स्थान हे अग्रिमच आहे. या 'हृदय' ऊर्फ 'दिल' ऊर्फ 'काळीज' या शब्दाशिवाय सर्वच बेचव असते. दिल, दिल दिया दर्द लिया, दिलवाले दुल्हनियाँ ले जाएँगे, दिल तो पागल है, दिल है कि मानता नहीं, दिल दे चुके सनम, दिल चाहता है, फिर भी दिल है हिंदुस्थानी, कट्यार काळजात घुसली... वगैरे वगैरे. अनेक नाटक व चित्रपटांचे बारसे हृदयाच्या नावाने होत असते. कुठल्याही अंताक्षरीच्या खेळात 'दिल' शब्दामधील 'द'

शब्दापासून सुरू होणाऱ्या हिंदी गाण्यांची उणीव कधीच भासत नसते. त्यात भारतीय चित्रपट गाण्यांशिवाय होऊच शकत नाहीत. त्यामुळे हृदयाचे अस्तित्व अबाधित राहते, जग भरात कोणाच्याही यशाचे कौतुक करायचे असले, तर शब्दप्रयोग केला जातो 'हार्टी काँग्रेच्युलेशन्स'! अध्यात्मिक क्षेत्रात हृदयाचे स्थान अति उच्च आहे. हृदय हे आत्म्याचे ठिकाण मानले जाते. कुंडलिनी- जागृती शास्त्रात एक महत्त्वाचे चक्र हृदयात आहे, असे समजले जाते. महा योगी आपल्या दिव्यशक्तींनी या हृदयाचा वेग कमी जास्त करू शकतात. एवढेच नव्हे, तर ठरल्या वेळी समाधिस्थ होऊन हे हृदय बंद करू शकतात. असे हे दिवस-रात्र अविरत काम करणारे हृदय सतत कष्ट करण्याची शिकवण देत असते.

प्रेमाचे ठिकाण हृदयातच आहे. प्रेमात पडलेल्या व्यक्ती जेंव्हा जवळ येतात, तेंव्हा हृदयाची धडधड वाढते. अनेकांना हा अनुभव येत असतो. हृदयाचे प्रतिबिंब डोळयांत दिसते. डोळयांना हृदयाचा 'पेरीस्कोप' म्हणता येईल. आत खोल वर हृदयात काय चालले आहे, ते डोळयांमधून सहजपणे दिसते. त्यामुळेच म्हणतात, की नजरेतून हृदये एकमेकांना भिडतात. उदारपणाचे प्रतीकसुद्धा हृदयच आहे. कर्णाप्रमाणे अत्यंत उदार प्रवृत्तीच्या व्यक्तींना 'खुल्या काळजाचे' म्हटले जाते. अशा या भावनिक, अध्यात्मिक व शास्त्रीयदृष्ट्या अति महत्त्वाच्या अवयवाकडे दुर्लक्ष करून चलणार नाही. त्याचे यथायोग्य ज्ञान असणे गरजेचे आहे. सुखी व शतायुषी जीवनाचे त्यातच गुपित आहे.

वीस वर्षांपूर्वी वयाच्या चोपन्नाव्या वर्षी माझे वडील बायपास शस्त्रक्रियेत दिवंगत झाले. त्या वेळी हृदयरोगाचे, या रोगोपचाराचे अज्ञान, अद्ययावत यंत्र सामग्रीचा अभाव, आर्थिक पाठबळाची कमतरता व सर्वांच्या परिणामामुळे पित्याचे छत्र आम्हा कुटुंबियांपासून हिरावले गेले. काही काळानंतर मी हृदय शल्यचिकित्सक झालो. त्यांच्या मृत्यूपासून मला लेखनाची प्रेरणा मिळाली. ज्ञात व अज्ञात व्यक्तींना या लेख मालिकेतून हृदयाबाबतचे ज्ञान मिळाले, ती या लेखाची फलश्रुती आहे. असंख्य जणांनी फोनद्वारे, पत्राने किंवा प्रत्यक्ष भेटून हृदयापासून केलेल्या कौतुकामुळे मी सर्वांचा कृतज्ञ आहे. 'हृदयक्रांति' मधुन माझ्या हृदयाने आपल्या सर्वांच्या

हृदयाशी केलेल्या हृदयस्पर्शी 'हृदयस्पंदनां' ची ताटातूट मला निश्चितच असह्य होणार आहे. नवीन वर्ष सर्वांना आनंदाचे, उत्साहाचे व निरोगी हृदय ठेवून भरभराटीचे जावो, ही ईश्वर चरणी प्रार्थना.

■ ■ ■

चित्र सौजन्य : ली पेटीट फेमे , पिक्साबे

समाप्त

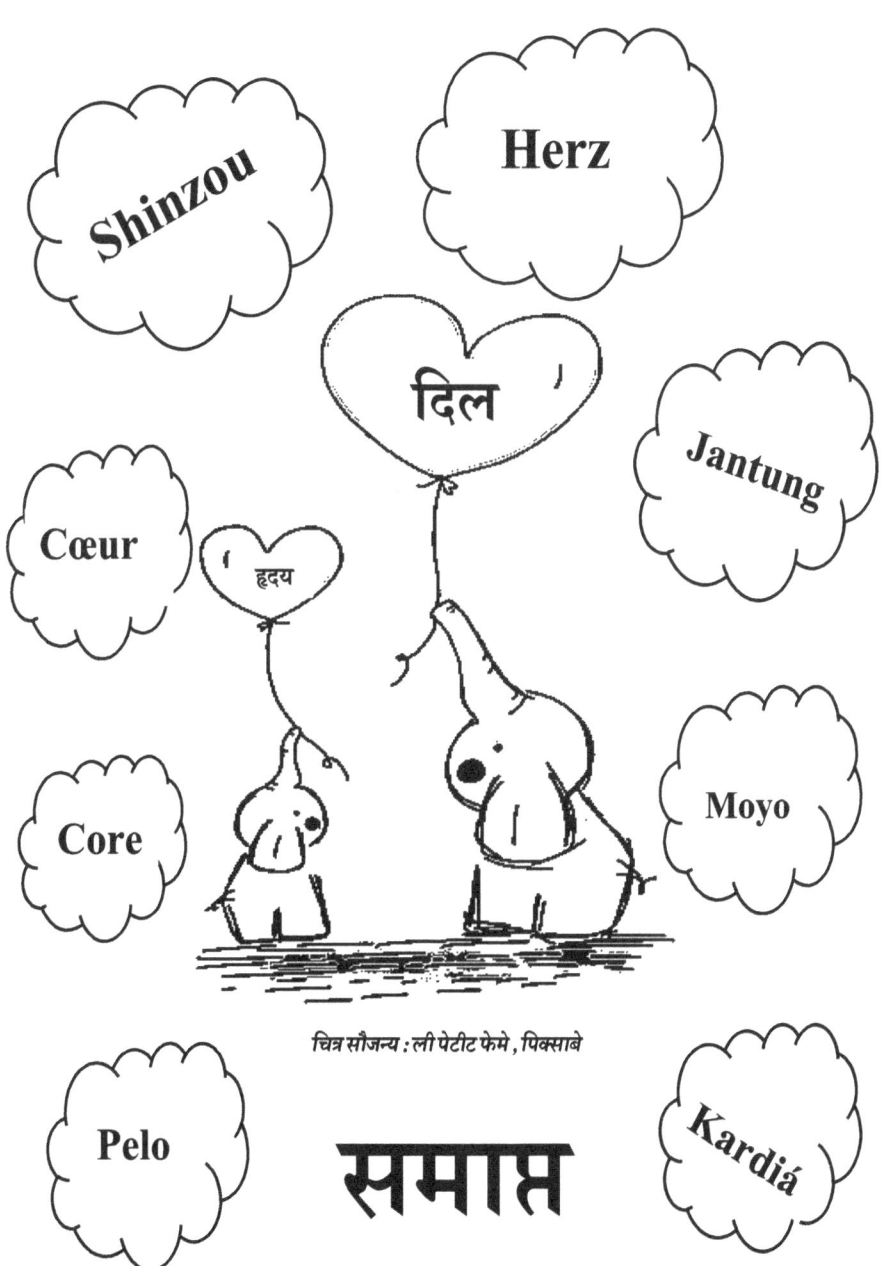

www.ingramcontent.com/pod-product-compliance
Lightning Source LLC
LaVergne TN
LVHW061612070526
838199LV00078B/7259
9789365540567